内科救急で使える！

Point-of-Care
超音波
ベーシックス

Web動画付
243本！

済生会宇都宮病院 超音波診断科
亀田 徹
Toru Kameda

医学書院

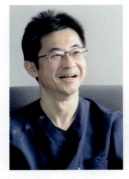

■亀田 徹（かめだとおる）
済生会宇都宮病院超音波診断科／自治医科大学臨床検査医学非常勤講師／安曇野赤十字病院救急科（非常勤）
1996年北海道大学医学部卒業．札幌と東京で救急・集中治療の研修，超音波検査室で1年半の研修を経て，2009年より現職．2000年頃に普及しはじめた携帯型超音波装置と出会い，超音波を本格的に学びはじめる．その後，Point-of-Care超音波研究会設立にかかわる．日本超音波医学会指導医，日本救急医学会指導医．

内科救急で使える！ Point-of-Care 超音波ベーシックス
[Web動画付]

発　行　2019年4月15日　第1版第1刷Ⓒ
　　　　2022年10月15日　第1版第2刷

著　者　亀田 徹
発行者　株式会社　医学書院
　　　　代表取締役　金原　俊
　　　　〒113-8719　東京都文京区本郷1-28-23
　　　　電話　03-3817-5600（社内案内）

印刷・製本　横山印刷

本書の複製権・翻訳権・上映権・譲渡権・貸与権・公衆送信権（送信可能化権を含む）は株式会社医学書院が保有します．

ISBN978-4-260-03805-8

本書を無断で複製する行為（複写，スキャン，デジタルデータ化など）は，「私的使用のための複製」など著作権法上の限られた例外を除き禁じられています．大学，病院，診療所，企業などにおいて，業務上使用する目的（診療，研究活動を含む）で上記の行為を行うことは，その使用範囲が内部的であっても，私的使用には該当せず，違法です．また私的使用に該当する場合であっても，代行業者等の第三者に依頼して上記の行為を行うことは違法となります．

JCOPY 〈出版者著作権管理機構 委託出版物〉
本書の無断複製は著作権法上での例外を除き禁じられています．複製される場合は，そのつど事前に，出版者著作権管理機構（電話 03-5244-5088，FAX 03-5244-5089，info@jcopy.or.jp）の許諾を得てください．

Prefix

Point of care ultrasound is a tremendous tool, one that in the right hands will save lives and change outcomes. I first became interested in point of care ultrasound in 1993, but it took nearly two years before I understood the advantages it offered me. As I moved from curiosity to daily use and reliance on ultrasound as part of my clinical practice, I started to fully grasp the ability ultrasound gave me. At that time, I was the only resident or faculty who used ultrasound daily in my emergency department. What I saw was an advantage I had when evaluating patients in cardiac arrest, ones with possible AAA, pericardial effusion, ectopic pregnancy, gallbladder stones and more. My colleagues ordered tests, pressed on abdomens, listened to hearts and wondered what was really going on with their patients. I felt safer than before ultrasound, could diagnose things others could not and do it faster. With ultrasound guidance I started to performed procedures with speed and accuracy no one could match, because they did not use ultrasound. Soon, I became the go to person for difficult procedures and critically ill patients, not because I knew more or had better baseline skills, but because I could see through the skin and look directly at the anatomy, pathology and physiology of the patient - while others could not.

Fast forward two decades and many clinicians around the world have discovered ultrasound. Many around me have had their clinical careers reinvigorated because of the mastery ultrasound allows in bedside diagnosis and procedures. Point of care ultrasound is like no other tool in our arsenal of weapons against illness and with developments such as artificial intelligence our capabilities with ultrasound as clinicians will only improve and our patients will benefit. I will never forget one thing a nurse said to me: "I come and get you for the sick patients because you can do anything with that ultrasound and save anyone". This is hardly true, but is reflective of how much more capable I am clinically with ultrasound than I would be without ultrasound in my hands.

Michael Blaivas

　本書の出版にあたり，Point-of-Care ultrasound（POCUS）のパイオニアで，現在もこの領域を牽引されているMichael Blaivas先生に「POCUSの思い出」について執筆いただきました．彼は私よりも10年前にベッドサイドエコー，いまでいうPOCUSに関心を持ち，積極的にPOCUSを活用して，臨床研究で得られた成果を数多く世に示してきました．私は検査室で超音波を学び始めましたが，その後，救急外来でPOCUSとして応用し，適応範囲を拡大していくにあたり，彼の著した論文，講演がおおいに参考になりました．POCUSに関心のある方，これからPOCUSを学ぼうと考えている方には，Blaivas先生の「POCUSの思い出」をぜひ一読いただきたいと考え，本書の冒頭に掲載しました．

はじめに

　私が超音波を学びたいと思うようになったのは，病歴・バイタルサイン・身体所見から得られた臨床推論をもとに，体内がどうなっているのかを「その場で自分の手で確かめたい」というシンプルな発想からであったと記憶しています．救急医として迅速に原因を確かめたいというだけではなく，自ら画像をつくる，描出するという超音波のアートとしての側面に魅力を感じていたようです．

　当時，検査室で行われる系統的超音波検査は確立していましたが，救急室や一般外来，病棟などベッドサイドで行われる超音波にはあまり関心が払われていませんでした．またCT全盛のなかにあって，ベッドサイドにおける超音波の位置づけは不明確になっていた感が否めません．当時はベッドサイドでgeneralな超音波の指導を受ける機会はほとんどありませんでしたので，超音波検査室で超音波指導医や検査技師から手ほどきを受けた次第です．

　その後，救急室に戻り，検査室と同様にさまざまな病態をPOCUSで確認する機会を得ました．また肺超音波など，ベッドサイドならではの活用法を役立てることができました．新しいPOCUS利用法の発見もありました．臓器別を越えた領域横断的なPOCUS活用法の有用性を理解できました．さまざまな手技に超音波ガイド下が役立つことも実感しました．

　今日は，私が救急室でPOCUSを始めたころとは隔世の感があり，POCUSはブームとなっています．各地でハンズオンセミナーが開催され，多くの医学系雑誌でPOCUSの特集が組まれ，POCUSに特化した書籍も数多く出版されています．超音波装置は一定の性能を維持したうえでコンパクトになり，ポケットエコーも進化を続けています．臨床医がポケットエコーを所有し，病歴・バイタルサイン・身体所見・POCUSをセットにして臨床推論を展開することが当たり前になることも予測されます．POCUSを診療に加えることにより，診断学の世界が広がり，患者ケア向上につながります．

　本書は，医学書院の月刊誌「総合診療」の連載「診察で使える！　急性期Point-of-Care超音波ベーシックス」に加筆を行い，内科救急診療で役立つ場面を想定し，腹部，循環器，呼吸器のPOCUSにフォーカスしたものです．また症候に基づいたPOCUSの活用法について述べ，ポケットエコーの可能性について取り上げました．POCUSに関連するエビデンスはひととおり押さえ，POCUSの考え方に沿って記述しています．読者のみなさんの理解の助けになるように，POCUSの場面で利用されるポータブル装置で得られた画像・動画を数多くみられるように配慮しました．至らぬところも少なからずあろうかと思いますが，

フィードバックをいただければありがたく存じます．特にこれからPOCUSを学ぼうとしている方，内科救急診療におけるPOCUSの知識を整理したい方にとって，本書が少しでもお役に立つことができれば著者としてこのうえない喜びです．そして診断に寄与する画像が描出されたとき，超音波ガイド下で手技がうまくいったときに，「超音波をやってよかった！」という実感を共有させていただきたいと思います．

　この本が仕上がるまでには，多くの方からお力添え，ご協力をいただきました．特に自治医科大学臨床検査医学講座の谷口信行教授，済生会宇都宮病院超音波診断科の川井夫規子先生，超音波検査室の皆様，安曇野赤十字病院の中野武院長，救急科・超音波検査室の皆様，GEヘルスケアの神山直久様にこの場を借りまして厚く御礼申し上げます．また「総合診療」の連載時より，医学書院の野中良美さんと天野貴洋さんには大変お世話になりました．そして貴重な時間を与えてくれた正美，千夏，哲平に感謝いたします．

2019年3月
亀田　徹

目次

本書の構成・使い方 | xiii

第1章 Point-of-Care 超音波の基本 | 1

Lecture 1 Point-of-Care 超音波とは？ | 2
- はじめに | Point-of-Care 超音波の誕生！ | 2
- POCUSの歴史と発展 | 誰がPOCUSを行うか？ | 3
- POCUSの概念と守備範囲 | 系統的超音波検査と対比すると…… | 4
- 臨床推論とPOCUS | 病歴・身体所見＋POCUSで！ | 5
- POCUS導入の課題 | 患者ケア改善という視点で検討を！ | 6

Lecture 2 知っておきたい超音波の基礎 | 8
- はじめに | POCUSでも「超音波の基礎」は大切です！ | 8
- パルス波と超音波画像の成り立ち | どのようにして超音波で画像がつくられるのでしょうか？ | 8
- 空間分解能と減衰 | 分解能と減衰の関係は？ | 12
- プローブの扱いと画像の表示 | お作法の習得は上達への第一歩！（その1）| 14
- 超音波装置の取り扱いと画像の適正化 | お作法の習得は上達への第一歩！（その2）| 17
- アーチファクト | アーチファクトはすべてノイズ？ | 26
- 超音波の音響安全 | 超音波は無害？ | 29

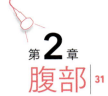

第2章 腹部 | 31

Lecture 3 急性胆嚢炎を疑ったとき | 32
- はじめに | 胆嚢の観察は簡単？ | 32
- 胆嚢の走査法とコツ | キーワードは，門脈本幹と肝外胆管，呼吸，体位，右肋間走査！ | 32
- POCUSで利用される急性胆嚢炎の所見 | 観察項目とポイントは？ | 34
- 身体所見とPOCUS | Murphy's signとsonographic Murphy's sign！ | 36
- POCUSとエビデンス | 画像診断の専門家による超音波と診断精度は同等？ | 37
- 急性胆嚢炎の診断 | 未来のdecision treeは？ | 38

vii

Lecture 4 腸閉塞を疑ったとき | 40

- はじめに | 腸閉塞を超音波で診断？ | 40
- 走査法とコツ | 確立された消化管超音波走査法を参考に！ | 41
- POCUSで利用される腸閉塞の所見 | 観察項目とポイントは？ | 43
- 身体所見とPOCUS | 検査前確率を予測し適応を検討しよう！ | 45
- POCUSとエビデンス | POCUSの対象となる可能性は十分にあります！ | 45
- 腸閉塞の診断 | 未来のdecision treeは？ | 46

Lecture 5 急性虫垂炎を疑ったとき | 48

- はじめに | 急性虫垂炎の超音波診断は確立されている？ | 48
- 虫垂同定のコツ | 系統的走査を行うか？ それとも身体所見をガイドにするか？ | 48
- POCUSで利用される急性虫垂炎の所見 | 観察項目とポイントは？ | 51
- 身体所見とPOCUS | 身体所見＋POCUSは素晴らしい！ | 54
- POCUSとエビデンス | やはり検査前確率の予測が大切！ | 54
- 急性虫垂炎の診断 | 未来のdecision treeは？ | 55

Lecture 6 尿路結石を疑ったとき | 58

- はじめに | 尿路結石ではPOCUSの出番です！ | 58
- 腎臓と膀胱の走査法とコツ | 採尿前に行いましょう！ | 59
- POCUSで利用される所見 | 観察項目とポイントは？ | 61
- 病歴・身体所見とPOCUS | あたりをつけてあとはPOCUSで確認するだけ!? | 64
- POCUSとエビデンス | CT全盛にあって，超音波の位置づけは？ | 64
- 尿路結石の診断 | 未来のdecision treeは？ | 65

Lecture 7 腹部大動脈瘤を疑ったとき | 68

- はじめに | ウィリアム・オスラーと腹部大動脈瘤 | 68
- 走査法とコツ | 腹部大動脈の観察はシンプルですが…… | 69
- POCUSで利用される腹部大動脈瘤の所見 | 観察項目とポイントは？ | 71
- 身体所見とPOCUS | 触診所見をPOCUSで確認しよう！ | 74
- POCUSとエビデンス | 急性期診療とスクリーニングで有用です！ | 74
- 急性大動脈解離の所見 | 急性大動脈解離にもチャレンジ！ | 75
- 腹部大動脈瘤の診断 | 未来のdecision treeは？ | 75

Lecture 8 腹腔内出血を疑ったとき | 78

- はじめに | 内因性疾患に対してもFASTの手法を利用しよう！ | 78
- 走査法とコツ，部位別腹腔内出血の所見 | 感度を上げるテクニックは？ | 78
- 病歴・身体所見とPOCUS | 少量の腹腔内出血を見逃さないためには？ | 82
- POCUSとエビデンス | FASTのエビデンスで類推は可能！ | 82
- 腹腔内出血の診断 | 未来のdecision treeは？ | 83

第3章 循環器 | 85

Lecture 9 Focused Cardiac Ultrasound（FoCUS）と基本断面の描出・トラブルシューティング | 86

- はじめに | FoCUSとは？ | 86
- プローブの基本走査のおさらい | 慣れないうちは5つの動きに分けて練習を！ | 87
- プローブと画面（スクリーン）の対応 | 走査開始時に確認してください！ | 88
- 各断面の走査法とコツ | 右室は右前，長軸は右肩，体表で弁の位置をイメージ！ | 88
- 質の高い循環器診療を目指して | 基本を押さえれば，臨床で必ず役立ちます！ | 96

Lecture 10 左室収縮能低下を疑ったとき | 98

- はじめに | 目測で包括的に左室収縮能を評価します！ | 98
- FoCUSで利用される左室収縮能低下の所見 | 観察項目とポイントは？ | 99
- 身体所見とFoCUS | 迅速に確証を得るために利用しましょう！ | 102
- FoCUSとエビデンス | トレーニングを積めばvisual EFは有用です！ | 102
- 左室収縮能低下の評価 | 未来のdecision treeは？ | 103

Lecture 11 心タンポナーデを疑ったとき | 106

- はじめに | 心タンポナーデの病態をreviewしましょう！ | 106
- FoCUSで利用される心タンポナーデの所見 | 観察項目とポイントは？ | 107
- 身体所見とFoCUS | 組み合わせで診断します！ | 111
- FoCUSとエビデンス | 心停止時も有用！ | 111
- 超音波ガイド下心膜穿刺 | 最適な穿刺部位を選択できます！ | 112
- 心タンポナーデの初期診療 | 未来のdecision treeは？ | 112

Lecture 12 急性肺塞栓症を疑ったとき | 114

- はじめに | 急性肺塞栓症は予後に基づいて分類されます！ | 114
- FoCUSで利用される急性肺塞栓症の所見 | 観察項目とポイントは？ | 114
- バイタルサイン・身体所見とFoCUS | 血圧低下・ショック＋FoCUSで決まり!？ | 118
- FoCUSとエビデンス | 早期診断と予後予測に有用です！ | 119
- 急性肺塞栓症の初期診療 | 未来のdecision treeは？ | 120

Lecture 13 循環血液量減少を疑ったとき | 122

- はじめに | 下大静脈の観察の意義は？ | 122
- 下大静脈の走査と計測 | 下大静脈は呼吸で「移動」します！ | 122
- FoCUSで得られる循環血液量減少の所見 | 観察項目とポイントは？ | 124
- 病歴・バイタルサイン・身体所見とFoCUS | 統合して全体像を把握しましょう！ | 126
- FoCUSとエビデンス | 輸液反応性とは？ | 126
- 循環血液量減少の評価と輸液療法 | 未来のdecision treeは？ | 127

Lecture 14 下肢深部静脈血栓症を疑ったとき | 130

- はじめに | 2点エコーはすばやく施行できます！ | 130
- 走査法とコツ | 圧迫操作による動的観察が特徴です！ | 131
- POCUSで利用される下肢DVTの所見 | 観察項目とポイントは？ | 134
- 病歴・身体所見とPOCUS | Wellsスコアでリスクの層別化を！ | 135
- POCUSとエビデンス | 少なくともDVTの拾い上げに有用です！ | 136
- 下肢DVTの診断 | 未来のdecision treeは？ | 137

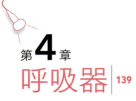

第4章 呼吸器 | 139

Lecture 15 肺超音波の基本事項 | 140

- はじめに | 「肺超音波」とは？ | 140
- プローブの基本走査と画面の表示 | 走査法はすぐにマスターできます！ | 140
- 肺超音波の基本事項 | 鍵はアーチファクトです！ | 141

Lecture 16 気胸を疑ったとき | 148

- はじめに | 呼吸音を視覚で捉えます！ | 148
- 気胸の所見 | 観察項目とポイントは？ | 148
- 聴診とPOCUS | 呼吸音の左右差がないケースでも有用です！ | 152
- POCUSとエビデンス | 感度は臥位X線よりも高い！ | 153
- 気胸の初期診療 | 未来のdecision treeは？ | 154

Lecture 17 心原性肺水腫を疑ったとき | 156

- はじめに | キーワードはBライン！ | 156
- 肺水腫の所見 | 観察項目とポイントは？ | 156
- 病歴・身体所見とPOCUS | 病歴・身体所見と組み合わせて診断！ | 159
- POCUSとエビデンス | 精度にバラツキはありますが…… | 159
- 心原性肺水腫の初期診断 | 未来のdecision treeは？ | 160

Lecture 18 肺炎を疑ったとき | 162

- はじめに | 肺炎を超音波で診断？ | 162
- 肺炎の超音波所見 | 観察項目とポイントは？ | 162
- 病歴・身体所見とPOCUS | 病歴・身体所見をもとにフォーカス！ | 165
- POCUSとエビデンス | X線より感度は高い！ | 166
- 肺炎の初期診療 | 未来のdecision treeは？ | 167

Lecture 19　胸水を疑ったとき |170

- はじめに｜胸水評価について再確認！｜170
- 走査法とコツ，胸水の所見｜胸水の評価は簡単？｜170
- 身体所見とPOCUS｜身体所見のスキルアップに！｜175
- POCUSとエビデンス｜仰臥位ではX線より精度は高い！｜175
- 超音波で確認のうえでの胸腔穿刺・ドレナージ｜医療安全上必須手技です！｜176
- 胸水の初期診療｜未来のdecision treeは？｜176

第5章 症候に基づいたPoint-of-Care超音波の活用 |179

Lecture 20　ショックと呼吸困難の評価 |180

- はじめに｜ショック・呼吸困難では横断的活用を！｜180
- POCUSによるショックの評価｜POCUSは絶大な威力を発揮します！｜180
- POCUSによる呼吸困難の評価｜BLUEプロトコルから大規模研究まで！｜183
- ショックと呼吸困難の評価のまとめ｜共通のフレームワークで！｜186

Lecture 21　心停止の評価 |190

- はじめに｜「4H 4T」のうち心臓超音波検査で評価可能な病態は？｜190
- 蘇生中のFoCUS施行手順｜10秒以内に評価を！｜191
- 蘇生中にFoCUSで得られる所見｜心停止なのに心臓に動きがある？｜192
- 心停止時のFoCUSとエビデンス｜心臓の動きの有無は生命予後と関連します！｜193
- FoCUSを組み入れた心停止の評価｜未来のdecision treeは？｜194

Lecture 22　気管挿管の確認 |196

- はじめに｜超音波で即断できます！｜196
- 上気道と頸部食道の描出｜基本的な超音波解剖を理解しておきましょう！｜197
- 気管・食道挿管の所見｜目の覚めるようなdouble tract sign！｜199
- POCUSとエビデンス｜精度は高く，有用性は明らかです！｜201
- 気管挿管の確認｜未来のdecision treeは？｜201

第6章 Point-of-Care超音波のこれから |205

Lecture 23 ポケットエコー |206

はじめに｜小型化は実現しましたが……｜206
ポケットエコーのエビデンスと領域別活用｜各疾患・病態に対する有効性は？｜206
ポケットエコーの課題｜アウトカムベースの検討を！｜212
ポケットエコーを用いた診療｜未来の診療体系は？｜213

索引｜215

column
大腸炎と腹部POCUS｜57
直腸診併用による経腹超音波ガイド下尿道カテーテル挿入｜67
Point-of-Care超音波研究会の紹介｜105
World Interactive Network Focused on Critical Ultrasound（WINFOCUS）｜105
医学部教育とPOCUS｜129
慢性閉塞性肺疾患と肺超音波｜169
高地肺水腫と肺超音波｜189

本文・表紙デザイン：遠藤陽一（デザインワークショップ ジン）

本書の構成・使い方

本書は以下の章で構成されています．

第1章　Point-of-Care超音波の基本
第2章　腹部
第3章　循環器
第4章　呼吸器
第5章　症候に基づいたPoint-of-Care超音波の活用
第6章　Point-of-Care超音波のこれから

　第1章は総論にあたります．Point-of-Care超音波（POCUS）の考え方，およびPOCUSでも知っておきたい超音波の基礎についてまとめました．これからPOCUSを学ぶ方は，ぜひ一度目を通していただきたいと思います．
　第2〜4章は領域別に，主に各疾患・病態におけるPOCUSについてまとめました．第2章「腹部」はどのLectureから読み始めてもよいようになっています．第3章「循環器」と第4章「呼吸器」については，それぞれ最初のLectureで基本事項を押さえたうえで，各疾患・病態のLectureに進んでいただきたいと思います．
　各疾患・病態のLectureの流れはおおよそ以下のようになっています．

○ はじめに
○ 走査法とコツ（第3, 4章ではそれぞれ最初のLectureで言及）
○ POCUSで利用される所見
○ 病歴・バイタルサイン・身体所見とPOCUS
○ POCUSとエビデンス
○ 診療decision tree（案）

　前半は，従来の超音波テキストと同じような流れで記載しました．後半の「病歴・バイタルサイン・身体所見とPOCUS」では，従来の診断推論とPOCUSとの関連に注目しました．「POCUSとエビデンス」では，POCUSの精度・有用性を示し，課題を共有できるようにしました．「診療decision tree（案）」は，既存のエビデンスに将来性を加味し，POCUSを組み込んだ未来の診療様式を（たたき台として）提案しました．
　第5章のLecture 20「ショックと呼吸困難の評価」では，第2〜4章を前提に，

領域横断的なPOCUSの活用について解説しました．Lecture 21「心停止の評価」は，第3章「循環器」を前提にしています．Lecture 22「気管挿管の確認」では，いま注目されている，ショック・呼吸困難・心停止に際して行われる気管挿管の新たな確認法についてまとめています．

　第6章では，聴診器と同等の位置づけで利用が期待されている，ポケットエコーの現状と可能性について言及しました．

本書の付録Web動画の使い方

本書の付録として，関連する動画をPC，iPad，スマートフォン（iOS, Android）でご覧いただけます．Web動画と関連する本文箇所に と動画番号を示しています．フィーチャーフォンには対応していません．下記URLまたはQRコードからアクセスしてください．QRコードは各Lectureの2ページ目の右下にあります．

http://www.igaku-shoin.co.jp/prd/03805/

ご使用にあたり，下記の点をご了承ください．
- 動画を再生する際の通信料（パケット通信料）は，読者の方のご負担となります．
- 動画は予告なしに変更，修正が行われたり，配信を停止することがあります．
- 動画はユーザーサポートの対象外です．
- 動画には音声がありません．

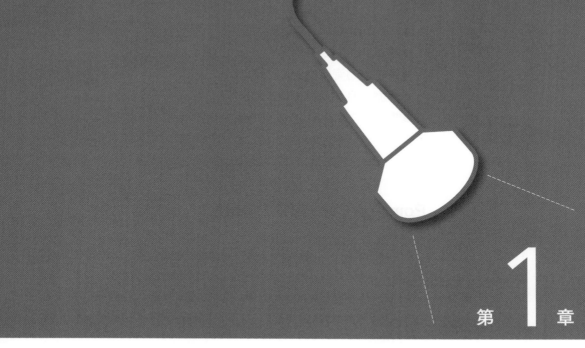

第 1 章

Point-of-Care 超音波の基本

Point-of-Care 超音波とは？
知っておきたい超音波の基礎

Lecture 1 Point-of-Care 超音波とは？

- Point-of-Care 超音波の誕生！
- 誰が POCUS を行うか？
- 系統的超音波検査と対比すると……
- 病歴・身体所見＋POCUS で！
- 患者ケア改善という視点で検討を！

はじめに

Point-of-Care 超音波の誕生！

　超音波検査は，院内のさまざまな診療科や場面で広く活用されています．活用される場面は大きく分けると，検査室とベッドサイドです．検査室では適切な精度管理のもとで，質の高い超音波検査が施行されています．一方，ベッドサイドではどうでしょうか．臨床医のみなさんの多くが自身の専門領域の診断や治療の手段として，超音波を有効に活用していることは紛れもない事実です．ただし，診察室や救急室，病棟で利用される超音波の多くは，各臨床医の裁量に委ねられているのも事実です．

　専門家が行う高度な超音波検査は別として，超音波に関連した基本的な手技である focused assessment with sonography for trauma（FAST）や超音波ガイド下中心静脈穿刺については，公的レベルで指針が示されています．しかし，ほかの超音波関連の基本手技については，2018年の段階では具体的な指針は示されていません[1]．また，臨床医が超音波検査を学ぶ機会は限られています．そのような状況のなか，独学で超音波を習得して有効活用している方や，自分で行う超音波の有用性がいまひとつ実感できない方も少なくないと思われます．

　近年，超音波装置は，一定の性能を備えたうえで小型化が進み，アクセスは格段によくなりました．非常にコンパクトな「ポケットエコー」まで登場し，世間を驚かせました．1人の医師が超音波装置を1台所有することも現実味を帯びてきています．そのような将来を見越して，急性期診療におけるベッドサイドでの超音波の利用について，欧米を中心にエビデンスの集積が進められてきました[2]．そして超音波を専門としない臨床医が，一定のフレームワークに基づいて適切な教育を受けることにより，日常の診療で超音波を有効活用できることが明らかにされ，Point-of-Care ultrasound（ultrasonography）という言葉が生まれました．Point-of-

Careの適切な日本語訳はありませんので，本書では**Point-of-Care超音波（POCUS）**と呼ぶことにします．

本邦にもPOCUSの概念は普及してきましたが，フレームワークの設定や教育システムの構築については，公的な場で議論が始まったばかりです．近い将来，POCUSは，臨床医をはじめ，患者さんのケアに直接かかわる医療従事者の基本的なスキルとして認知されるようになり，医療現場において重要なテーマの1つになるでしょう．

具体的には，初期臨床研修，内科専門研修，総合診療専門研修，救急科専門研修などにおいて，研修者がプローブを握ってどこまで観察・評価するかに関心が向けられるようになるということです．たとえば，将来，消化器内科医になる予定でも，内科専門研修での循環器内科ローテーション中に，簡略化された心臓超音波検査であるfocused cardiac ultrasound（FoCUS）のスキルを（最低限）習得するといった感じでしょうか．心臓の聴診は医師の基本的なスキルであるのと同様に，FoCUSも基本的なスキルに位置づけられることが想定されます[3]．

POCUSの歴史と発展
誰がPOCUSを行うか？

超音波検査が臨床に本格的に導入されて半世紀が経過し，各領域・臓器の系統的な超音波検査法が確立しました．一方，外傷診療で必須とされているFASTは，臓器損傷などの詳細な評価は省略，領域横断的に心膜液（心臓），血胸（胸部），腹腔内出血（腹部）の評価に限定した点において，POCUSの先駆けといえます．1990年前後からFASTに関連するエビデンスが集積され[1]，本邦もその発展に貢献しています[4]．FASTが確立された後は，ショックや呼吸困難，腹痛を呈する内因性疾患の評価や，侵襲的な手技を行うためのガイドとして，POCUSの有効性が見い出されるようになりました．これらの多くは，急性期診療に従事する，画像診断を専門にしない臨床医の手によって行われてきました[1]．

2011年にNew England Journal of Medicineで発表された総説では，「POCUSはベッドサイドで行うもの」と定義されています[5]．つまり，超音波を専門とする医師がベッドサイドで行う場合も，POCUSに相当します．一方，2013年に発表された米国心エコー図学会の合意声明では，心臓超音波検査の専門家が関心領域を絞って行う場合をlimited echo，心臓超音波検査の専門家でない医師が簡略化されたプロトコルに基づいて行う場合をFoCUSとし，両者を明確に区別しています[6]．今後POCUSのあり方について考えていくうえで，超音波を専門にする医師が行うか，超音波を専門にしない医師が行うかを，意識的に区別する必要があるでしょう[1]．

表 1-1 | POCUSと系統的超音波検査の比較

POCUS	系統的超音波検査
ベッドサイドで診療を行う臨床医が施行	超音波の専門家が施行
臨床推論に基づいて	臨床医からの依頼内容に沿って
関心部分に焦点を絞って	系統的・包括的に
目測中心で簡便な計測を含む	詳細な計測による定量的評価を重視
1日に何回も施行可能	1日に1回が限度
一定の教育で習得可能，日常診療でスキルを維持	習得に相当な修練を要す

〔亀田徹：急性期診療におけるPOCUSの現状と展望．Jpn J Med Ultrasonics 46（1）：5-15, 2019より改変〕

本書では，エビデンスに基づき，超音波を専門にしない臨床医が内科救急で役立てられるPOCUSのフレームワークを示します．

POCUSの概念と守備範囲
系統的超音波検査と対比すると……

　ベッドサイドで行われるPOCUSの特徴は，検査室で行われる系統的超音波検査と対比するとわかりやすいです[1]（表1-1）．多くの場合は病歴と身体所見による臨床推論に基づき，関心部分を絞って（比較的）短時間で行うのが特徴です．定性的な評価が中心ですが，簡単な計測も含まれます．同じ超音波検査を検査室に何度も依頼することは到底できませんが，POCUSは，刻々と変化する病態を経過観察するために，1日に何回も施行可能です．そして重要な点は，POCUSでは，超音波を専門にしない臨床医が一定のトレーニングで習得でき，日常診療で技量を維持できるフレームワークの設定が求められるということです．

　POCUSでは，系統的超音波検査からPOCUSに適した項目が「抽出」されました[2]（図1-1）．代表的なものとしてFoCUSがあげられます．また，系統的超音波検査では対象とされなかった領域・臓器の超音波所見が「創出」されました[2]（図1-1）．気胸や肺水腫の超音波所見などがそれに相当します．さらに，領域別に行われる系統的超音波検査とは異なり，領域横断的に超音波所見が「統合」されました[2]（図1-1）．FASTやショックの迅速診断として行われるrapid ultrasound in shock（RUSH）などがその代表格です．

　POCUSでは全身のすべての部位が対象になりえます．解剖学的評価だけではなく，生理学的評価も可能です．内科救急では，エビデンスが示されている腹部，心臓，下肢，肺・胸腔が主な対象になるでしょう（表1-2）．コンパクトな超音波装置の登場で院内外を問わず，さまざまな場所で施行可能です．また中心静脈穿刺に限らず，末梢静脈・動脈穿刺，心

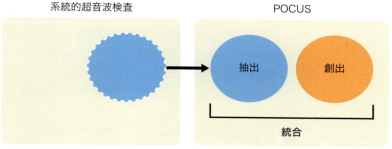

図 1-1 POCUS のアプローチ
〔亀田徹：急性期診療における POCUS の現状と展望. Jpn J Med Ultrasonics 46（1）: 5-15, 2019 より改変〕

表 1-2 内科救急で POCUS の対象となりうる部位と病態・疾患

▶ 腹部
　胆石，急性胆嚢炎
　腸閉塞
　急性虫垂炎
　水腎症，尿路結石
　腹部大動脈瘤
　腹腔内出血，腹水　　　　　　　　注）肝臓や膵臓は含まれない

▶ 心臓（focused cardiac ultrasound：FoCUS）
　左室拡大・収縮能低下
　心膜液，心タンポナーデ
　右室拡大，急性肺塞栓
　循環血液量減少

▶ 下肢（2 点エコー，近位静脈）
　深部静脈血栓

▶ 肺・胸腔
　気胸
　肺水腫
　肺炎
　胸水

嚢・胸腔・腹腔ドレナージなどの手技を安全に行うためのガイドとしても有用です[7]．JRC蘇生ガイドラインでは気管挿管（食道挿管）の評価についても一定の見解が示されています[8]．

臨床推論と POCUS
病歴・身体所見＋POCUS で！

　POCUSを施行するにあたり，多くの場合は，病歴，バイタルサイン，身体所見に基づいた臨床推論により観察範囲が絞られます．臨床推論が適切でなければ，POCUSで病変を捉えることはできません．POCUSの普及で，病歴・身体所見がおろそかになることが懸念されますが，<u>病歴・身体所見取得の重要性に変わりはありません</u>．その点が教育現場で強調される必要があります．

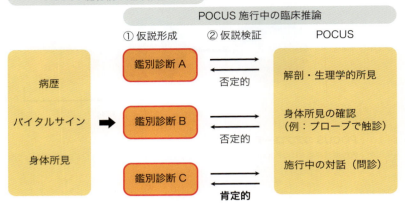

図 1-2 | POCUSを組み込んだ臨床推論モデル（仮説演繹法）
〔亀田徹：急性期診療におけるPOCUSの現状と展望．Jpn J Med Ultrasonics 46（1）：5-15, 2019 より改変〕

　POCUS施行中も臨床推論をフルに働かせることになります．単に解剖学的・生理学的所見を描出するだけではなく，身体所見と超音波所見をリアルタイムで対比し，さらに超音波で観察しながら問診も繰り返し，POCUS施行前の仮説の検証を行い，さらに臨床推論を深めることも可能です[1]（図1-2）．病歴，バイタルサイン，身体所見取得に続き，診察の一環としてPOCUSを行うことで質の高い診療を実現することができます．

POCUS導入の課題
患者ケア改善という視点で検討を！

⊙──診断精度の限界

　系統的超音波検査は，超音波検査士や超音波を専門にする医師によって行われることが多く，提供される結果について，一定の質は保証されています．一方，超音波を専門にしない医師であっても，指針に基づいて教育を受け，ある程度の経験を積めば，項目によっては検査室と同等の精度で超音波診断を行えるという報告もあります[9]．しかし，偽陰性による見逃し，偽陽性による過剰な検査の追加が起こる可能性については常に念頭におく必要があります．

⊙──ほかのモダリティとの使い分け

　POCUSがシステムとして定着すれば，従来は系統的超音波検査で行われてきたものの一部はPOCUSで代用できる可能性があります．もっとも，POCUSの限界を見極め，適切に系統的超音波検査を依頼する能力も必要です．また単純X線やCTとの使い分けについても今後検討していかねば

なりません．POCUSが普及しても，単純X線やCTの件数を減らすことができなければ，患者や医療従事者への負担や，医療費の増加だけで終わってしまう可能性があります．

⊙──患者ケアの改善に関するエビデンスの不足

POCUSの導入は，予後改善と関連すること，放射線被曝の軽減や医療費削減につながることを示唆する研究報告は散見されますが，エビデンスは十分ではありません[1]．<u>POCUSが医療のなかで正当な評価を受けるためには，患者ケアの改善をテーマにした質の高い研究が求められています</u>．

⊙──限られた教育の機会

現状では，多くの医療機関では，超音波を体系的に学ぶ機会は限られています．超音波検査室で一定の期間研修できるシステムがあればよいのですが，受け入れ側にも限界があります．ベッドサイドでPOCUSを直接指導できる臨床医の数も限られます．今後POCUSのフレームワーク，到達目標が示されれば，研修者，指導者ともに教育に取り組みやすくなると考えられます．

現在は，POCUSに関する講習会が日本各地で開催されるようになりました．受講してすぐにPOCUSを使いこなせるわけではありませんが，POCUSを臨床現場で継続的に学習するためのきっかけづくりには非常に有効です．指導者にとっては，POCUSの概念や教育手法を確認するよい機会になるでしょう．

POCUSの可能性については，各Lectureでじっくりとお伝えしたいと思います．

引用文献

1) 亀田徹：急性期診療におけるPOCUSの現状と展望．Jpn J Med Ultrasonics 46(1)：5-15, 2019
2) 亀田徹, 他：急性期診療におけるpoint-of-care ultrasonography．日救急医会誌 26(4)：91-104, 2015.
3) Via G, et al：International evidence-based recommendations for focused cardiac ultrasound. J Am Soc Echocardiogr 27 (7)：683. e1-683. e33, 2014. **PMID** 24951446
4) Kimura A, et al：Emergency center ultrasonography in the evaluation of hemoperitoneum A prospective study. J Trauma 31 (1)：20-23, 1991. **PMID** 1986127
5) Moore CL, et al：Point-of-care ultrasonography. N Engl J Med 364 (8)：749-757, 2011. **PMID** 21345104
6) Spencer KT, et al：Focused cardiac ultrasound：recommendations from the American Society of Echocardiography. J Am Soc Echocardiogr 26 (6)：567-581, 2013. **PMID** 23711341
7) Tirado A, et al：Ultrasound-guided procedures in the emergency department-diagnostic and therapeutic asset. Emerg Med Clin North Am 31 (1)：117-149, 2013. **PMID** 23200331
8) 日本蘇生協議会（監）：JRC蘇生ガイドライン2015．pp58-59, 医学書院, 2016.
9) Summers SM, et al：A prospective evaluation of emergency department bedside ultrasonography for the detection of acute cholecystitis. Ann Emerg Med 56 (2)：114-122, 2010. **PMID** 20138397

Lecture 2 知っておきたい超音波の基礎

- POCUSでも「超音波の基礎」は大切です！
- どのようにして超音波で画像がつくられるのでしょうか？
- 分解能と減衰の関係は？
- お作法の習得は上達への第一歩！（その1）
- お作法の習得は上達への第一歩！（その2）
- アーチファクトはすべてノイズ？
- 超音波は無害？

はじめに
POCUSでも「超音波の基礎」は大切です！

　超音波を学び始めるときは，プローブを片手に，いきなり画像の描出から入ってもよいと考えます．超音波の醍醐味は，何といっても，体表から直接見えないもの，つまり身体所見から推測する病態を，ベッドサイドで可視化できるところにあります．まず超音波に触れて，超音波の「おもしろさ」を実感していただきたいと思います．

　しかしながら，超音波の性質，画像表示の取り決め，超音波装置の取り扱いと至適設定，超音波特有のアーチファクト，そして超音波の安全性について理解しておくことは，超音波の真価を理解し，適切な診断を行うためには必要です．これら「超音波の基礎」と位置づけられる内容だけでも1冊の本になります．また日本超音波医学会の超音波専門医認定試験を受験する際にはこれらをしっかり学ばなければなりません．

　ここではPOCUSを利用するみなさんに知っていただきたい内容を，筆者の判断でピックアップし，なるべく直観的に理解できるようにまとめました．自身で積極的にPOCUSを利用するころまでには，理解できるようになるとよいでしょう．

パルス波と超音波画像の成り立ち
どのようにして超音波で画像がつくられるのでしょうか？

⊙──超音波とは

　波には**横波**と**縦波**があります．横波は**波の進行方向に対して垂直方向に振動する波**で，たとえばロープを伝わる波です（**図2-1A**）．縦波は**波の進**

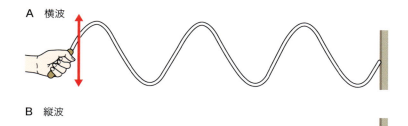

図 2-1 | 縦波(A)と横波(B)のイメージ

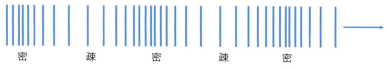

図 2-2 | 縦波(疎密波)の音波が媒質を伝わるイメージ

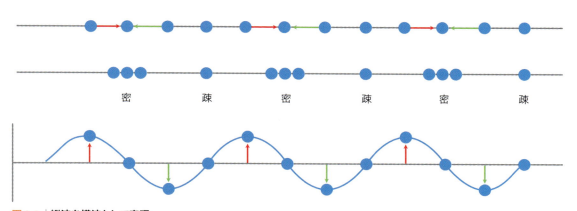

図 2-3 | 縦波を横波として表現
赤・緑矢印は媒質の移動を示す.

行方向に対して同じ方向に振動する波で疎密波とも呼ばれ,たとえばバネを伝わる波に相当します(図2-1B).音波は縦波で,われわれの聴く音は空気という媒質を伝わります(図2-2).縦波は,視覚で捉えやすくするために横波のように表現されます(図2-3).

ヒトが聴くことのできる音波の周波数は20〜20,000 Hzといわれています.それより高い音波はすべて超音波と呼ばれ,医用超音波の周波数は1〜20 MHz程度(メガは100万倍)と桁違いに高いものです.

音波にはパルス波と連続波があり(図2-4),医用超音波では双方が利用されます.いわゆるBモード像と呼ばれる白黒の超音波画像の作成にはパ

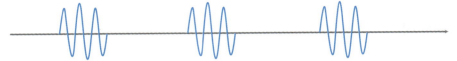

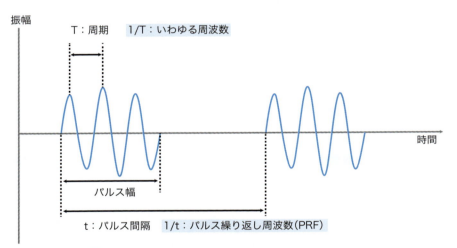

図 2-4 ｜ パルス波(A)と連続波(B)

図 2-5 ｜ パルス波の概略

ルス波が利用されます．パルス波は，電気信号と超音波とを相互に変換する振動子から発せられます．パルス波には周期 T（時間）とパルス幅（時間）があり，<u>1/T がいわゆる超音波の周波数</u>です（図2-5）．実はパルス波にはさまざまな周波数が含まれ，その分布の最も高い部分の周波数は **中心周波数** と呼ばれます（図2-6）．プローブに表示されている周波数は中心周波数を指します．

またパルス波は一定の間隔 t（時間）ごとにプローブから送信され，<u>1/t はパルス繰り返し周波数（pulse repetition frequency；PRF）と呼ばれます</u>（図2-5）．パルス繰り返し周波数はドプラ法で重要になります（➡22頁）．一方，パルス波の縦軸は振幅で，パルス波の強弱の幅（パワー）を表します．

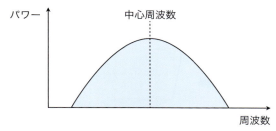

図 2-6 | パルス波の周波数の分布と中心周波数

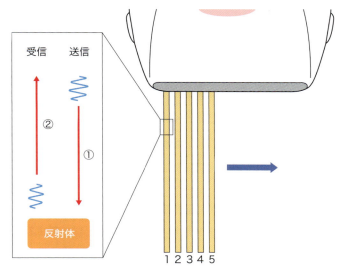

図 2-7 | パルス波と超音波画像の成り立ち（リニアプローブ）
青矢印の方向に送受信部位が移動する．

◉ ── 超音波画像の成り立ち

　現在はさまざまな技術が超音波装置に搭載され，複雑なアルゴリズムが用いられることにより，クオリティの高い超音波画像が得られるようになりましたが，ここではパルス波による超音波画像の成り立ちについて直観的に理解できるように簡略化して説明します．

　プローブの接触面全体から一度に超音波ビームが送信され，一度に受信されているように考える方がいますが，超音波装置はそのような器用さを備えていません．1つのパルス波を送信し，反射して戻ってきたパルス波を受信し，「媒質の音速（1,530 m/秒程度と仮定）×パルス波送信から受信までの時間の1/2」で，反射体の距離（深さ）が算出されます．反射の強さは輝点の明るさで表現され，線上に情報が反映されます．そしてパルス波の送受信部位を少しずつ移動（走査）することで，走査線の情報が合成され，1枚の画像になります（図2-7）．

　なお，反射の強さと透過性（図2-8）は<u>音響インピーダンスの違いの大き</u>

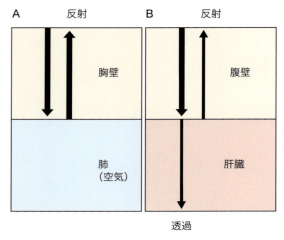

図 2-8 | 反射と透過
A：胸部では，生体組織と空気との音響インピーダンスの違いが大きすぎて，胸壁と肺の境界面でほぼすべての超音波が反射する．
B：腹部では，腹壁と肝臓の境界面で透過する超音波と反射する超音波がある．

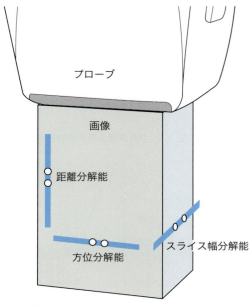

図 2-9 | 空間分解能

> **サイドメモ**
> **音響インピーダンス**
> 「媒質の密度×媒質の音速」のことであり，組織や物質に固有の音響インピーダンスがあります．
>
> **各物質・組織の音響インピーダンス**
>
> | 空気 | 0.00045 |
> |---|---|
> | 膨らんだ肺 | 0.1 |
> | 蒸留水 | 1.5 |
> | 血液 | 1.62 |
> | 脂肪 | 1.3 |
> | 肝臓 | 1.65 |
> | 筋肉 | 1.7 |
> | 骨 | 4〜8 |
>
> 単位はPa・秒/m

さで決まります（サイドメモ）．超音波は空気を通過しないと表現されることが多いですが，正確には生体組織と空気とのインピーダンスの違いが大きすぎて，生体組織と空気との境界面でほぼすべての超音波が反射するということなのです．

空間分解能と減衰
分解能と減衰の関係は？

　超音波の画質を理解するうえで，空間分解能と減衰ついての知識が必要です．空間分解能には，超音波ビームの方向（縦方向）の「距離分解能」，それと直交する方向（横方向）の「方位分解能」，プローブの厚み方向の「スライス幅分解能」があります（図2-9）．

　距離分解能は，送信されるパルス幅に規定されます（図2-5）．一般的には周波数が高いほどパルス幅は短く，距離分解能は高くなります（図2-10）．

　方位分解能は，主に超音波ビームの幅と周波数に規定されます（図2-7，2-11）．超音波ビームは絞り込みが行われ，ビーム幅が狭いほど高い方位分解能が得られます．この絞り込み位置を変化させる機能が「フォーカス」で，多くの超音波装置に備わっています（→19頁）．

　スライス幅分解能は，プローブの音響レンズで絞り込みが行われるので固定されています．一部の高性能装置では，調整が可能です．

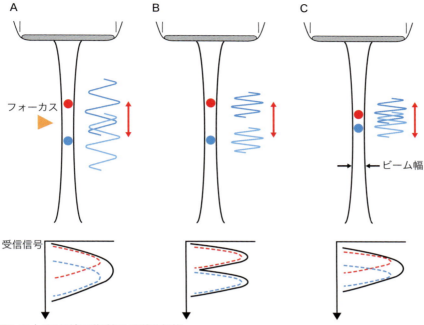

図 2-10 パルス波の送受信と距離分解能
A：2点の距離に対してパルス幅が一定以上であれば，受信信号が重なり，2点の識別ができない．
B：周波数を上げてパルス幅を短くすると，受信信号が重ならず，2点の識別が可能となる．
C：高周波数でパルス幅が短くても2点の識別には限界がある．

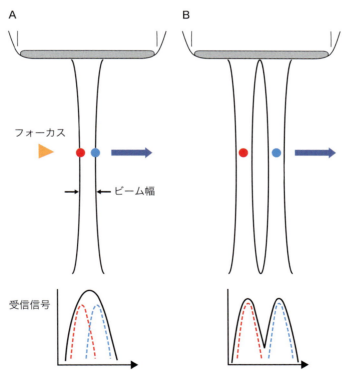

図 2-11 方位分解能
A：ビーム幅に対して2点の距離が短いので受信信号が重なり，2点の識別ができない．
B：ビーム幅に対して2点の距離が長いので受信信号は重ならず，2点の識別は可能である．

表 2-1 | 周波数と空間分解能・減衰との関係

周波数	空間分解能	減衰
高周波	↑	↑
低周波	↓	↓

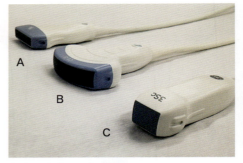

図 2-12 | プローブの種類
A：リニアプローブ，B：コンベックスプローブ，C：セクタプローブ．

　超音波は媒質を振動させて進んでいきますので，その過程でエネルギーを失います．これが超音波の減衰です．**周波数が高いほど，減衰が大きくなる**特性があります．周波数と空間分解能，減衰との関係は，**表2-1**のようになります．

プローブの扱いと画像の表示
お作法の習得は上達への第一歩！（その1）

◉──プローブの選択

　浅い部位を観察する場合は，減衰の影響をあまり気にせず，空間分解能の高い高周波の**リニアプローブ**（主に表在用）を用います．一方，深い部位を観察する場合は，空間分解能は落ちますが，減衰の影響を受けにくい低周波の**コンベックスプローブ**（主に腹部用），**セクタプローブ**（主に心臓用）を選択します（**図2-12**）．

◉──画像表示の取り決め

　超音波で観察中にオリエンテーションをつけ，画像を適切に記録して共有できるように，画像（画面）と被検者との位置関係については取り決めがあります．
　横断面（短軸断面）を描出する場合は，CTと同様に被検者を尾側から眺めるように，つまり**被検者の右側を画面の左側**に描出します（**図2-13**）．
　一方，縦断面（矢状断面，長軸断面）は，一般・放射線領域と，循環器領域では異なります．**一般・放射線領域では，被検者の右側から眺めるように，つまり頭側を画面の左側に描出する**のに対し（**図2-14**），**循環器領域では，被検者の左側から眺めるように，つまり頭側を画面の右側に描出します**（**図2-15**）．たとえば心臓超音波の傍胸骨長軸像では心尖部は画面の左側，心基部は画面の右側に描出します．同様に下大静脈の縦断像は心

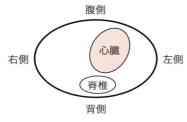

図 2-13 横断面（短軸断面）の描出時の表示

被検者の足側から眺めるように描出する．

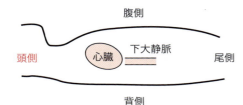

図 2-14 一般・放射線領域における縦断面（矢状断面，長軸断面）描出時の表示

被検者の右側から眺めるように描出する．

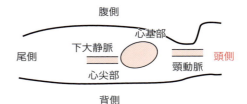

図 2-15 循環器領域における縦断面（矢状断面，長軸断面）描出時の表示

被検者の左側から眺めるように描出する．

臓の左側に描出します．一方，腹部超音波では下大静脈は心臓の右側に描出します．

斜方向の断面の描出については，横断面，縦断面どちらか近いほうのルールに準じて表示します．

⦿ オリエンテーション

超音波検査では，プローブの側面についている突起などの印と，画面の左右いずれかに表示される印を一致させ，オリエンテーションをつけます（**図2-16**）．印の呼び方は統一されていませんが，印を「マーカー」とし，プローブの印を「プローブマーカー」，画面（スクリーン）の印を「スクリーンマーカー」と筆者は呼んでいます．オリエンテーションが混乱した場合には，プローブを動かしながら，画面の動きを確認することでオリエンテーションを再度つけることも可能です．

心臓超音波では，スクリーンマーカーは右側に表示することで国際的に統一されています．一方，胸腹部・表在領域では，欧米ではスクリーンマーカーは左側に表示するのが一般的のようですが，本邦では取り決めがされておらず，施設によって異なります．

⦿ プローブの動かし方

プローブを体表に密着させ，スムーズに動かすためには，ジェル（ゼ

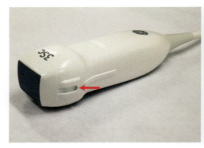
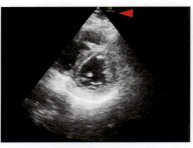
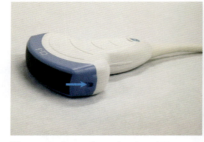
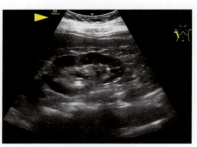

図2-16 | プローブマーカーとスクリーンマーカーに基づいたオリエンテーション
プローブマーカー（矢印），スクリーンマーカー（矢頭）．

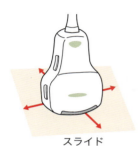
スライド

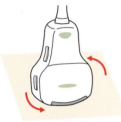
回転

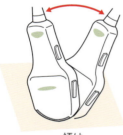
傾け

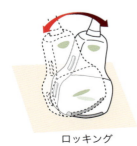
ロッキング

図2-17 | プローブの動かし方

リー）が不可欠です．プローブ走査に慣れていないあいだは，ジェルをたくさん消費するのはやむをえないですが，習熟するにつれて少量で済ますことができるようになります．

プローブの動かし方には，「<u>スライド</u>」(sliding)，「<u>回転</u>」(rotation)，「<u>傾け</u>」(tilting)，「<u>ロッキング</u>」(rocking) があります（図2-17）．「スライド」は体表を滑らせる動作です．「回転」はプローブの軸を中心に回転させる動作で，接触部を固定しながら片手で行うにはある程度の習熟が必要です．「傾け」は接触部を固定し，プローブを傾けて連続的に異なった断面を描出するのに対し，「ロッキング」は同じ断面をロッキングチェアのように動かす動作になります．一方，「<u>圧迫</u>」(compression) はプローブを使って接触部を圧迫する動作で，プローブと対象との距離を短くし，ときに描出の妨げとなるガスを圧排します．

<u>プローブの扱いに慣れないあいだは，無造作に動かすよりも，上記動作を1つずつゆっくり行い，画面上の動きとの対応を理解することをお勧めします</u>．そのほうが上達は早く，教育の場面でも効果的です．プローブの動かし方は，各論でも取り上げます（➡32, 87頁）．

⊙──プローブの保守・管理

ご自身の施設を思い浮かべてみてください．POCUSが行われる場面でのプローブの保守・管理はいかがでしょうか．

プローブの故障の原因として最も多いのは，超音波装置を移動する際に

カートの車輪でプローブのコードを轢くことだといわれています．コードが地面に垂れ下がらないように配慮してください．また，終了後にプローブが無造作にベッドに置かれたままであったり，装置本体にぶら下がったままの状態をときに見かけます．プローブ内部の振動子は繊細ですので，落下させないように注意して扱い，終了後は決められた位置に戻しましょう．

　プローブは細菌伝搬の媒介になりえますので，プローブの管理は感染対策上も重要です．終了するたびにプローブに付着したジェルをティッシュや（ペーパー）タオルで拭き取るのはもちろんのこと，必要に応じて消毒液を含んだ布や紙を用いて拭いてください．なお，頻回のアルコール消毒はプローブの劣化を早める可能性が指摘されていますので，至適な消毒剤については機器メーカーに確認しておきましょう．

超音波装置の取り扱いと画像の適正化
お作法の習得は上達への第一歩！（その2）

⊙──── Bモード

　Bモードの「B」はbrightnessのことで，いわゆる白黒の画像のことを指します．画像の成り立ちについては前述しました（➡11頁）．ここではPOCUSを施行するにあたり，良質なBモード像を得るための調整について述べます．

Ⓐ プリセット

　ほとんどの超音波装置には，各部位の観察に適したプリセット機能があります．各部位に対応したプリセットを選んでから観察を開始し，画像を見ながら各種調整を行います．

Ⓑ 深度

　画面の中心で関心領域が適度な大きさに表示されるように深度を調整します（図2-18）．実際の観察ではそれほど気にならないのですが，深度が深いほど，1枚の静止画像の作成に時間を要し（図2-19），フレームレート（➡25頁）が低下します．

Ⓒ ゲイン

　受信情報の増幅を調整する機能で，画面全体の明るさを調整します．ゲインが低すぎると画面が黒くなり，高すぎると白くなり，いずれも観察に適しません．適度なゲインの調整が必要になります（図2-20）．
　超音波は生体を伝わるにつれて減衰しますので，深部ほど反射は弱く，

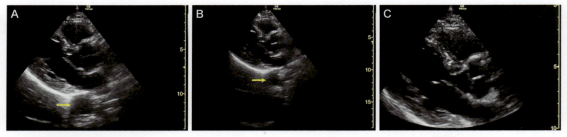

図 2-18　深度の調整
たとえば傍胸骨左室長軸断面を描出する場合，Aのように下行大動脈（矢印）が入るように深度を調整する．
Bは深度が深く，Cは深度が浅い．

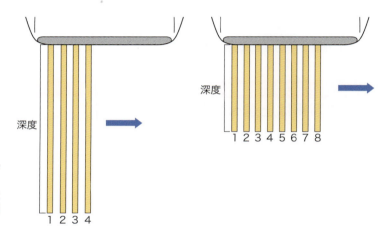

図 2-19　深度と画像の作成（リニアプローブ）
深度が深くなると超音波の送受信に時間を要し，画像の作成に時間を要する．

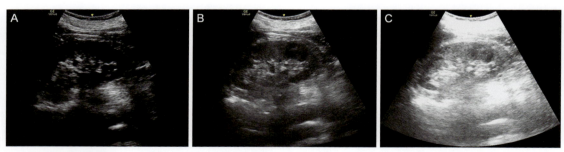

図 2-20　ゲインの調整
A：ゲインが低く，弱い信号は表示されない．
B：ゲインが適切．
C：ゲインが高く，強い信号は飽和し，弱いノイズも表示される．

輝度は低下します．そのため，深度に応じて輝度を自動で調整し，浅部と深部でなるべく輝度の差が生じないようにする補正機能があり，time gain compensation（TGC）もしくはsensitivity time control（STC）と呼ばれます．またマニュアルで深度ごとに輝度を調整できるように，多くの

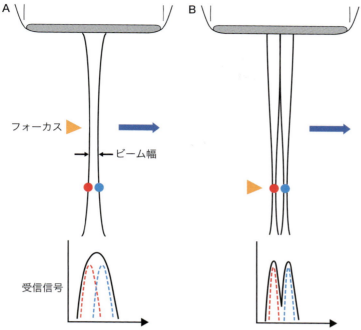

図 2-22 フォーカスの位置と方位分解能
A：ビーム幅に対して2点の距離が短いので受信信号が重なり，2点の識別ができない．
B：フォーカスを移動して，ビーム幅を狭くすると受信信号は重ならず2点の識別は可能となる．

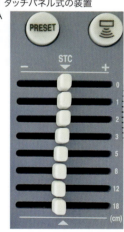

図 2-21
深度に応じてゲインをマニュアルで調整するためのスライダー
A：従来型の装置
B：タッチパネル式の装置

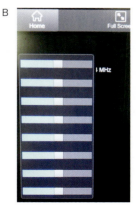

超音波装置にはスライダーが備わっています（**図2-21**）．これらは検者の好みで調整することが可能ですが，再現性や客観性を欠く画像をつくり出す側面があることに注意が必要です．

D フォーカス

　フォーカス部は超音波ビームが最も狭く，方位分解能が最も高い部位になります（**図2-22**）．可能なら関心領域にフォーカスを合わせるとよいでしょう．第4章で臨床例を用いて解説しますが，肺エコーでアーチファクトのBラインを観察する場合，胸膜ラインの位置（近く）にフォーカスを合わせるとBラインの幅は狭くなり，評価しやすくなります（→145頁）．フォーカス部とBラインとの関係は，ガラス板などを用いて簡単にシミュレーションできます（**図2-23**）．

　フォーカスにはシングルフォーカスとマルチフォーカスがあります．マルチフォーカスでは，同じ方向に向けてフォーカス部の深度を変えて何回か送信を行い，フォーカス部付近の受信信号を取り出して合成します．各深さでの方位分解能は改善しますが，フレームレートは低下します．

19

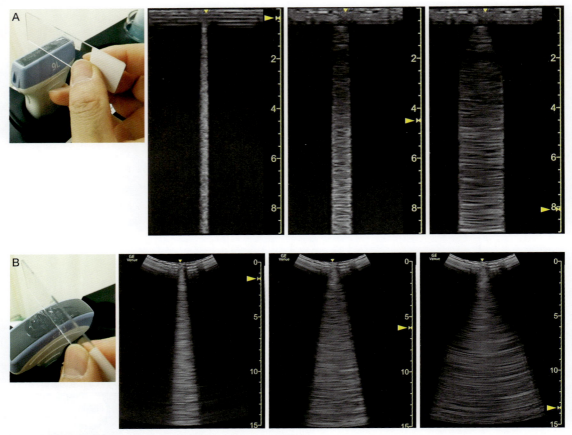

図 2-23 スライドガラスを用いて B ライン様アーチファクトを描出
フォーカス（縦軸の矢頭）を深くすると幅が広くなる．
A：リニアプローブ，B：コンベックスプローブ．

E 空間コンパウンドイメージング

　超音波ビームを多方向に送受信して重ね合わせる画像処理技術（図2-24）で，画像の均一性が増し，病変の側方から裏側周辺まで見えやすくなり，病変の連続性が向上します．現在この技術は各領域で利用され，多くの超音波装置の初期設定でonになっています．一方，肺エコーでBラインを観察する場合には注意が必要です．こちらも第4章で実例を用いて説明しますが，リニアプローブを使用する場合，空間コンパウンドイメージングがoffでは1本のBラインが，onにすると胸膜ラインの1点から複数本描出され，Bラインの本数を誤ってカウントしてしまいます（➡146頁）．一方，コンベックスプローブでは，重なり合ってBラインの幅が広がったように描出されます．空間コンパウンドイメージングとBラインとの関係も，ガラス板などで簡単にシミュレーションできます（図2-25）．超音波装置に肺（Bライン観察）専用のプリセットの導入が求められます．

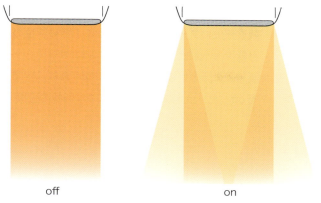

図 2-24 | 空間コンパウンドイメージング off と on

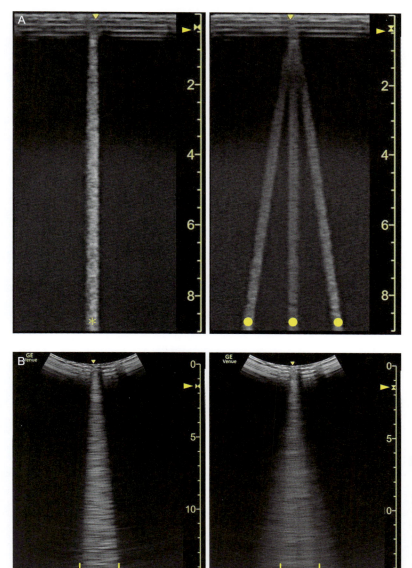

図 2-25 | スライドガラスを用いてBライン様アーチファクトを描出

左側は空間コンパウンドイメージングをoff，右側はonにしている．リニアプローブ(A)でonにすると3本が分かれて描出され，コンベックスプローブ(B)では幅広の3本が重なって描出される．縦軸の矢頭はフォーカスの位置．

POCUSでは多くの場合，プリセットを選択し，深度とゲインを調整すれば事足ります．観察部位にフォーカスを合わせるとその部位の画質がよくなりますので，可能であれば調整しましょう．肺エコーでBラインを評価する場合，超音波装置に肺専用のプリセットがなければ，空間コンパウンドイメージングをoffにし，可能ならフォーカスは胸膜の位置（近く）に合わせます．

⦿── Mモード

　Mモードの「M」はmotionを指します．まずBモード像を描出し，時系列で表示したい部位に線状のカーソルを合わせて，経時的変化を画像化します．Mモード像の横軸は時間，縦軸は深さになります．Mモードは，動きのある心臓（図2-26）や下大静脈の観察や記録に利用されます．また，肺エコーでも胸膜の動きを間接的に捉える手段になりえます．

⦿── ドプラモード

　ドプラモードはPOCUSに必須ではありませんが，次のステップとして活用できるようになればよいでしょう．ここでは簡単に説明します．表2-2にドプラモードの種類を示します．

　ドプラモードを理解するために，ドプラ効果の原理を復習しましょう．ドプラ効果とは，音源と観測者の相対的な速度の存在により，音波の周波数が異なって観測される現象のことでしたね．音源が近づくと周波数は高くなり，遠ざかると周波数は低くなります．超音波では血流速度の測定に利用されます．反射体である赤血球がドプラ効果における音源に，観測者はプローブに相当します．送信周波数，受信周波数，その差であるドプラシフト周波数，血管に対する入射角，音速をもとに，最大血流速度が計算できます（図2-27）．

Ⓐ カラードプラ法

　得られた血流速度をBモード像の上にカラーで表示する方式を<u>カラードプラ法</u>といいます．カラードプラ法には，主に<u>流速モード</u>と<u>パワーモード</u>があります．前者は狭義の意で<u>カラードプラ</u>，後者は<u>パワードプラ</u>とも呼ばれます（図2-28）．

　流速モードでは，<u>プローブに近づく血流は赤色系で，遠ざかる血流は青色系で表示され，速い血流は明るく，遅い血流は暗く表示されます</u>．乱流がある場合は，色調が混ざり合ったモザイク像が表示されます．ドプラ効果の原理からわかるように，超音波ビームに対して垂直方向の血流は描出困難です．

　一方，パワーモードは，ドプラ信号の反射強度の情報をもとにした血流

表2-2 | ドプラモードの種類

▶ カラードプラ法
　（カラーフローマッピング）
　流速モード
　（狭義のカラードプラ）
　パワーモード（パワードプラ）
▶ 血流速度の測定法
　パルスドプラ法
　連続波ドプラ法

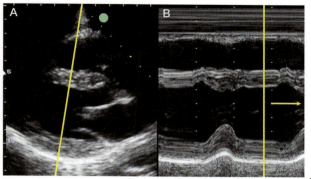

図 2-26 傍胸骨左室長軸像
A：Bモード像，B：Mモード像．

$$V = \frac{c}{2\cos\theta} \times \frac{F_d}{F_0}$$

$$V_{max} = \frac{c}{4\cos\theta} \times \frac{PRF}{F_0}$$

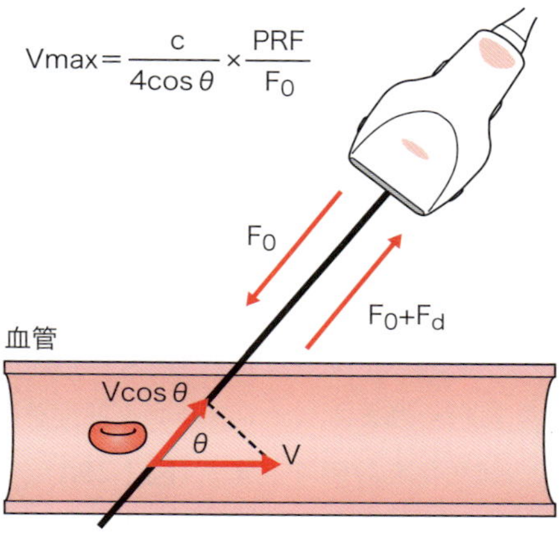

F_0	送信周波数
F_d	ドプラシフト周波数
$F_0 + F_d$	受信周波数
c	音速
θ	入射角
V	血流速度
V_{max}	計測可能な最大血流速度
PRF	パルス繰り返し周波数（図 2-5）

図 2-27 ドプラ法による血流速度の算出

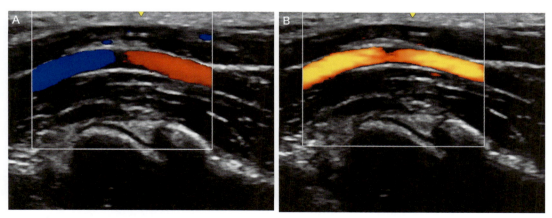

図 2-28 カラードプラ法
A：流速モード（カラードプラ），B：パワーモード（パワードプラ）．

23

表2-3 | パルスドプラと連続波ドプラ

	パルスドプラ	連続波ドプラ
送信と受信	同じ振動子で間欠的に	別の振動子で同時かつ連続的に
位置情報	あり サンプリング部	なし ビーム上全情報
測定に向いている流速	低流速	高流速
Bモード動画と同時にリアルタイム表示	できる	できない

の表示法で感度に優れ，細い血管や流速の遅い血流の描出に有用で，超音波ビームの垂直方向の血流情報も得られますが，血流方向は提示しません．なお，Bモード像と同様に，カラードプラ法でもゲイン（カラーゲイン）を調整する必要があります．

❷ 血流速度の測定法

血流速度を測定する方法には，<u>パルスドプラ法</u>と<u>連続波ドプラ法</u>があります（**表2-3**）．

パルスドプラでは「パルス波」が使用され，同じ振動子で送受信が交互に行われます．サンプリング部位を指定し，特定部位の最大血流速度や時間変化を評価できます（**図2-29A**）．設定した流速レンジよりも高速血流を検出すると，折り返し現象（エイリアシング）が生じ，反対側に折り返して表示されます（**図2-29B**）．実は流速レンジの最大流速（Vmax）はパルス繰り返し周波数（PRF）に依存し（**図2-27**，計算式），折り返しが起こった場合にはパルス繰り返し周波数を高く調整することはできますが，上限があります．なお，血流に対して超音波ビームの入射角が60°を超えて角度補正を行うと，誤差が大きくなります（**図2-30**）．入射角が60°を超えないよう，なるべく小さくする工夫が必要です．

連続波ドプラでは「連続波」が使用され，送信と受信は別々の振動子を用いて連続的に行われます．カーソル上（ビーム方向）のすべての血流情報が表示されますので，パルスドプラ法のようにサンプリング部位を指定して血流を計測することができません．しかし連続波ドプラを用いれば，パルスドプラ法では計測できない高速血流を計測することができ，主に心臓超音波検査における弁逆流や狭窄の評価で利用されます．なお，心臓超音波検査で連続波ドプラを使用する場合は原則角度補正を行わず，できるかぎり血流と超音波ビームの方向が平行になるように調整します．

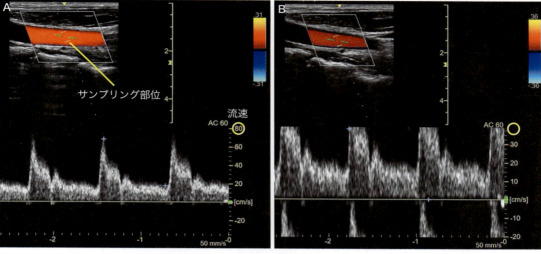

図 2-29 | パルスドプラ法によるサンプリング部位での最大血流速度の計測（A）
流速レンジよりも最大血流速度が大きいと折り返し現象（エイリアシング）が生じる（B）．
流速レンジはパルス繰り返し周波数（PRF）に依存し，調節は可能．

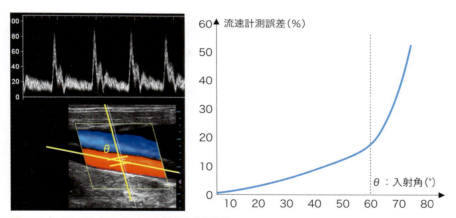

図 2-30 | パルスドプラにおける入射角（θ）と誤差

⦿ ──フレームレート

　超音波の動画は静止画の集まりです．1秒間の静止画の枚数を**フレームレート**と呼びます．セクタプローブを用いて動きのある心臓を観察する場合にはフレームレートは高く設定されています．ときに動画がコマ送りのようにぎこちなくなることがありますが，これはフレームレートが低下したこと，つまり1枚の静止画をつくるのに時間がかかっていることを意味します．この場合，❶画像の深度を浅くする（図2-19），❷画像の表示範囲を狭める（図2-31），❸Mモード，ドプラモードの併用をやめる（図2-32），❹マルチフォーカスをシングルフォーカスにするとフレームレートが改善します．Bモードとカラードプラを併用したい場合，つまりBモー

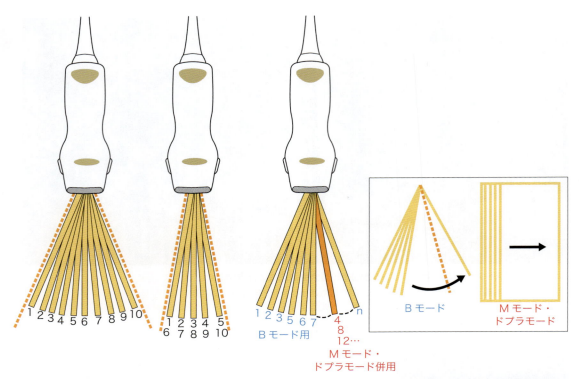

図 2-31 表示範囲と画像の作成（セクタプローブ）
表示範囲を狭めると1枚の静止画をつくるのに短時間で済み，フレームレートは改善する．

図 2-32 BモードとMモード・ドプラモードとの併用の原理（セクタプローブ）
超音波装置は一度に1つのモードの情報しか取得できない．モードが併用される場合は，たとえば数字の順で情報が取得され，それぞれのモード像がつくられる．

ド動画とカラードプラ動画を同時に表示したい場合には，カラードプラの表示範囲を最小限にします．

アーチファクト

アーチファクトはすべてノイズ？

　超音波にはその性質上，特有のアーチファクトがたくさんあります．ここではPOCUSを行ううえで最低限知っておきたいものについて簡単に解説します．アーチファクトはノイズとは限らず，ときに診断に役立ちます．

⊙──音響陰影（acoustic shadowing）

　結石や骨など強い反射体の後方に生じる，エコーが減弱もしくは消失した領域を指します（図2-33）．

⊙──多重反射（reverberation）

　送信されたパルス波が反射体とプローブとの間を何回も往復して反射

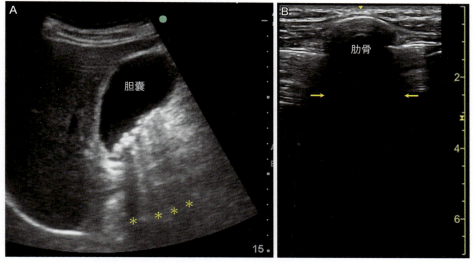

図 2-33 | 胆石で生じる音響陰影（A，＊），肋骨で生じる音響陰影（B，矢印）

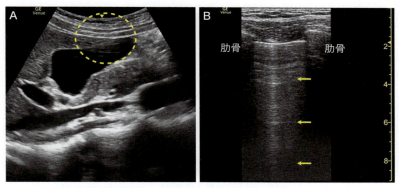

図 2-34 | 胆嚢底部の多重反射（A，囲み），胸部の多重反射（B，矢印）

される現象で，反射体の距離に相当する間隔で複数のエコーが出現します．胆嚢底部や胸部で観察されます（**図2-34**）．

　多重反射像が描出されるメカニズムについて，**図2-35**を用いて詳しく説明します．⓪で送信されたパルス波は反射体で反射した後に①で最初に受信されますが，一部はプローブの表面で反射します．反射した超音波は再び反射体で反射した後に②で再度受信されますが，さらにその一部は反射し，③，④と同様の現象が繰り返されます．反射体までの距離は，送信から受信までの時間をもとに算出されますので，⓪で送信された超音波が②，③，④で受信された場合，そのパルス波は①の2倍，3倍，4倍の距離の反射体から戻ってきたと認識されてしまいます．多重反射は超音波ビームが反射体に対して垂直に近いほど明瞭に描出されます．胆嚢底部の観察で多重反射を減じるためには，プローブを傾ければよいのです．

　胆嚢腺筋腫症で観察されるcomet-tail artifactも多重反射の一種で，そ

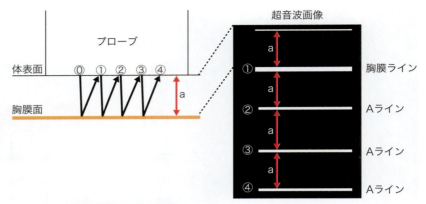

図 2-35 │ 多重反射の原理（胸部を例に）
⓪で送信されたパルス波は，本来⓪と同じ位置でそれぞれ受信されるが，多重反射の原理をわかりやすく表現するためにそれぞれの受信位置を右側にずらして記載している．

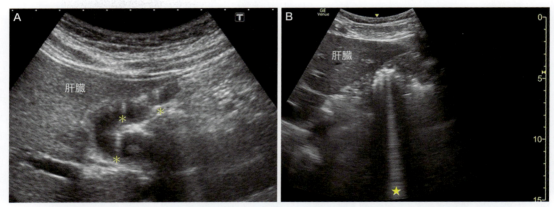

図 2-36 │ 胆嚢腺筋腫症で観察される comet-tail artifact(A, ＊)と消化管で観察される ring-down artifact(B, ★)

の特徴は減衰・先細りして消失することです（図2-36A）．一方，消化管で観察される，減衰が目立たず画面深部までまっすぐに伸びるアーチファクトは ring-down artifact と呼ばれます（図2-36B）．肺で観察されるBラインも ring-down artifact に相当します．この ring-down artifact の成因には共鳴説，多重反射説がありますが，われわれが行った基礎研究では多重反射説を支持する結果でした．

⦿ ミラーイメージ（mirror image）

強い反射面の浅部にある像が，その反射面の深部に反転した形にみえる虚像のことをいいます．具体例として，横隔膜の頭側にみられる肝臓のミラーイメージについて，図2-37を用いて説明します．横隔膜の頭側は肺，つまり空気ですので，パルス波は肝臓を伝搬してから横隔膜部で反射します．さらに肝臓のある部位（a）で反射した後にもとのルートをたどり，再

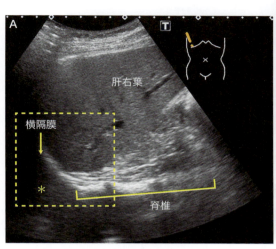 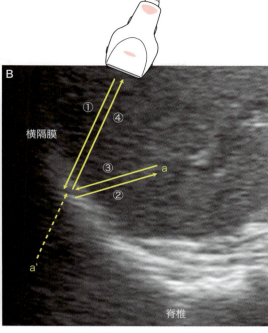

図 2-37│右側胸部・腹部の超音波像
B は A の囲み部分の拡大図．＊は肝臓のミラーイメージ．
超音波ビームは ① → ② → ③ → ④ の経路をとり，a の情報は a' として画像に反映される．

び横隔膜部で反射してプローブに戻ります．このようにして得られた情報は，超音波送信方向の直線上から得られたと誤って認識され，横隔膜の対側にミラーイメージ（a'）が生じます．

◉── twinkling artifact

　カラードプラで結石の内部から後方に形成される多色の comet-tail 様のアーチファクトを指します．これは結石内の微細な構造から生じるランダムな反射を超音波装置がドプラ偏移ありとして表示するためと考えられています．たとえば B モード像で高輝度像が表示され，それが結石かどうか判断に迷う場合，カラードプラで twinkling artifact がその後方に生じれば，結石の確証を得ることができます（**図 2-38**）．

超音波の音響安全

超音波は無害？

　超音波は無侵襲とよくいわれますが，強い超音波は結石を破砕します．超音波の生体への影響はその強さによります．超音波には音響安全の指標として，mechanical index（MI）と thermal index（TI）があります．MI は，

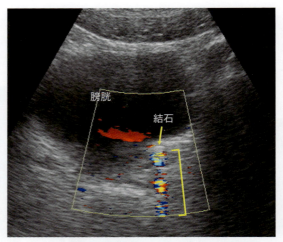

図 2-38 左膀胱尿管移行部結石で観察される twinkling artifact

超音波が生体に及ぼす機械的作用に対する指標で，体液内に溶け込んでいる気体が超音波による圧力変化で気泡となるなど，生体組織に悪影響を及ぼすキャビテーションの発生の程度を表します．眼球ではほかの部位よりも，MIは低く設定されています．つまり，ほかの部位と同じ条件で眼球の観察を行わないようにしなければなりません．一方，TIは超音波が生体に及ぼす発熱作用に対する指標です．超音波の使用にあたってはALARA（as low as reasonably achievable）の原則があり，検査が十分に行える範囲の最小の超音波出力で，できるだけ短時間で行うことが求められます．

参考文献

1) Soldati G, et al : "Synthetic" comets : a new look at lung sonography. Ultrasound Med Biol 37 (11) : 1762-1770, 2011. PMID 21924815
2) 日本超音波医学会（編）：医用超音波の基礎1，新超音波医学．医学書院，2000．
3) 甲子乃人：超音波の基礎と装置，四訂版．ベクトルコア，2013．
4) 鯉渕晴美：各検査業務における感染対策の実践．7）超音波検査．Medical Technology 43 (13) : 1405-1407, 2015．
5) 医用超音波用語集．日本超音波医学会ホームページ．
   https://www.jsum.or.jp/terminologies（2019年2月閲覧）
6) 日本超音波医学会 用語・診断基準委員会，STCの適正使用検討小委員会：超音波装置におけるSTC適正使用検討小委員会からの提言．日本超音波医学会ホームページ．
   https://www.jsum.or.jp/committee/diagnostic/pdf/STC_proper_use.pdf（2019年2月閲覧）
7) 神山直久，他：B-line アーチファクトの発生機序に関する一考察：その1．日超医第91回 学術集会45：S592，2018．
8) 亀田徹，他：超音波装置の設定がBライン及びBライン状エコーの描出に与える影響．日超医第91回学術集会45：S592，2018．

第2章 腹部

急性胆嚢炎を疑ったとき
腸閉塞を疑ったとき
急性虫垂炎を疑ったとき
尿路結石を疑ったとき
腹部大動脈瘤を疑ったとき
腹腔内出血を疑ったとき

Lecture 3 急性胆嚢炎を疑ったとき

胆石症：存在診断 初級 ，除外診断 中級
急性胆嚢炎：存在診断 初級 ，除外診断 初級〜中級

- 胆嚢の観察は簡単？
- キーワードは，門脈本幹と肝外胆管，呼吸，体位，右肋間走査！
- 観察項目とポイントは？
- Murphy's sign と sonographic Murphy's sign！
- 画像診断の専門家による超音波と診断精度は同等？
- 未来の decision tree は？

はじめに
胆嚢の観察は簡単？

　胆嚢の観察は，超音波が得意とするところです．胆石の同定はCTよりも感度が高く，胆嚢の評価には超音波が欠かせません．超音波による胆嚢の観察は「誰でもできる」と思われがちですが，経験を積むほど，超音波による胆嚢の観察はけっして容易ではないことが実感されます．しかし，POCUSとして観察や評価のポイントを絞り，その限界を知ったうえで，適切にトレーニングを積めば，頼もしい診療の道具になりえます．

　胆道系のPOCUSとして一定のコンセンサスが得られているものは，胆石の同定，急性胆嚢炎の診断です．胆管閉塞による胆管拡張の評価も対象になりうるでしょう．今回は「急性胆嚢炎」を中心に取り上げます．

胆嚢の走査法とコツ
キーワードは，門脈本幹と肝外胆管，呼吸，体位，右肋間走査！

　Lecture 2で述べたように，超音波プローブの動かし方は，「スライド（sliding）」（▶3-1），「回転（rotation）」（▶3-2），「傾け（tilting）」（▶3-3, 3-4），「ロッキング（rocking）」（▶3-5），「圧迫（compression）」（▶3-6）に分けられます．腹部ではコンベックスプローブが使用されますが，広い範囲を効率よく観察するために，「スライド」と「傾け」の組み合わせ（▶3-7），ほうきで掃くような動かし方を多用します．初学者は1つずつの動かし方を意識しながら，走査法の「型」を習得することをお勧めします．

またX線検査と同様，超音波も，<u>最低2方向での観察が基本</u>になります．見逃しや超音波特有のアーチファクトによる誤診を避けるためです．

それでは，❶右肋骨弓下走査（2方向），❷右肋間走査と，順を追って説明していきます．

◉──右肋骨弓下走査

まずは，❶右肋骨弓下走査です．胆嚢は大きさ，形態，長軸の向きや場所がさまざまですので，発見までには一筋縄でいかないことがあります．もちろんMurphy's signをとるかのように，右肋骨弓下にプローブを当て，「茄子のような胆嚢はどこだろう？」といった感じで探しはじめてよいのです．しかし，正確に同定するためのコツがあります．右肋骨弓に対しておおよそ直交するようにプローブを置き，肋骨弓に沿って「スライド」させながら（📷1），<u>門脈本幹，その腹側に接する肝外胆管の同定を試みてください</u>（図3-1，▶3-8）．肝外胆管が見つかれば，胆嚢頸部はその近傍にありますので，胆嚢の発見に近づきます．ちなみに胆嚢頸部と肝外胆管を結ぶ胆嚢管は，通常同定は困難です．また肝臓の超音波解剖をご存じの方は，中肝静脈の走行を目印にして胆嚢を探す方法もあります（図3-2）．

右肋骨弓下から走査をするうえでのポイントは，ほかにもあります．患者さんから協力が得られれば，ぜひ，❶<u>深吸気保持</u>，❷<u>左側臥位</u>でも，観察を行ってください．深吸気では，胆嚢が肝臓と一緒に右肋骨弓より下に移動するので，胆嚢の観察が容易になります．胸式呼吸の場合は，横隔膜の下がりが不十分ですので，患者さんにお腹を膨らませてもらうと，描出が改善されることがあります．左側臥位にすると，肝臓は肝門部を中心

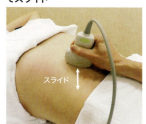

📷1
プローブ走査：右肋骨弓に沿ってスライド

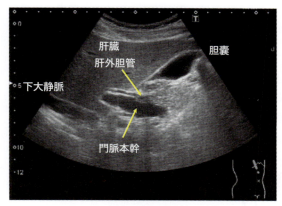

図3-1 | 右肋骨弓下走査による門脈本幹と肝外胆管の同定（▶3-8）

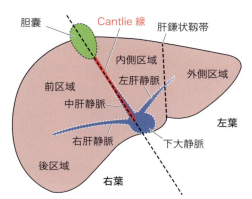

図3-2 | 胆嚢窩と下大静脈を結ぶCantlie線に沿って中肝静脈は走行

📱Lecture 3の動画はこちら ▶

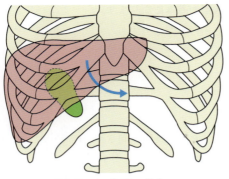

図 3-3 | 左側臥位による肝臓の移動

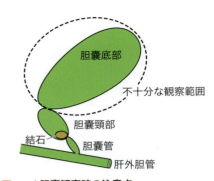

図 3-4 | 胆嚢観察時の注意点
点線で囲った部分しか観察されない可能性がある．

に少し回転しながら左斜め下へ移動します（図3-3）．その他，適宜「圧迫」を行い，消化管ガスを移動させるなどして，描出改善に努めてください．

右肋骨弓下で胆嚢が同定できれば，胆嚢頸部から底部まで観察を試みてください．嵌頓した結石を見つけるために，胆嚢頸部の観察は必須です．まずは胆嚢の長軸と平行な「スライド」と「傾け」で，胆嚢全体を走査します（▶3-9）．次にプローブを90°反時計方向に「回転」して短軸像を描出し，長軸方向にプローブを「スライド」させながら，胆嚢全体を走査します（▶3-10）．これにより，2方向で胆嚢全体を観察したことになります．注意点として，胆嚢は屈曲した形態をとることが多く，全体を観察したつもりでも，一部しか見ていないことがあります．特に深部に位置する胆嚢頸部が見落とされる可能性があります（図3-4）．

⊙──右肋間走査

次に，❷右肋間走査へ移ります．仰臥位，通常の呼吸で走査を行います．この走査では，一般に胆嚢底部の観察が難しくなりますが，肝臓が音響窓（サイドメモ）として利用され，胆嚢頸部の描出がよくなります（図3-5，▶3-11）．救急の場面など，患者さんから協力が得られず，右肋骨弓下からの観察が困難な場合は特に有効です．肋間にプローブを平行に置き，「傾け」（▶3-12）と肋間に沿って「スライド」（▶3-13）を繰り返します（📷2）．肋間ごとに胆嚢の見え方は異なりますので，複数の肋間で観察を行います．

> **サイドメモ**
> 音響窓（acoustic window）
> 超音波を減衰少なく入射できる間隙・領域のことをいいます．

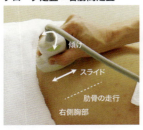

📷2
プローブ走査：右肋間走査

POCUSで利用される急性胆嚢炎の所見
観察項目とポイントは？

『急性胆管炎・胆嚢炎診療ガイドライン2013』[1]では，「急性胆嚢炎が疑われるすべての症例に超音波検査を行うべきである（推奨度1，レベル

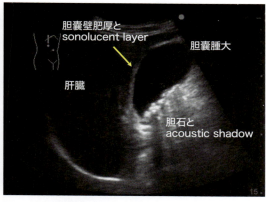

図 3-5 | 右肋間走査による胆嚢の同定（▶3-11）　　図 3-6 | 急性胆嚢炎（▶3-14）

A)」と明示されています．また急性胆嚢炎の超音波所見として，「胆嚢腫大（長軸径＞8 cm，短軸径＞4 cm），胆嚢壁肥厚（＞4 mm），嵌頓胆嚢結石，デブリエコー，sonographic Murphy's sign，胆嚢周囲滲出液貯留，胆嚢壁の低エコー層（sonolucent layer），不整な多層構造を呈する低エコー帯（striation），ドプラシグナル」があげられています[1]．ここでいう「超音波」は，おそらく専門家が行うことが前提と想定されます．以下では，POCUSにおける所見と，そのポイントや注意点について述べます（図3-6，▶3-14）．

◉ 胆石

急性胆嚢炎の約95％に胆石があるといわれていますが[2]，胆石の存在は，急性胆嚢炎に特異的な所見ではありません．急性胆嚢炎の初期では，胆嚢頸部への胆石の嵌頓のほかに目立った所見がないことがあるので，「胆石発作」として片づけずに，経過観察を行いましょう．

なお，胆嚢頸部は必ず右肋間からも観察しましょう．右肋骨弓下からの描出が困難でも，右肋間から胆嚢頸部の結石が明瞭に描出されることがあります（図3-7）．それでも胆嚢頸部の小結石の同定は，困難な場合があります．

◉ 胆嚢腫大

胆嚢の大きさには個人差があり，胆嚢が大きいこと自体は，急性胆嚢炎に特異的な所見ではありません．欧米のPOCUSでは，急性胆嚢炎の診断基準に胆嚢腫大は含まれていない場合が多いようです．むしろ胆嚢が緊満状態か，球形に近いかどうかの判断が重要になってきます[3]．サイズが小さく緊満感がないことが明らかであれば，急性胆嚢炎は除外できると思われます．

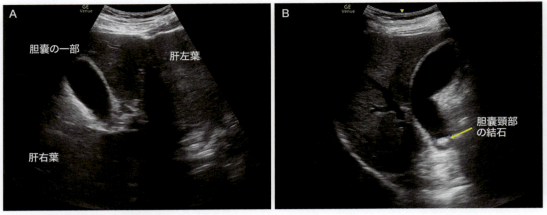

図 3-7 | 60 歳代男性，急性胆嚢炎
上腹部痛を主訴に受診．Murphy's sign 陰性で，軽度の右季肋部叩打痛あり，引き続き POCUS 施行．右肋骨弓下からは，左側臥位・深吸気でも胆嚢は一部しか描出できず（A）．右肋間からは，肝臓を音響窓として胆嚢は全体に描出され，頸部に結石像を認めた．胆嚢短径は 3 cm で壁肥厚は目立たなかった（B）．造影 CT で胆嚢周囲に濃染を認め，急性胆嚢炎の診断で手術が施行された．

⦿ 胆嚢壁肥厚

急性胆嚢炎の初期には壁肥厚は目立ちませんが，炎症が進展すると明らかになり，壁内の低エコー域（sonolucent layer や striation）も目立つようになります．ただし，胆嚢壁肥厚は急性胆嚢炎に特異的な所見ではなく，心不全や肝硬変，低アルブミン血症など，さまざまな病態でも観察されます．

なお，胆嚢壁肥厚の評価は，肝臓に接している部分が適しています．

⦿ 胆嚢周囲液体貯留

胆嚢周囲への炎症の波及を示唆する所見です．

⦿ sonographic Murphy's sign

ほかの所見よりも特異度が高いとされています．以下で詳しく述べます．

身体所見と POCUS

Murphy's sign と sonographic Murphy's sign！

1903 年に最初に報告された Murphy's sign は，「炎症のある胆嚢を触知すると，痛みを訴えて呼吸を完全に行えない状態」のことで，急性胆嚢炎の身体所見として広く用いられています．特異度の高い所見ですが，感度は 50～60％ 程度と高くはなく，急性胆嚢炎の拾い上げには向かないとされています[1]．

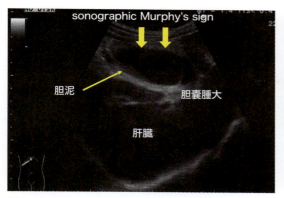

図3-8 ｜ sonographic Murphy's sign (▶3-15)

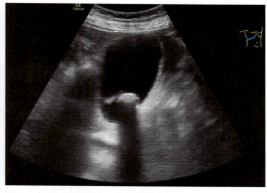

図3-9 ｜ 60歳代男性，急性胆嚢炎 (▶3-16)

上腹部痛を主訴に来院．Murphy's sign 陰性で，POCUS 施行．仰臥位では右肋骨弓下からの描出は不良であったが，左側臥位にすると胆嚢全体が描出され，胆嚢腫大と胆石あり，sonographic Murphy's sign 陽性であった．仰臥位では陰性であった Murphy's sign は，左側臥位で陽性となった．

　一方，超音波で胆嚢を観察しながら圧迫を行い，疼痛が誘発されるかをみる sonographic Murphy's sign (図3-8, ▶3-15) は，1982年に感度63％，特異度94％と報告されています[4]．その後の検討でも，感度86％，特異度93％と良好な結果が示されています[5]．Murphy's sign と sonographic Murphy's sign を直接比較検討した研究は見あたりませんが，胆嚢を可視化しながら圧迫したほうが，精度は上がるのは明らかでしょう．見方を変えれば，Murphy's sign という身体所見を正確に取得するため，ガイドとして超音波を利用するという考え方も成り立つのではないでしょうか (図3-9, ▶3-16)．

POCUSとエビデンス
画像診断の専門家による超音波と診断精度は同等？

　POCUS を用いた外科医による胆石の診断能について，8研究1,019例を対象としたメタアナリシスによると，感度96％，特異度99％と報告されています[6]．一方，救急医による胆石の診断について，8研究710例を対象にしたメタアナリシスによると，感度90％，特異度88％，陽性尤度比7.5，陰性尤度比0.12と報告されています．また，検査前確率が高いケースで陽性所見が得られ，症状が改善した場合には，適切な外来フォローを組むことが可能とされています[7]．

　救急医による急性胆嚢炎の診断については，164例を対象とした Summers らによる前向き観察研究によると，胆石および二次所見 (sonographic Murphy's sign, 胆嚢周囲液体貯留，もしくは胆嚢壁肥厚

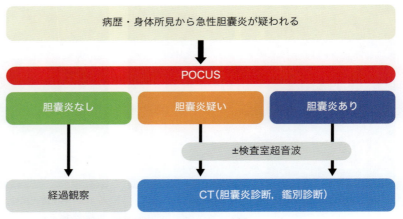

図 3-10 急性胆嚢炎の画像診断 decision tree（案）

＞3 mm）がある場合を「陽性」とすれば，感度 87%（95%信頼区間：66～97），特異度 82%（74～88），陽性的中率 44%（29～59），陰性的中率 97%（93～99），陽性尤度比 4.7（3.2～6.9），陰性尤度比 0.16（0.06～0.46）であったと報告されています．陰性的中率が非常に高く，除外診断に有用であることが示唆されています．また精度は，放射線科での超音波と比較して，遜色はなかったことも示されています[8]．

　この研究の対象を用いて後年再度解析が行われましたが，超音波による胆石の同定は，急性胆嚢炎において感度 100%でした．無石性胆嚢炎のリスク因子のない患者を対象に，超音波で胆石がないことが確認できれば，急性胆嚢炎の除外に有効であることが示唆されます[9]．

　なお，この研究では，胆石は頸部に嵌頓したものとは言及されていません．胆嚢頸部に嵌頓した小結石の描出は，専門家でも難しい場合がありますのでご注意ください．また，これらの研究は米国で行われていますが，米国では質の高い救急超音波教育が行われていることを前提に，結果を読み解かなければなりません．

> 急性胆嚢炎の診断
未来の decision tree は？

　病歴と身体所見から急性胆嚢炎が疑われれば，引き続き POCUS を積極的に行いたいところです（**図3-10**）．胆嚢のサイズが明らかに小さく，壁肥厚や sonographic Murphy's sign がなければ，急性胆嚢炎は否定的ですので，経過観察，もしくは鑑別疾患評価のために CT を行うのが妥当と考えられます．POCUS で急性胆嚢炎と診断できれば，CT 施行を念頭に，外科へ速やかな引き継ぎが可能になります．発症早期の場合は，急性胆嚢炎かどうか判断に悩むケースはけっして少なくありませんが，急性胆嚢炎

を除外せず，（少し時間をおいて）専門家に超音波を依頼するか，CT施行という流れが現実的です．

引用文献

1) 急性胆管炎・胆嚢炎診療ガイドライン改訂出版委員会（編）：急性胆管炎・胆嚢炎診療ガイドライン2013．医学図書出版，2013．
2) Bortoff GA, et al : Gallbladder stones ; imaging and intervention. Radiographics 20(3) : 751-766, 2000. **PMID** 10835126
3) An C, et al : Usefulness of the tensile gallbladder fundus sign in the diagnosis of early acute cholecystitis. AJR Am J Roentgenol 201 (2) : 340-346, 2013. **PMID** 23883214
4) Ralls PW, et al : Prospective evaluation of the sonographic Murphy sign in suspected acute cholecystitis. J Clin Ultrasound 10 (3) : 113-115, 1982. **PMID** 6804512
5) Soyer P, et al : Color velocity imaging and power Doppler sonography of the gallbladder wall ; a new look at sonographic diagnosis of acute cholecystitis. AJR Am J Roentgenol 171 (1) : 183-188, 1998. **PMID** 9648785
6) Carroll PJ, et al : Surgeon-performed ultrasound at the bedside for the detection of appendicitis and gallstones ; systematic review and meta-analysis. Am J Surg 205 (1) : 102-108, 2013. **PMID** 22748292
7) Ross M, et al : Emergency physician-performed ultrasound to diagnose cholelithiasis ; a systematic review. Acad Emerg Med 18 (3) : 227-235, 2011. **PMID** 21401784
8) Summers SM, et al : A prospective evaluation of emergency department bedside ultrasonography for the detection of acute cholecystitis. Ann Emerg Med 56 (2) : 114-122, 2010. **PMID** 20138397
9) Villar J, et al : The absence of gallstones on point-of-care ultrasound rules out acute cholecystitis. J Emerg Med 49 (4) : 475-480, 2015. **PMID** 26162764

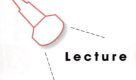

Lecture 4 腸閉塞を疑ったとき

腸閉塞：存在診断 初級，除外診断 中級
絞扼性腸閉塞：存在診断 中級，除外診断 上級（超急性期は困難）

- 腸閉塞を超音波で診断？
- 確立された消化管超音波走査法を参考に！
- 観察項目とポイントは？
- 検査前確率を予測し適応を検討しよう！
- POCUSの対象となる可能性は十分にあります！
- 未来の decision tree は？

はじめに

腸閉塞を超音波で診断？

　「腸閉塞」と「イレウス」という用語がありますが，本邦と欧米では使い方が異なります．本邦では両者は同じ意味で使用されることが多いのですが，欧米では前者は通過障害をきたす腸管閉塞（intestinal obstruction），後者は腸管麻痺（paralytic ileus）として区別されます[1, 2]．外来で主に問題になるのは前者であり，POCUS先進国である欧米諸国と整合性をはかるために，ここでは両者を区別し，前者「腸管閉塞」を中心に，POCUSについて考えてみたいと思います．

　「えっ，腸閉塞を超音波で診断？」と思う方がいるかもしれません．もしくは「なんとなく知っているけれども，実際はまず単純X線で診断して，それからCTで詳しく調べるに決まってるでしょ」というご意見が大半かもしれません．実は，腸閉塞の超音波診断の歴史は古く，1970年代ごろから研究と応用が行われ[3, 4]，2000年代初頭までに，外科や放射線科から存在診断や質的評価に関する報告がなされてきました[5-12]．病歴と身体所見から腸閉塞が疑われた場合に，初期評価として考慮される単純X線と超音波の比較検討が行われましたが，実は「**超音波のほうが精度は高い**」という結果が主流となっています[6-8, 10]．**超音波による存在診断は，「腸液の充満した拡張腸管の描出」**によってなされますが，拡張した腸管内にガスが多いと診断が困難になります[9]．一方，**単純X線はその逆で，ガスが貯留した拡張腸管像をもって存在診断が可能になります**が，一般に腸液の充満した拡張腸管は同定できません．「超音波と単純X線，どちらが診断能が高いか？」といった議論は必要ですが，存在診断に関して，**両者は相**

補の関係にあることも念頭におくべきだと思います．もっとも閉塞部位の特定やその原因診断[10, 12]，また絞扼の有無[4, 5, 7]については，超音波が有用であることが示されており，単純X線よりも超音波のほうが優れています．また絞扼性をはじめ重症度の高い腸閉塞では，腹水の評価は重要で[1, 4, 5, 7, 11]，超音波では容易に描出されます．

「いや，ちょっと待ってよ．CTではガスであろうが腸液であろうが，拡張腸管は明瞭に描出されるし，閉塞部位や原因疾患，虚血の評価もできるので，やっぱりCTがいちばんじゃないですか？」といった声が聞こえてきてもおかしくないですね．依然として腸閉塞の初期評価は単純X線が主流であり，またCT全盛の時代にあって，腸閉塞の超音波診断の位置づけは不明確であるのが一般的な見解かもしれません．しかし超音波では，CTにはない「動的観察」が可能です．特に高性能装置では高い空間分解能が得られ，CTをしのぐ質的評価も得られます．CTは全体像の把握に利用し，詳細な診断は（専門家が）超音波で行うということも提言されています[2]．一方，超音波をpoint of care，つまり診察の一環として位置づけることにより，腸閉塞の超音波診断が見直され，クローズアップされる可能性も出てきました！ここでは診察の一環としての超音波について，さらに掘り下げていきたいと思います．

走査法とコツ
確立された消化管超音波走査法を参考に！

「消化管はガスのせいで超音波の対象外」といった感が根強くあるようですが，消化管超音波診断は確立された領域であり，本邦には世界に誇る実績があります．急性虫垂炎に限らず，頸部食道から直腸まで，多くの消化管疾患が超音波検査室で評価されるようになり，現在では優れた成書も入手可能です[13]．消化管は正常でもある程度描出されますが，拡張・壁肥厚など病的になればなるほど，超音波に適した条件になります．腸閉塞の存在診断は「腸液の充満した拡張腸管の描出」によって行われ，腸液で満たされて拡張した小腸・大腸の描出は，慣れれば容易です．また正常小腸と大腸もある程度評価可能ですので，ここでは正常例の画像も供覧しながら，小腸と大腸の走査法とそのコツについて，POCUSの範疇で述べたいと思います．

通常，小腸内にはガスが少なく超音波に適した条件のはずですが，壁が非常に薄く，また複雑な走行から，系統的な追跡はほぼ不可能です．大腸ガスをよけながら，腹部全体を走査することになります（図4-1, ▶4-1〜4-4）．ガスが多い場合には，プローブによる圧迫でガスを排除したり，ガスを避けるために側腹部から（冠状断で）走査すれば，液体の貯留した

Lecture 4の動画はこちら

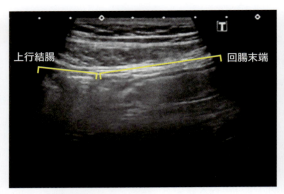

図 4-1 | 回腸末端（▶4-4）

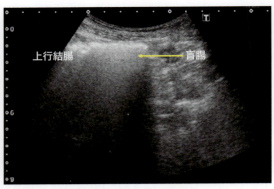

図 4-2 | 上行結腸長軸像（盲腸含む）（▶4-10）

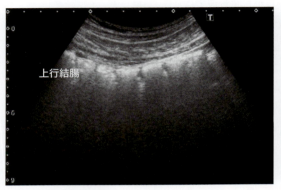

図 4-3 | 上行結腸長軸像（▶4-11）
ハウストラに相当する凹凸した高輝度陰影を認める．

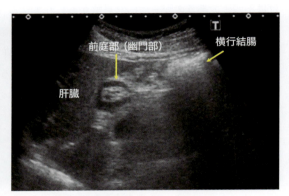

図 4-4 | 横行結腸短軸像（▶4-12）

小腸を同定できる場合があります[10]．空腸は左上腹部中心に，回腸は右下腹部中心に位置しています．空腸にはKerckring襞が発達していますが，回腸の中部から見られなくなります[14]．Kerckring襞は，腸液で空腸が拡張すれば，keyboard signとして認識されます（次頁参照）．

　大腸はある程度走行に沿って系統的なプローブ走査が可能です（▶4-5〜4-8）．その理由は走行が単純であり，上行結腸，下行結腸，直腸は，一定の位置に固定されているからです．まずは右側腹部で上行結腸の短軸像を捉えるところから始めます（▶4-9）．正常では大腸の壁は薄く，内部はガスや便塊で満たされており，高輝度陰影として描出されます．上行結腸の短軸像を確認後，プローブを足側にスライドしていくと，高輝度陰影が途絶えるところが観察されます．この途絶える部分が，盲腸先端です．次に上行結腸の長軸像を描出すると，盲腸先端部と，ハウストラに相当する凸凹した高輝度陰影が認められます（図4-2，4-3，▶4-10，4-11）．横行結腸の位置は移動しやすく，また個人差が大きいため，観察は可能ですが，POCUSの範疇を超えると思われます．ちなみに上腹部中央に縦断でプローブを置いて胃前庭部（幽門部）を同定できれば，その足側で観察さ

れるガス像が横行結腸の短軸像になります（図4-4，▶4-12）．短軸に沿ってプローブを移動し，位置が把握できれば，長軸でも観察できます（▶4-13）．下行結腸も上行結腸と同じようにして観察が可能です（▶4-14）．下行結腸は上行結腸ほどハウストラが明瞭ではなく，内部が空虚に観察されることもあります．S状結腸も追跡はある程度可能ですが，横行結腸と同様に，POCUSの範疇を超えるでしょう．直腸は膀胱と前立腺の背側に高輝度陰影として同定可能です（▶4-15）．

　消化管の系統的な走査に興味のある方はぜひ成書にあたってもらいたいのですが，POCUSのレベルでの腸閉塞の診断では，小腸があると想定される部位と上行結腸の観察に限ってよいのかもしれません．回腸末端・回盲部・盲腸・虫垂・上行結腸の観察については，Lecture 5の「急性虫垂炎を疑ったとき」で改めて取り上げます（→48頁）．なお，慣れない間はCT画像で所見を確認しながら超音波を行うことも，上達への近道かもしれません．

POCUSで利用される腸閉塞の所見
観察項目とポイントは？

　現時点では，POCUSによる「腸閉塞の診断」については，コンセンサスが得られていません．しかし，近年少しずつ，この領域における研究が報告されるようになり，将来はPOCUSの1つとして位置づけられる可能性が十分にあります．ここでは，POCUSで利用されうる腸閉塞の所見を選び，小腸を中心に述べたいと思います．

◉──腸管の拡張

　腸液の充満した拡張腸管が基本所見です．多くの場合，<u>小腸閉塞では最大小腸径は25～30 mmを超える</u>とされます．また，拡張が強ければ重症度が高いことが知られています[1,3]．<u>空腸ではKerckring襞が発達し，keyboard signとして有名</u>ですが（図4-5，▶4-16，4-17），回腸ではこの襞は目立ちません．一方，<u>大腸閉塞では大腸径は50 mmを超える</u>とされています（図4-6）[15]．なお，大腸閉塞でも口側の小腸が拡張することがあり[12,15]，小腸の拡張をもって「小腸閉塞」とは確定できません．

◉──拡張腸管の動きと内容物

　超音波の特長は<u>「動き」を観察できる</u>ことです．単純性腸閉塞では腸壁の蠕動や，<u>腸液の点状エコーが行ったり来たりするto-and-fro movement</u>が観察されます（▶4-16）．一方，<u>絞扼性腸閉塞では，虚血腸管の蠕動の低下や消失がみられ</u>（図4-7，▶4-18），沈澱した内容物が認

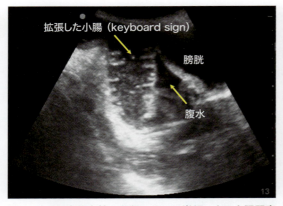

図 4-5 | 80 歳代女性，鼠径ヘルニア嵌頓による小腸閉塞
（▶ 4-16, 4-17）

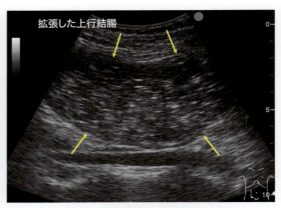

図 4-6 | 50 mm 以上に拡張した上行結腸（矢印）

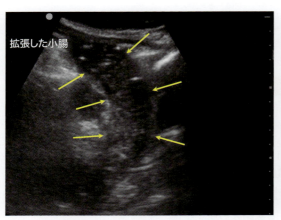

図 4-7 | 70 歳代女性，内ヘルニアによる絞扼性腸閉塞
（1）（拡張した小腸）（矢印）（▶ 4-18）

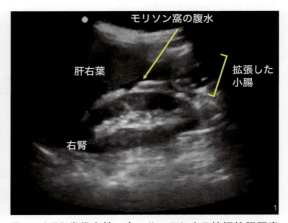

図 4-8 | 70 歳代女性，内ヘルニアによる絞扼性腸閉塞
（2）（▶ 4-19）
モリソン窩に腹水貯留あり．

められるようになります[2, 4, 5]．なお，絞扼性腸閉塞では，口側の拡張腸管に蠕動が観察されるので注意が必要です[4]．

⦿ 腹水貯留

腸閉塞では，腹水が観察されることが珍しくありません（<u>図4-8，▶4-19）．発症から経過が短いにもかかわらず腹水が多い場合や，継時的な観察で腹水が増加する場合は，絞扼性腸閉塞の可能性が高まります</u>[2, 4, 5, 11]．

⦿ 閉塞部位と原因

できれば小腸閉塞と大腸閉塞の区別は行いたいところです．大腸閉塞でも小腸の拡張が観察されることがありますので，両者を区別するためには，上行結腸の拡張の有無を評価します[12]．小腸閉塞と大腸閉塞の区別が容易でなければ，次のステップを考慮したほうがよいでしょう．

また，単純性腸閉塞と絞扼性腸閉塞の区別は非常に重要ですので，常に絞扼性の可能性を考慮し，前にあげた所見をもとに評価したいところです．しかし，特に超急性期では専門家のあいだでも両者の区別は困難な場合があり，<u>POCUS単独で，絞扼性腸閉塞の除外診断は行わないほうがよいと考えられます</u>．

　腸閉塞の原因は，大きく腸管外・腸管壁・腸管内に分けられ，それぞれ多くの場合，超音波で同定および詳細な評価が可能です[2, 10, 12, 13]．POCUSでは，原因の同定と評価は必須ではありませんが，存在診断に加えて行ってもよいと思います．

身体所見とPOCUS
検査前確率を予測し適応を検討しよう！

　小腸閉塞では，体表で観察される蠕動・腹部膨張・異常腸音が，検査前確率を上昇させます[14, 16]．ただし，体表で蠕動が観察されることはまれであり，腹部の膨張のない腸閉塞も多く，腸蠕動音もあてにならないことがあります．打診で鼓音が目立てば，消化管ガスで超音波による評価は困難でしょうが，そうでなければPOCUSを用いて，腸液で満たされた拡張腸管の描出の可能性が高まります．また，エビデンスはありませんが，超音波で確認しながら限局性に拡張した腸管をプローブで圧迫すると疼痛が増強されますので，診断の一助になるかもしれません．大切なのは，<u>病歴と身体所見で腸閉塞の可能性（検査前確率）を予測し，POCUSで確認作業を行う</u>ことです．

　いうまでもありませんが，鼠径部の診察は忘れないようにしましょう．鼠径部に嵌頓したヘルニアがあれば，引き続きPOCUSで拡張腸管と腹水の有無を確認するというのも，診察のスタイルの1つになるでしょう．

POCUSとエビデンス
POCUSの対象となる可能性は十分にあります！

　救急医による小腸閉塞の超音波診断の有用性について，いくつかの報告があります．Unlüerらによる168例を対象とした前向き研究によると[17]，腸閉塞の存在診断について感度97.7％（95％信頼区間：94.5〜100），特異度92.7％（87.0〜98.3）であり，その診断能については，放射線科の超音波と有意な差はなかったと報告されています．またJangらによる76例を対象とした前向き研究によると[18]，感度90.9％（74.5〜97.6），特異度83.7％（68.7〜92.7）であり，単純X線よりも診断能が高いことが示されています．

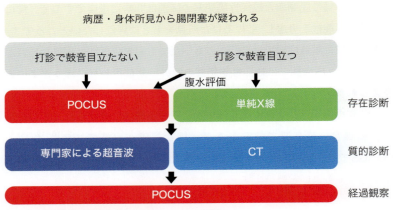

図4-9│腸閉塞の画像診断 decision tree（案）

エビデンスは十分ではありませんが，上記研究は腸閉塞もPOCUSの対象になりうることを示しています．今後は大規模研究，総合診療医や家庭医による検討も望まれます．

腸閉塞の診断

未来の decision tree は？

POCUSで腸閉塞の評価が積極的に行われるようになれば，腸閉塞の診断のdecision treeは，図4-9のようになることも想定されます．もちろん，施行場所や利用可能な医療資源，重症度によって違いは生じるでしょうが……．

腹痛の診療でPOCUSを積極的に活用するのであれば，腸閉塞の超音波所見はぜひ押さえていただきたいと思います．POCUSを用いた診療の幅が広がります．

引用文献

1) 松本智司，他：イレウスの原因・分類・病態．外科治療94（6）：881-887, 2006.
2) 畠二郎：イレウス．辻本文雄，他（編）―一歩進んだ腹部エコーの使い方．pp195-200, 文光堂, 2016.
3) 小縣正明，他：癒着性イレウスの超音波像に関する検討―特に，手術適応との関連について．日外会誌 89（10）：1641-1646, 1988.
4) 小縣正明，他：絞扼性イレウスの診断と手術時期に関する検討―特に超音波検査法の有用性を中心として．日外会誌 89（3）：345-350, 1988.
5) Ogata M, et al : Abdominal ultrasonography for the diagnosis of strangulation in small bowel obstruction. Br J Surg 81（3）：421-424, 1994. PMID 8173918
6) Ogata M, et al : Prospective evaluation of abdominal sonography for the diagnosis of bowel obstruction. Ann Surg 223（3）：237-241, 1996. PMID 8604902
7) Czechowski J : Conventional radiography and ultrasonography in the diagnosis of small bowel obstruction and strangulation. Acta Radiol 37（2）：186-189, 1996. PMID 8600959
8) Suri S, et al : Comparative evaluation of plain films, ultrasound and CT in the diagnosis of intestinal obstruction. Acta Radiol 40（4）：422-428, 1999. PMID 10394872
9) Schmutz GR, et al : Small bowel obstruction ; role and contribution of sonography. Eur Radiol 7（7）：1054-1058, 1997. PMID 9265673
10) Grunshaw ND, et al : Prospective evaluation of ultrasound in distal ileal and colonic obstruction.

Clin Radiol 55（5）：356-362, 2000. **PMID** 10816401

11) Grassi R, et al : The relevance of free fluid between intestinal loops detected by sonography in the clinical assessment of small bowel obstruction in adults. Eur J Radiol 50（1）：5-14, 2004. **PMID** 15093230
12) 井戸弘毅，他：特殊な型のイレウス診断における腹部超音波検査の有用性．日臨外会誌 60（12）：3111-3116, 1999.
13) 畠二郎，他：消化管の超音波診断．診断と治療 101（8）：1165-1171，2013.
14) Roccarina D, et al : Diagnosis of bowel diseases ; the role of imaging and ultrasonography. World J Gastroenterol 19（14）：2144-2153, 2013. **PMID** 23599640
15) Ogata M, et al : Abdominal sonography for the diagnosis of large bowel obstruction. Surg Today 24（9）：791-794, 1994. **PMID** 7865955
16) Taylor MR, et al : Adult small bowel obstruction. Acad Emerg Med 20（6）：528-544, 2013. **PMID** 23758299
17) Unlüer EE, et al : Ultrasonography by emergency medicine and radiology residents for the diagnosis of small bowel obstruction. Eur J Emerg Med 17（5）：260-264, 2010. **PMID** 20216422
18) Jang TB, et al : Bedside ultrasonography for the detection of small bowel obstruction in the emergency department. Emerg Med J 28（8）：676-678, 2011. **PMID** 20732861

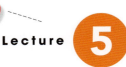

Lecture 5 急性虫垂炎を疑ったとき

急性虫垂炎：存在診断 中級 ，性状診断 中級～上級 ，除外診断 上級

- 急性虫垂炎の超音波診断は確立されている？
- 系統的走査を行うか？ それとも身体所見をガイドにするか？
- 観察項目とポイントは？
- 身体所見＋POCUSは素晴らしい！
- やはり検査前確率の予測が大切！
- 未来のdecision treeは？

はじめに
急性虫垂炎の超音波診断は確立されている？

　急性虫垂炎の超音波診断は以前から実施されていますが，現在もさまざまな観点で研究が行われています．小児では画像診断の第1選択としてコンセンサスが得られていると思われますが，成人では超音波診断の位置づけは施設によって異なるようです．急性虫垂炎は頻度の高い疾患で，多くは典型的な所見を呈しますが，なかには診断が難しい場合もあります．見逃しが許されない急性虫垂炎を，検者依存性の高い超音波ではなく，客観的なCTで確認したいという思いは，臨床医として自然なことでしょう．しかし，特に小児や女性では放射線被曝を考慮し，超音波を優先すべきと考えられます[1]．痩せた成人でも虫垂の描出はそれほど難しくなく，積極的な利用が望まれます[1]．

　上記は専門家が行う超音波診断の話ですが，近年POCUSにおいても，急性虫垂炎が注目されるようになってきました．年齢を問わず頻度が高く，見逃しが許されない疾患であり，身体所見をガイドにして超音波の観察範囲を右下腹部に絞り込むことができるからでしょう．小児領域では，トレーニングを積んだ（小児）救急医によるPOCUSの有用性が近年報告されています[2]．成人でもケースによっては，POCUSで診療の質向上が期待できます[3]．

虫垂同定のコツ
系統的走査を行うか？それとも身体所見をガイドにするか？

　Lecture 4でも述べましたが，消化管は正常でもある程度評価は可能で

す．液体貯留を伴う拡張や壁肥厚など病的変化が強くなれば，超音波に適した条件になります．虫垂も同様で，正常虫垂の描出は容易ではありませんが，拡張した虫垂は同定しやすくなります．急性虫垂炎の超音波診断において最も確実な方法は，正確に虫垂の描出を行うことにつきますが，初学者にとっては容易ではなく，一定のトレーニングが必要になります．

まずは系統的な虫垂の同定方法を紹介します．成人では最初にコンベックスプローブを用いて，より広い範囲を観察するとよいでしょう．虫垂という「木」を見る前に，周囲を含めた「森」を見るといった感じでしょうか．小児や痩せた患者では，最初から限られた範囲を詳細に観察できるリニアプローブを用いてもよいと思われます．

まずは右側腹部で上行結腸の短軸像を捉えます．正常では大腸の壁は薄く，内部はガスか便塊で満たされており，高輝度陰影として描出されます．上行結腸の短軸像を確認しながらプローブを足側にスライドしていくと（▶1），やがて高輝度陰影が途絶えますが，この部分が盲腸先端です（図5-1A，▶5-1）．盲腸先端部は骨盤腔のやや深いところに位置し，同定が容易ではないこともあります．確認のために上行結腸の長軸像を描出すると，盲腸先端部と，ハウストラに相当する凸凹した高輝度陰影が認められます（図5-1B，▶5-2）．

次に回腸末端と虫垂の同定を試みます．このあたりでプローブをコンベックスからリニアに持ち替えてもよいと思います．回腸末端から上行結腸への移行部を観察しますが，条件がよければ回盲弁の折り返しが観察されます．回腸には蠕動が観察されます（図5-2，▶5-3）．一方，虫垂から盲腸にかけては，壁の折り返しはなくスムーズに移行します（図5-3）．また虫垂には蠕動が観察されません．初学者は回腸末端を虫垂と誤認するこ

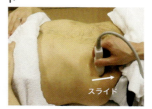

▶1 プローブ走査：上行結腸短軸像を確認しながらプローブをスライド

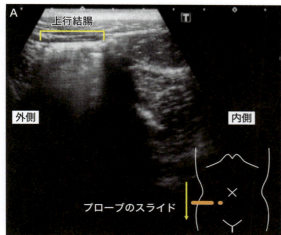
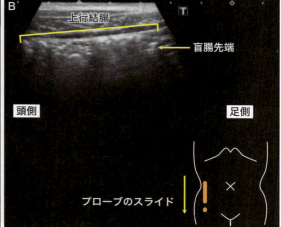

図5-1｜上行結腸の短軸像（A）（▶5-1）と長軸像（B）（▶5-2）

Lecture 5の動画はこちら ▶

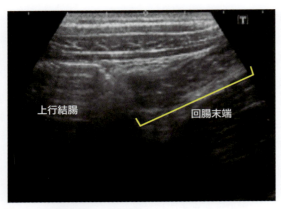

図 5-2 ｜ 回腸末端と上行結腸（● 5-3）

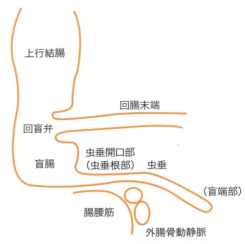

図 5-3 ｜ 虫垂・回腸末端・盲腸・上行結腸とその周辺の模式図

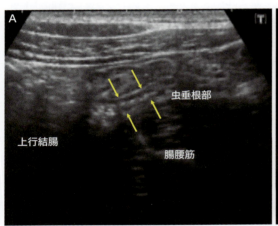
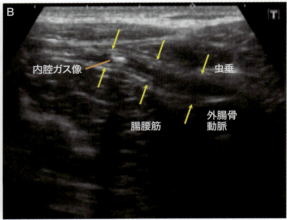

図 5-4 ｜ 正常虫垂（矢印）とその周辺（● 5-4, 5-5）

とがありますので，前記をもとに両者を区別してください．虫垂開口部（虫垂根部）が同定されれば，盲端側へ虫垂を丁寧に追跡していきます．多くの場合，虫垂開口部は盲腸内側にみられます．虫垂の走行がさまざまなことは有名ですが，腸腰筋と外腸骨動静脈上を走行する様子はよく観察されますので，虫垂を同定するための指標にしてください（図5-4, ● 5-4, 5-5）．虫垂が盲腸背側やガスの多い消化管の背側にあれば，観察は難しくなります．最近の超音波装置は性能がよくなりましたので，コンベックスプローブでも腫大した虫垂の観察はある程度可能ですが，どこかのタイミングでリニアプローブへの持ち替えが必要になります．

　虫垂を同定・観察するためには，プローブによる圧迫法も重要です．虫垂が腹壁近くにあれば圧迫なしでも描出できますが，適度な圧迫によりプローブと虫垂との距離を短くして描出をよくします．また，消化管ガスを

よけるためにも圧迫を行います．腹膜刺激症状があればプローブの圧迫で疼痛が誘発されますが，患者さんに説明しながらゆっくりジワーッと圧迫すれば，患者さんの受け入れも可能になります．もちろんプローブのスライドや圧迫解除もゆっくり行ってください．最初は圧迫法でオリエンテーションがつかなくても，ゆっくりプローブを動かしながら粘っていると，突然霧が晴れたかのように虫垂が描出されることもよくあります．なお，欧米では圧迫法を「graded compression」と呼んでいます．

上記のように系統的走査で虫垂の同定を進めていくことが確実ですが，一定のトレーニングが必要ですし，初学者にとっては難しいです．ほかの方法としては，身体所見をガイドにして虫垂を探す方法です．穿孔のない急性虫垂炎では，疼痛の範囲は限局されていますので，圧痛範囲をもとに観察範囲を絞り込むことが可能です．多くの場合，腫大した虫垂はこの方法で同定されます．こちらのほうがPOCUSらしい方法でしょうか．実際は，エキスパートは系統的走査と，身体所見をガイドにした走査を使い分けながら，超音波診断を進めているでしょう．

上行結腸から盲腸の観察のためにプローブを足側へスライドし，さらに内側の虫垂を観察する際のプローブの動きの1例を，▶5-6で示します．

POCUSで利用される急性虫垂炎の所見
観察項目とポイントは？

上述したように，虫垂は蠕動のない管腔構造で盲端になっており，盲腸との移行部には折り返しがないという事実をおさえて，回腸末端を虫垂と誤認しないようにしてください．もっともPOCUSのレベルとしては，「径が6 mmを超え，蠕動がなく圧迫で変形しない管腔像」を急性虫垂炎の所見として最低限おさえておけばよいのかもしれません[3]．POCUSで得られた所見は，ほかの臨床所見と照らし合わせ，総合的に解釈するようにしてください．以下に，急性虫垂炎の超音波所見や診断に際しての注意点について，少し詳しく述べます．

◉── 虫垂の拡張

小児・成人を問わず，急性虫垂炎では一般的に径は6 mmを超えるとされており，診断基準の目安にされています[4-6]（▶5-7～5-10）．ただし，正常でも腸内容物の貯留などにより6 mmを超えることがあります[4,5]．小児では粘膜でのリンパ増殖（lymphoid hyperplasia）で径が大きくなるケースがあります[5]．また，急性腸炎に伴い二次的に虫垂が腫大することもあります[5]．頻度は低いですが，虫垂の慢性炎症[7]，Crohn病[5]，虫垂粘液嚢胞（mucocele）[8]，盲腸癌による虫垂開口部の閉塞などで，虫垂が

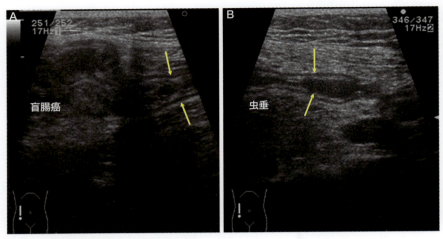

図 5-5 | 盲腸癌により拡張した虫垂(A, B)

腫大することもあります(図5-5)．これらは超音波でもある程度評価可能ですが，POCUSの範疇を超えますので，その詳細は割愛します．

診断に際しほかに注意すべき点として，虫垂根部や中央付近まで拡張がなくても，その<u>盲端側のみ炎症で拡張している</u>ことがあります[4, 6, 9]．<u>虫垂の一部のみ観察して虫垂の拡張がなくても，急性虫垂炎の否定はできません</u>．急性虫垂炎を除外するためには虫垂全体の観察が必要で，除外診断が難しい理由の1つになります．また，穿孔例では虫垂内腔の圧の上昇がなくなり，虫垂の観察は困難になります[6]．繰り返しになりますが，回腸末端を腫大した虫垂と誤認しないように気をつけてください．回腸末端炎は急性虫垂炎の鑑別疾患になりますが，蠕動の有無や回盲弁の折り返しで鑑別が可能です(図5-6)．

◉──虫垂断面は円形状，圧迫で変形は目立たない

急性虫垂炎では断面は円形状で，通常圧迫による変形は目立ちません(▶5-8)．その際，同部位に<u>ピンポイントで圧痛が誘発されれば，診断はさらに確かになります</u>(sonographic McBurney's sign)(→54頁)[9]．円形ではなく卵型(ovoid shape)だと，観察部位が炎症を起こしている可能性は低くなります[10]．正常では圧迫法でぺちゃんこになった虫垂が観察されることもあります．

◉──糞石

糞石は正常例でも観察されますが，<u>急性虫垂炎では重要な所見</u>で，穿孔のリスクとされています[6](図5-7)．

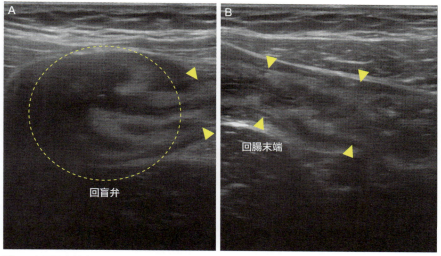

図 5-6 | 回腸末端炎
回腸末端(矢頭)から回盲弁(○)にかけて壁肥厚が著明．壁肥厚により回盲弁が明瞭に観察される．輝度の高い層は肥厚した粘膜下層．

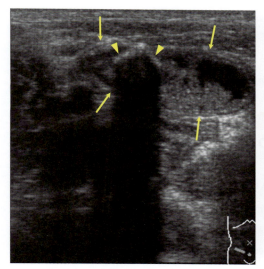

図 5-7 | 糞石を伴う急性虫垂炎
矢印は腫大した虫垂，矢頭は糞石でその後方に音響陰影を伴う．

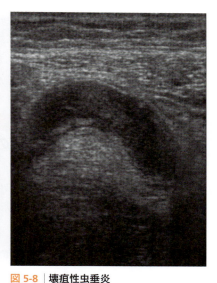

図 5-8 | 壊疽性虫垂炎
径は 10 mm 程度，層構造は不整で一部不明瞭．虫垂周囲の脂肪組織は炎症により輝度上昇．

⊙──虫垂壁の性状

　リニアプローブを用いれば，虫垂壁の層構造が明瞭に観察されます．虫垂の層構造の変化は重症度を反映するとされ，蜂窩織性では粘膜下層の肥厚を認めます[11]．カラードプラでは炎症を反映して虫垂壁に豊富な血流が観察されます[12]（▶5-11）．ただし，壊疽性になると壊死した部位の層構造は消失し（図5-8），血流は乏しくなります[6]．

●──虫垂周囲の所見

　虫垂周囲への炎症が波及すると，周囲の脂肪組織の輝度上昇（**図5-8**）や液体貯留が観察されます[6]．またリンパ節腫大も観察されます．なお，小児でゴロゴロとリンパ節腫大が目立つ場合は，いわゆる腸間膜リンパ節炎のことが多いです．

身体所見とPOCUS
身体所見＋POCUSは素晴らしい！

　右下腹部圧痛，McBurney's signを示す鑑別疾患は多彩で，急性虫垂炎に特異的な所見ではないことはいうまでもありません．一方，**sonographic McBurney's sign**は，「超音波で描出された虫垂に圧痛がある」ことを指します[9]．虫垂そのものに圧痛があるかどうかを確認するわけですから，従来の理学所見より特異度が高くなります[9]．実際に炎症が虫垂（とその周囲）に限局していれば，その部位にのみ圧痛があることが超音波でよくわかります．もっとも，McBurney's signという身体所見の精度を高めるためのガイドとして，超音波を利用するという考え方も成り立つのではないでしょうか．

POCUSとエビデンス
やはり検査前確率の予測が大切！

　（小児）救急医による小児の急性虫垂炎の診断について，4つの研究をもとにメタアナリシスが行われ，感度86％（95％信頼区間：79〜90），特異度91％（87〜94），陽性尤度比9.2（6.4〜13.3），陰性尤度比0.17（0.09〜0.30）であり，放射線科での超音波検査の精度と遜色がないことが報告されています[2]．また，POCUS先行でCTを減らせる可能性も示されています[2,13]．成人では肥満[14]や体型の影響で診断が困難な場合があり，一般的に小児より感度が低いとされています．過去の報告では，感度39〜96％，特異度67〜98％と精度にバラツキがあり[15]，患者背景・検者の技量・診断基準・最終診断方法など，さまざまな要因が影響していると考えられます．

　以前から病歴・体温・身体所見・白血球数（左方移動）を点数化し，急性虫垂炎の予測が行われています．「Alvarado score」や「Pediatric Appendicitis Score（PAS）」が有名ですが，これらと組み合わせてPOCUSを行えば，その精度が高まる可能性が示唆されています[13,16]．

　今後は患者背景の層別化に基づいた検討，多施設大規模研究，効果的な

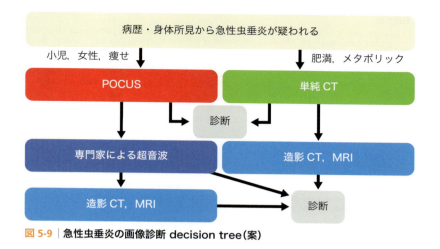

図 5-9 | 急性虫垂炎の画像診断 decision tree（案）

教育手法についての検討などが求められます．

> 急性虫垂炎の診断
未来の decision tree は？

　POCUSによる急性虫垂炎の診断が普及すれば，**図5-9**のようなdecision treeを提案したいと思います．一定のトレーニングを積めば，<u>rule in（存在診断）を目的に，POCUSを施行するのは現実的</u>と考えられます．超音波に適した患者さんで，右下腹部圧痛が明確な場合，Alvarado scoreやPASなどを用いて，検査前確率が高ければ，試みる価値があると考えられます．一方，対象を問わずPOCUSで正常虫垂全体を描出することは困難であり，<u>「虫垂が描出されない」ことをもってrule out（除外診断）しないことが妥当</u>です．

　近年CT画像もよくなり，造影剤を使わない単純CTでも，虫垂炎の診断が十分可能となりました[17]．超音波とは異なり，内臓脂肪が多い場合にCT診断は容易であることは，普段の診療で実感されているのではないでしょうか？

　急性虫垂炎の初期診断では，今後，超音波と単純CTで互いの欠点を補い合うといった使い方が主流になるのかもしれません．もちろん施設ごとに取り決めが必要になります．またPOCUSで腫大虫垂が明瞭に描出できても，その所見を同僚や外科医と共有できるとは限りません．POCUSによる急性虫垂炎の診断では，情報の共有は課題です．

55

引用文献

1) van Randen A, et al : Acute appendicitis ; meta-analysis of diagnostic performance of CT and graded compression US related to prevalence of disease. Radiology 249（1）: 97-106, 2008. **PMID** 18682583
2) Benabbas R, et al : Diagnostic accuracy of history, physical exam, laboratory tests and point-of-care-ultrasound for pediatric acute appendicitis in the emergency department ; a Systematic Review and Meta-Analysis. Acad Emerg Med, 2017. doi : 10.1111/acem.13181. **PMID** 28214369
3) 亀田徹, 他:携帯型装置を用いた超音波検査による急性虫垂炎の診断. 日腹部救急医会誌 29（6）: 823-827, 2009.
4) Rettenbacher T, et al : Outer diameter of the vermiform appendix as a sign of acute appendicitis ; evaluation at US. Radiology 218（3）: 757-762, 2001. **PMID** 11230651
5) Park NH, et al : Ultrasonography of normal and abnormal appendix in children. World J Radiol 3（4）: 85-91, 2011. **PMID** 21532869
6) Rybkin AV, et al : Current concepts in imaging of appendicitis. Radiol Clin North Am 45（3）: 411-422, 2007. **PMID** 17601500
7) Giuliano V, et al : Chronic appendicitis "syndrome" manifested by an appendicolith and thickened appendix presenting as chronic right lower abdominal pain in adults. Emerg Radiol 12（3）: 96-98, 2006. **PMID** 16404625
8) Kameda T, et al : Evaluation of whether the ultrasonographic onion skin sign is specific for the diagnosis of an appendiceal mucocele. J Med Ultrasound 41（4）: 439-443, 2014. **PMID** 27278024
9) Sivitz AB, et al : Evaluation of acute appendicitis by pediatric emergency physician sonography. Ann Emerg Med 64（4）: 358-364.e4, 2014. **PMID** 24882665
10) Rettenbacher T, et al : Ovoid shape of the vermiform appendix ; a criterion to exclude acute appendicitis--evaluation with US. Radiology 226（1）: 95-100, 2003. **PMID** 12511674
11) 畠二郎：消化管炎症性疾患. 辻本文雄, 他（編）：一歩進んだ腹部エコーの使い方. pp201-206, 文光堂, 2016.
12) Lim HK, et al : Appendicitis ; usefulness of color Doppler US. Radiology 201（1）: 221-225, 1996. **PMID** 8816547
13) Doniger SJ, et al : Point-of-care ultrasound integrated into a staged diagnostic algorithm for pediatric appendicitis. Pediatr Emerg Care 34（2）: 109-115, 2016. **PMID** 27299296
14) Keller C, et al : Predictors of nondiagnostic ultrasound for appendicitis. J Emerg Med 52（3）: 318-323, 2017. **PMID** 27692650
15) Gungor F, et al : Diagnostic value and effect of bedside ultrasound in acute appendicitis in the emergency department. Acad Emerg Med 24（5）: 578-586, 2017. doi : 10.1111/acem.13169. **PMID** 28171688
16) Ünlüer EE, et al : Application of scoring systems with point-of-care ultrasonography for bedside diagnosis of appendicitis. World J Emerg Med 7（2）: 124-129, 2016. **PMID** 27313807
17) Xiong B, et al : Diagnostic accuracy of noncontrast CT in detecting acute appendicitis ; a meta-analysis of prospective studies. Am Surg 81（6）: 626-629, 2015. **PMID** 26031278

column

大腸炎と腹部POCUS

　POCUSによる大腸炎の診断は一般的ではありませんが，評価は比較的容易で，その所見を知っておくと何かと役立ちます．ここでは頻度の高い一過性型虚血性大腸炎と細菌性腸炎の一般的な臨床像，超音波像について簡単に述べます．超音波による大腸の描出法については，Lecture 4「腸閉塞を疑ったとき」（→40頁）に簡潔に記していますのでご参照ください．

　一過性型虚血性大腸炎は直腸を除く左半結腸が好発部位で，左腹痛，血性下痢・血便が特徴としてあげられ，左腹部・左下腹部に圧痛を認めます．超音波では層構造の保たれた下行結腸の壁肥厚（粘膜下層の肥厚）を比較的容易に捉えることができ，圧痛部位に一致することがわかります（**図1**）．一過性虚血性大腸炎は病歴・身体所見・超音波で臨床的に診断が可能です．後日，消化器内科にフォローアップを依頼すればよいでしょう．

　細菌性腸炎は，病歴と身体所見から察しがつきますが，ときに急性虫垂炎との鑑別を要する場合があります．超音波で虫垂が描出できればよいのですが，層構造の保たれた上行結腸の壁肥厚（粘膜下層の肥厚）が広範にあれば，細菌性腸炎の可能性が高くなります（**図2**）．注意点として，大腸憩室炎で炎症が広がっているときも同様に観察されることがあります．憩室炎そのものを超音波でとらえることはできますが，POCUSの範疇を超えるかもしれません．

図1 | **70歳代女性，一過性型虚血性大腸炎**
左下腹部痛，血栓下痢を主訴に受診．左下腹部に圧痛あり．超音波では下行結腸全体の粘膜下層の壁肥厚あり（矢印）．
A：下行結腸短軸像，B：長軸像．

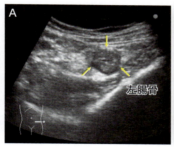
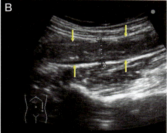

図2 | **10歳代女性，細菌性腸炎**
急性虫垂炎疑いで近医より紹介受診．主訴は発熱，間欠的右腹痛で，下痢なし．
右下腹部から右側腹部に圧痛あり．
超音波では虫垂径6mm前後，盲腸から上行結腸の粘膜下層を中心とした壁肥厚が顕著（矢印）．
A：上行結腸短軸像，B：長軸像．

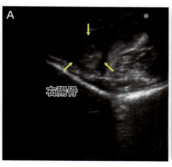
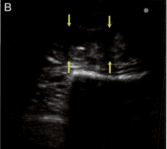

参考文献
1) Ripollés T, et al : Sonographic findings in ischemic colitis in 58 patients. AJR Am J Roentgenol 184（3）: 777-785, 2005. **PMID** 15728597
2) Barral M, et al : MDCT of acute colitis in adults : an update in current imaging features. Diagn Interv Imaging 96（2）: 133-149, 2015. **PMID** 24835625

Lecture 6 尿路結石を疑ったとき

水腎症：存在診断 初級 ，除外診断 初級
尿管内の結石：存在診断(腎盂尿管移行部，膀胱尿管移行部) 中級 ，除外診断 上級

- 尿路結石では POCUS の出番です！
- 採尿前に行いましょう！
- 観察項目とポイントは？
- あたりをつけてあとは POCUS で確認するだけ！？
- CT 全盛にあって，超音波の位置づけは？
- 未来の decision tree は？

はじめに

尿路結石では POCUS の出番です！

　急性腹症で尿路結石（尿管結石）が疑われたときには，ベッドサイドで超音波を使って水腎症の評価が行われる場合が多いでしょう．このとき，病院では検査室に超音波を依頼することは少ないかもしれません．多くの患者さんは典型的な病歴を呈しますので，検査前確率は高く，超音波で水腎症が見つかれば，「ほら，やっぱり」となりますね．多くは病歴で診断がつきますので，初期診療では身体所見を確認し，画像診断を省略して，適切な鎮痛さえ行えばよい場合も少なくありません．

　『尿路結石症診療ガイドライン第2版』[1]によると，「急性腹症で尿路結石が疑われる場合，はじめに超音波検査を行うことが推奨される（推奨グレードB）」とあります．誰が施行すべきかについての記載はありませんが，ガイドラインですから，施行者は「標準的な」尿路系の超音波診断を行うことができる医療従事者を念頭においているはずです．また，「尿路結石の確定診断には，単純CTが推奨される（推奨グレードA）」と併記されています．みなさんご存じのように，尿路結石の診断においてCTの精度は非常に高く，低線量であっても感度・特異度ともに95％前後で[2]，鑑別疾患の特定にも有用です[3]．そのような背景から，施設や診療科にもよりますが，尿路結石の初期診療では，CT施行件数が急増したといわれています[4]．しかしながら，尿路結石は再発しやすく，<u>繰り返しの撮像による放射線被曝を考慮しなければなりません</u>．またCTを行うことで，患者ケアそのものが直接改善することを明らかにした研究はないようです．多施設無作為割り付け試験によると，最初にPOCUSを行うことで，リスクを

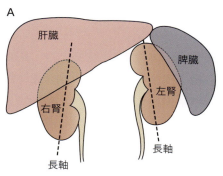
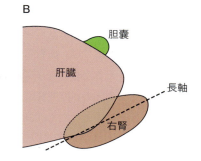

図 6-1 ｜ 腎の位置
A：正面像，B：右側面像．

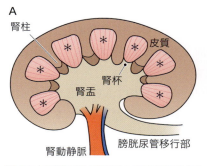
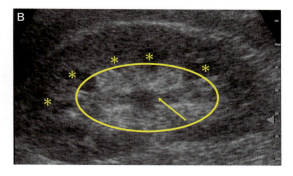

図 6-2 ｜ 腎臓の模式図（A）と超音波画像（B）
楕円で囲んだ部分の高エコー域は腎洞部，＊は腎髄質を構成する錐体，その外側が皮質になる．
矢印は明らかな腎杯拡張を伴わない軽度の腎盂拡張を示す．

上昇させることなく，放射線被曝を減じることが示されています[4]．CT全盛のなかにあっても，尿路結石の診療においては，やはりPOCUSの出番なのです！

腎臓と膀胱の走査法とコツ
採尿前に行いましょう！

◉──腎臓

　腎臓の長さは9〜12 cm程度です．超音波を行うにあたり，腎の位置に関する要点は，**腎臓の下極は腎臓の上極よりも前側（腹側）かつ外側に位置していること，左腎は右腎よりも背側かつ頭側に位置していること**です（図6-1）．腎臓の模式図と超音波解剖を図6-2に示します．
　検査室で行われる系統的超音波検査では，コンベックスプローブを用いて，長軸断面と短軸断面の2方向で腎臓全体を詳しく観察します．検査室では，たとえば腎下極の小さな腎細胞癌などを拾い上げなければなりません．一方，POCUSでは，大きさと水腎症の評価が最低限できればよいので，「傾け」と「スライド」走査で，一定範囲の長軸断面を観察できれば事足

Lecture 6 尿路結石を疑ったとき

📱 Lecture 6 の動画はこちら ▶

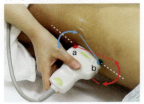

1
プローブ走査：腎の描出（左腎）
ある程度腎臓を描出できれば，a もしくは b を支点にして回転走査行い，腎の長軸を捉える．

ります．しかし，腎臓の基本走査をおさえておけば応用がききますので，ここでは基本走査について説明します．

仰臥位では，右腎は通常前腋窩線～中腋窩線付近で観察されます．長軸を捉えるためには，プローブの足側端が腹側寄りになるように体表面に当てます．ある程度腎臓が描出された後は，むやみにプローブを「スライド」させるのではなく，プローブのいずれかの端を支点にしてもう一端を動かすとよいでしょう（バスケットボールのピボットのように）（▶1）．長軸が捉えられれば，主に「傾け」走査を用いて腎臓全体をくまなく観察します（▶6-1, 6-2）．その後プローブを反時計方向に90°回転し，短軸断面で上極から下極まで「スライド」と「傾け」走査で観察します（▶6-3, 6-4）．<u>腎臓の長軸を"体"で覚えれば，短軸も描出しやすくなります</u>．上極側は肝臓を音響窓とし，吸気保持で観察されやすくなります．一方，下極側は，吸気保持だと消化管ガスや腸骨稜が描出の妨げになり，呼気保持のほうが観察しやすいこともあります．

左腎は右腎よりも背側（後腋窩線付近）かつ頭側で長軸断面を観察します．肋骨が観察の妨げになりますが，吸気保持で観察しやすくなります．患者さんの協力が得られれば左背部を浮かせ，より背側からの観察で描出しやすくなることもあります（▶6-5, 6-6）．長軸断面を観察後，プローブを反時計方向に90°回転し，短軸断面で上極から下極まで観察します（▶6-7, 6-8）．一度では腎全体の描出が不十分であれば，呼吸を調整したり，プローブの位置を変え，複数回に分けて観察を行います．

仰臥位で描出が困難な場合は，側臥位で背側からの観察を追加します．左右の腎臓は背面では「ハ」の字のように位置しているので，そのようにプローブを当てることで長軸を捉えることが可能です．なお，背側からの観察では，背筋を介するために腎臓まで距離があり，減衰の影響が出やすいです．

◉──膀胱

膀胱も2方向で観察します．膀胱の縦断を観察するために，恥骨結合上縁にプローブを縦に置き，適宜「圧迫」を行い，「ロッキング」で恥骨結合背側を観察すると，膀胱の描出がよくなります．そして「スライド」と「傾け」走査で膀胱全体を観察します（▶6-9, 6-10）．次にプローブを時計方向に90°回転し，横断像を描出します．適度な「圧迫」を加えながら「傾け」走査で膀胱全体を観察します（▶6-11, 6-12）．膀胱三角（**図6-3A**）を構成する左右尿管口（付近）（**図6-3B**）と内尿道口（**図6-3C**）も評価できるようにしておくとよいでしょう．<u>膀胱尿管移行部は尿路結石がよく観察される部位で，慣れれば同部位の結石の描出はそれほど難しくありません</u>．

尿路結石が疑われれば，すぐに尿検査を提出したくなるかもしれません

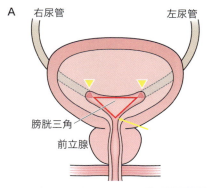
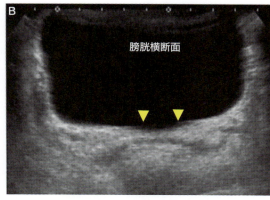
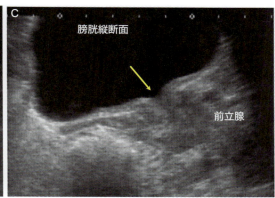

図 6-3 | 膀胱の模式図(A),横断像(B),縦断像(C)
左右の尿管口(矢頭)と内尿道口(矢印)が確認できる.

が,<u>膀胱の観察のために採尿は後にまわしましょう</u>(すでに膀胱が空虚なことも多いのですが).

POCUS で利用される所見
観察項目とポイントは？

⊙──水腎症(腎盂の拡張)

　尿路結石の直接所見ではありませんが,超音波ではまず水腎症の有無を判断します.<u>水腎症を正確に評価するためには,前述のように腎臓の長軸像を捉え,「傾け」走査を用いて一定の範囲を評価する必要があります</u>(▶6-13).1断面のみでは判断を誤る可能性があります.また患側だけではなく,健側の腎臓も評価しましょう.<u>左右を比較することで,患側の水腎症を認識しやすくなります</u>.なお,膀胱が尿で緊満していると,両側の腎盂が拡張しますので考慮してください.

　テキストによって多少異なりますが,水腎症の程度は一般に3段階に分けられ,「軽度」は軽度の腎盂・腎杯の拡張(図6-4A),「中等度」は腎洞部(中心部高エコー像)を占めるほどの腎盂・腎杯の拡張(図6-4B),「高度」

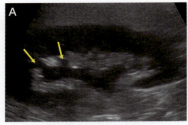 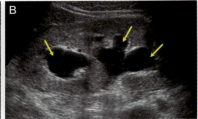 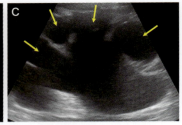

図 6-4 水腎症の程度
A：軽度，B：中等度，C：高度水腎症．矢印は拡張した腎杯を示す．

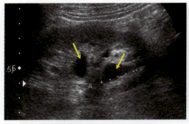 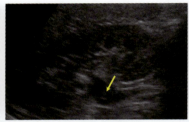 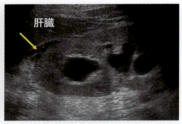

図 6-5 傍腎盂囊胞（矢印）

図 6-6 腎外腎盂（矢印）

図 6-7 右尿管結石症による腎盂外溢流
右中等度水腎症と，腎上極周囲に液体貯留像（矢印）を認める．

は皮質の菲薄化を伴う腎盂・腎杯の拡張（図6-4C）が目安になります．初診時は通常「軽度」以下で，腎杯の拡張は目立たず腎盂がわずかに拡張していることもよくあります[5]．また，脱水などで腎盂の拡張がない場合もあるとされています[6]．

<u>水腎症と紛らわしいものに，傍腎盂囊胞，腎外腎盂，血管があります</u>．傍腎盂囊胞は，腎盂周囲か腎洞部に存在する囊胞で（図6-5），特に多発していると水腎症のように見受けられます．腎外腎盂は，腎門部レベルで腎盂が内側に突出して拡張したnormal variantで，通常腎杯や尿管の拡張は伴いません（図6-6）．腎内の血管の走行は水腎症の形態とは異なりますが，紛らわしいときはカラードプラを併用するとよいでしょう．前述したように，健側との比較も有用です．

一般に25～30例程度の経験を積めば，正確に水腎症の評価ができるとされていますので，トレーニングの目安にしてください[7, 8]．

⊙ （自然）腎盂外溢流

尿路閉塞により腎盂内圧が高まると，腎杯円蓋部に亀裂が入り，腎外に尿が漏れることがあります．超音波では腎周囲に液体貯留像が観察され，尿路結石の間接所見として有用です[9]（図6-7）．少量の腹水と間違えないようにしましょう．

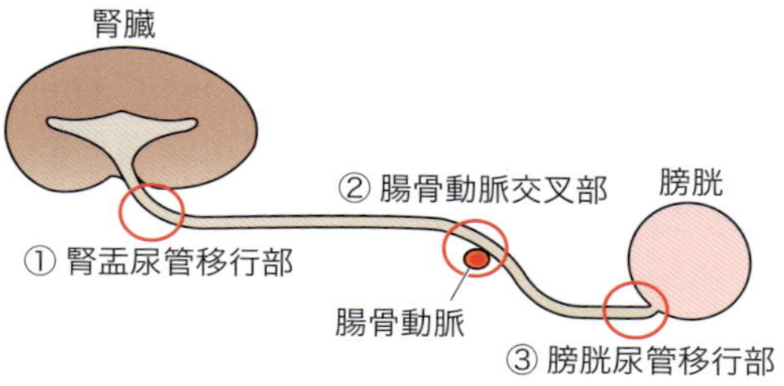

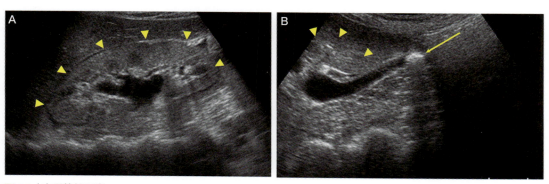

図 6-8 | 尿管の生理的狭窄部位

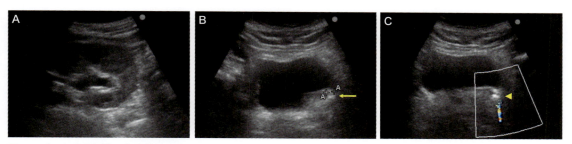

図 6-9 | 右尿管結石症
A：水腎症と腎盂外溢流像，B：腎盂尿管移行部の結石像（矢印）．矢頭は腎臓の境界を示す．

図 6-10 | 40 歳代男性，左尿管結石症
A：軽度水腎像，B：左膀胱尿管移行部の結石像（矢印），C：結石像（矢頭）と twinkling artifact（カラー像）．

◉ 尿管内の結石像

　超音波検査では尿管内の結石も観察の対象になりますが，過去の報告では結石の描出率は 19〜93％とばらつきがあり，一般に描出率はそれほど高くはありません[5]．もっとも，生理的狭窄部位（図6-8）の腎盂尿管移行部と膀胱尿管移行部にある結石（図6-9, 6-10）は比較的描出しやすいので，POCUSでも観察の対象にしてもよいと，個人的には考えています．水腎症があれば拡張した尿管を目印に結石を探します．水腎症がなくても尿で満たされた膀胱が音響窓となり，膀胱尿管移行部の結石が見つかる可能性

があります[5]．膀胱尿管移行部の結石の自然排石率は80％程度と高く，超音波を用いて安全に経過観察が可能です[10]．高輝度陰影として観察される結石像が不明瞭な場合，カラードプラを用いて尾引き像である**twinkling artifact**を認めれば，結石であることの確証になります[11]（図6-10, ▶6-14）．

病歴・身体所見とPOCUS
あたりをつけてあとはPOCUSで確認するだけ！？

尿路結石の多くは，病歴で診断がつきます．側腹部痛，腰背部痛，一側の下腹部痛で発症し，会陰部や陰嚢に放散することがあります．痛みは間欠的で体動による増悪はなく，発作時は身のおきどころがないといった感じですが，落ち着いているときは何事もなかったかのようです．身体所見は，発作が落ち着いているときに評価しやすいですね．患側の腹部に軽度の圧痛を認めることが多いですが，やさしい打診で腹膜刺激症状がないことを確認します．さらに肋骨脊柱角の叩打痛を評価します．バイタルサインが安定していれば，落ち着いているときにPOCUSを行うとよいでしょう．POCUSを短時間で有効活用するためには，病歴と身体所見で的確に「あたり」をつけることがポイントです．まさに「病歴・身体所見と超音波は互いに助け合う」のです．

尿路結石が疑われ単純CTが施行された連続1,000例を対象とした検討によると，CTで約10％にほかの原因疾患，もしくは追加で疾患が見つかったと報告されています[3]．尿路結石が疑われても気は緩められませんね．尿路結石の典型例・非典型例にかかわらず，POCUSで胆嚢，腹腔内出血，腹部大動脈の評価も併せて行いましょう．

POCUSとエビデンス
CT全盛にあって，超音波の位置づけは？

救急医や救急部門スタッフの行うPOCUSによる尿路結石の診断精度について，前向き研究が行われています．超音波で水腎症の有無を評価し，CTで最終診断を行った場合，超音波の感度は73～87％，特異度73～87％，陽性的中率66～91％，陰性的中率65～86％と報告されています[12-15]．検者の超音波施行レベルには差があると推測されますが，フェローシップとして，救急超音波を集中的にトレーニングした検者のほうが感度は高いという報告があります（93％ vs 68％）[13]．一方，POCUSの範疇で，水腎症の評価に加え，結石の描出が診断精度を向上させるかについてはほとんど研究が行われておらず，今後の検討課題と考えます．

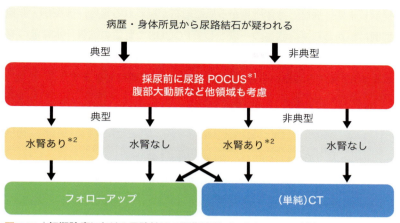

図 6-11 | 初期診療における尿路結石の画像診断 decision tree（案）
*1 尿管結石の描出も考慮（腎盂尿管・膀胱尿管移行部）．
*2 腎杯の拡張を伴わない軽度の腎盂拡張を含む．

　「はじめに：尿路結石ではPOCUSの出番です！」で述べましたが，救急部門で行われた多施設無作為割り付け試験では，❶一定の教育を受けた救急医の行うPOCUS，❷専門家が行う放射線科の超音波検査，❸腹部CTに振り分けられ，追加画像は救急医の判断に任されて検討が行われたところ，30日後の時点での有害イベントを伴うハイリスク疾患の発症率には差はなく，6か月後の累積放射線被曝は明らかに超音波施行群のほうが低いことが示されています[4]．つまり，<u>POCUSを初期診療にうまく組み込めば，患者ケア向上に寄与する</u>ことが示されています．CT全盛のなかにあっても，この研究が支持する方法で，超音波を有効活用している医師は多いと思います．

　尿路結石の合併症に腎盂腎炎がありますが，<u>腎盂腎炎の診断の後に，水腎症や尿路結石が見つかることはけっして珍しくありません</u>．腎盂腎炎例を対象とした研究では，水腎症が10〜19％，尿路結石が5〜8％合併していたと報告されています[16-18]．尿路結石を伴う腎盂腎炎では，ステント挿入など特別の介入が早期に行われなければ，敗血症性ショックから死に至ることがあります．腎盂腎炎の多くは単純性で，ルーチンの画像診断は推奨されていませんが，POCUSが普及すれば，尿路結石併存のリスクが高い場合だけでなく，スクリーニングとして腎盂の拡張の有無をベッドサイドでさっと評価することは，理に適っていると考えられます．

尿路結石の診断
未来の decision tree は？

　図6-11に「初期診療における尿路結石の画像診断decision tree（案）」を

提示します．病歴と身体所見から尿路結石が疑われる場合，典型例・非典型例にかかわらず，診察の一環としてPOCUSで腎盂の拡張，水腎症の有無を評価します．あとは典型例・非典型例で対応が異なってくると考えられますが，CTとの使い分けで患者ケアの向上が期待できます．

引用文献

1) 日本泌尿器科学会, 他（編）: 尿路結石症診療ガイドライン第2版, 2013年度版. 金原出版, 2013.
2) Niemann T, et al : Diagnostic performance of low-dose CT for the detection of urolithiasis ; a meta-analysis. Am J Roentgenol 191（2）: 396-401, 2008. **PMID** 18647908
3) Katz DS, et al : Alternative or additional diagnoses on unenhanced helical computed tomography for suspected renal colic ; experience with 1000 consecutive examinations. Urology 56（1）: 53-57, 2000. **PMID** 10869622
4) Smith-Bindman R, et al : Ultrasonography versus computed tomography for suspected nephrolithiasis. N Engl J Med 371（12）: 1100-1110, 2014. **PMID** 25229916
5) Kameda T, et al : Ultrasonography for ureteral stone detection in patients with or without caliceal dilatation. J Med Ultrasound（2001）37（1）: 9-14, 2010. **PMID** 27277604
6) Emergency Ultrasound Imaging Criteria Compendium. Ann Emerg Med 68（1）: e11-48, 2016. **PMID** 27343675
7) Jang TB, et al : The learning curve of resident physicians using emergency ultrasonography for obstructive uropathy. Acad Emerg Med 17（9）: 1024-1027, 2010. **PMID** 20836789
8) American College of Emergency Physicians（ed）: Emergency ultrasound guidelines. Ann Emerg Med 53（4）: 550-570, 2009. **PMID** 19303521
9) 還田稔, 他 : 尿管結石による自然腎盂外溢流症例の臨床的考察. 泌尿器外科 21（10）: 1421-1424, 2008.
10) Coll DM, et al : Relationship of spontaneous passage of ureteral calculi to stone size and location as revealed by unenhanced helical CT. Am J Roentgenol 178（1）: 101-103, 2002. **PMID** 11756098
11) Sonographic detection of renal and ureteral stones. Value of the twinkling sign. Int Braz J Urol 35（5）: 532-539, 2009. **PMID** 19860931
12) Gaspari RJ, et al : Emergency ultrasound and urinalysis in the evaluation of flank pain. Acad Emerg Med 12（12）: 1180-1184, 2005. **PMID** 16282510
13) Watkins S, et al : Validation of emergency physician ultrasound in diagnosing hydronephrosis in ureteric colic. Emerg Med Australas 19（3）: 188-195, 2007. **PMID** 17564683
14) Moak JH, et al : Bedside renal ultrasound in the evaluation of suspected ureterolithiasis. Am J Emerg Med 30（1）: 218-221, 2012. **PMID** 21185667
15) Herbst MK, et al : Effect of provider experience on clinician-performed ultrasonography for hydronephrosis in patients with suspected renal colic. Ann Emerg Med 64（3）: 269-276, 2014. **PMID** 24630203
16) Wang IK, et al : The use of ultrasonography in evaluating adults with febrile urinary tract infection. Ren Fail 25（6）: 981-987, 2003. **PMID** 14669857
17) Chen KC, et al : The role of emergency ultrasound for evaluating acute pyelonephritis in the ED. Am J Emerg Med 29（7）: 721-724, 2011. **PMID** 20825875
18) Sørensen SM, et al : The role of imaging of the urinary tract in patients with urosepsis. Int J Infect Dis 17（5）: e299-303, 2013. **PMID** 23422051

column

直腸診併用による経腹超音波ガイド下尿道カテーテル挿入

　急性期診療では尿道カテーテル挿入に難渋することは珍しくありません．その原因には前立腺肥大による尿道の走行変化などがあります．尿道カテーテル挿入困難例に対し，直腸診を併用した経腹超音波ガイド下尿道カテーテル挿入法を考案しました（**図1A**）．この方法は「カテーテル先端が球部尿道付近でつかえ，その原因が尿道の走行異常と考えられる男性」に適応があります．

　カテーテルは通常のものを使用します．術者は2名必要で，たとえば看護師が尿道カテーテル挿入に専念し，医師は超音波で観察しながら直腸診を行います．まず超音波を担当する医師は，矢状断で膀胱を介して前立腺と球部尿道付近を観察します．次に看護師はつかえる部位まで尿道カテーテルを挿入し，医師は超音波で球部尿道付近にあるカテーテル先端部の同定を試みます．カテーテル先端部を同定後（**図1B**），医師はもう一方の手指で直腸診を行い，カテーテルがつかえた部位を腹側へ圧迫します（**図1C**）．その状態で看護師は再度カテーテルを進めます（**図1D**）．自験例ではカテーテルがつかえた位置の尿道の走行が，前立腺肥大の影響で急角度になっているケースが多く，<u>直腸診による圧迫で尿道の走行が緩やかになり</u>，抵抗なくカテーテル先端部を膀胱内に進めることができました．超音波の併用なしに直腸診のみで挿入可能な例もありましたが，超音波をガイドにすればリアルタイムで原因を把握でき，直腸診による圧迫でその原因が解除される様子を観察できます．この手技の有用性についてはさらに検証が必要ですが，スタンダードな方法で挿入が困難な場合，次の一手としてこの手技を試みてはいかがでしょうか．

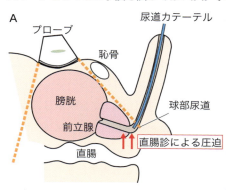
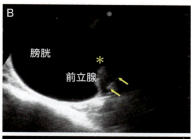
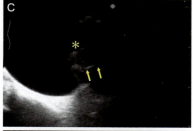
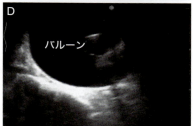

図1｜経腹超音波ガイド下尿道カテーテル挿入法
A：模式図，B〜D：前立腺肥大の既往のある70歳代男性の超音波像．看護師および救急医が14Frフォーリーカテーテル挿入を繰り返し試みるが挿入できず，尿道から出血した．超音波で確認するとカテーテル先がつかえており（B），直腸診で圧迫することで（C），カテーテル先を膀胱内へ誘導した（D）．
矢印はカテーテル先端部，＊は内尿道口の位置．

参考文献
1) Kameda T, et al：Transabdominal ultrasound-guided urethral catheterization with transrectal pressure. J Emerg Med 46（2）：215-219, 2014. PMID 24199721
2) 亀田徹：直腸診併用による経腹超音波ガイド下尿道カテーテル挿入．救急医学 41（3）：350-354, 2017.

Lecture 7 腹部大動脈瘤を疑ったとき

腹部大動脈瘤：存在診断 初級, 除外診断 初級〜中級

- ウィリアム・オスラーと腹部大動脈瘤
- 腹部大動脈の観察はシンプルですが……
- 観察項目とポイントは？
- 触診所見を POCUS で確認しよう！
- 急性期診療とスクリーニングで有用です！
- 急性大動脈解離にもチャレンジ！
- 未来の decision tree は？

はじめに

ウィリアム・オスラーと腹部大動脈瘤

　腹部大動脈瘤のリスク因子には，65歳以上，男性，高血圧，喫煙歴などがあります[1]．病歴聴取後には念頭になくても，拍動性の腫瘤を触知し「おおっ！」というケースから，突然発症の腰背部痛でショックを伴い「急げー！」といったケースまで，腹部大動脈瘤（破裂）は，われわれの前に突然姿を現します．症状が乏しく身体所見がはっきりしないことがあり，疑ってかかるか，リスク因子に基づいてスクリーニングをしなければ発見できないケースもあります．『平静の心』(1904年) を執筆したウィリアム・オスラーは，"There is no disease more conducive to clinical humility than aneurysm of the aorta." と述べています．この言葉は100年以上前から伝えられており，現在の医療現場にも当てはまります．

　CT全盛の時代にあって，急性期の場面では，「腹部大動脈の評価といえば，エコーじゃなくてCTに決まっているでしょ」と考える方は少なくないと思います．もちろん，腹部大動脈瘤診断のゴールドスタンダードはCTであり，確実な診断と性状評価には不可欠です．しかし，超音波を診療にうまく組み込むことで，腹部大動脈瘤の診療の質向上に寄与できると考えられます．後述しますが，<u>POCUSによる腹部大動脈瘤の診断精度は非常に高い</u>ことが明らかになっています[2]．超音波の専門家ではなくても一定のトレーニングを積めば，存在診断，除外診断が十分可能です[2]．ショック・バイタルでCT室への移動が困難な場合の迅速な臨床決断のために，また病歴と身体所見を補う早期確定診断の手段として，超音波の有用性は注目されています．また医療経済効果の観点に立ち，リスク因子の

ある方を対象とした超音波による腹部大動脈瘤のスクリーニングも行われるようになっています[3].

このLectureでは，急性期診療における腹部大動脈瘤の診断を中心に述べますが，スクリーニングとしてのエビデンスや大動脈解離についても取り上げます．

走査法とコツ
腹部大動脈の観察はシンプルですが……

腹部大動脈瘤の多くは腎動脈下部に発生しますが，腎動脈上部，胸部から連続した動脈瘤もあるので，横隔膜直下から総腸骨動脈分岐部まで観察します．腸骨動脈瘤も破裂の原因になるので対象にしたいのですが，少し難度が上がりますので次のステップでチャレンジしてもらいたいと思います．ここでは腹部大動脈の観察について取り上げます．

腹部大動脈の観察には通常コンベックスプローブを用いますが，心臓用のセクタプローブでも観察できます．まず短軸像の観察から行うことをお

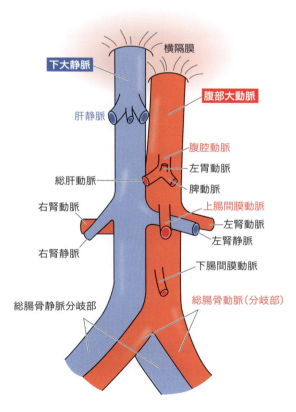

図 7-1 腹部大動脈，下大静脈と分枝血管
色文字は POCUS として同定が望ましい．

Lecture 7 の動画はこちら

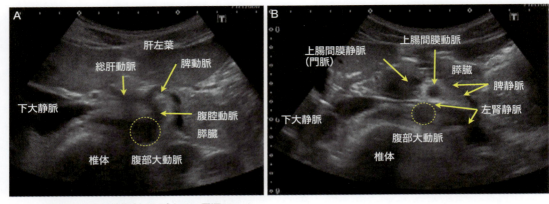

図 7-2 腹部大動脈短軸像（丸囲み）とその周辺（▶ 7-3）
B は A の足側の断面像．

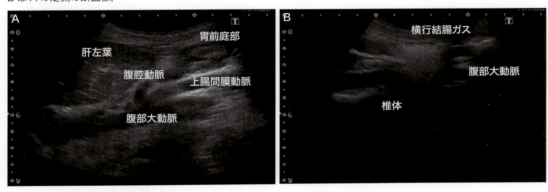

図 7-3 腹部大動脈長軸像とその周辺（▶ 7-5）
B は A の足側の断面像．

1 プローブ走査：腹部大動脈の短軸像を描出しながらスライド
（▶ 7-1，7-2）

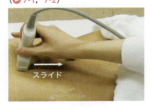

2 プローブ走査：腹部大動脈の長軸像を描出しながらスライド
（▶ 7-4）

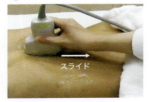

勧めします．腹部大動脈の短軸像の同定は，高輝度アーチ状に描出される椎体が指標になります．椎体の直上やや左側に腹部大動脈が，その右側に下大静脈が観察されます．<u>横隔膜直下の腹部大動脈は剣状突起，腸骨動脈分岐部は臍部の高さに相当します</u>．事前に解剖を再確認しておきましょう（**図7-1**，前頁参照）．

　まず剣状突起下にプローブをあて，頭側の観察のために少し「傾け」，肝左葉を音響窓にして横隔膜直下の腹部大動脈を観察します．その後は腹部大動脈に対してなるべく垂直にプローブをあて，剣状突起下から臍部へゆっくり「スライド」させます（🔸1，▶ 7-1，7-2）．その際，腹部大動脈からの分枝血管や周辺構造にも着目しましょう（**図7-2**，▶ 7-3）．次にプローブを時計方向に90°「回転」させ，長軸での観察に移ります．剣状突起下までプローブを移動し，腹部大動脈の最大断面が出るようにプローブの位置を調整します．そして肝左葉を音響窓として必要に応じて「ロッキング」走査を加え，横隔膜直下の腹部大動脈を観察します．その後腹部大動脈の最大断面を捉えながら，プローブをゆっくり臍部へ「スライド」させます（🔸2，▶ 7-4，**図7-3**，▶ 7-5）．<u>長軸での観察では，下大静脈を</u>

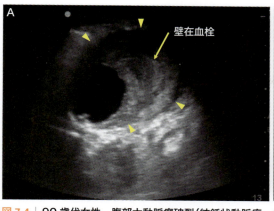 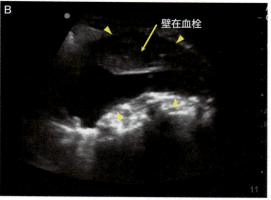

図 7-4 | 90 歳代女性，腹部大動脈瘤破裂（紡錘状動脈瘤，矢頭）
A：短軸像（▶7-6, 7-7），B：長軸像（▶7-8, 7-9）．

腹部大動脈と間違えないように注意してください．下大静脈では肝静脈の流入や心房との接合部が観察できますし，呼吸性に径が変動します．

腹部大動脈の観察を妨げる要因には，横行結腸（図7-3B）や胃内のガスがあります．部分的に腹部大動脈の観察が制限される場合，「傾け」や「ロッキング」走査で補ったり，「圧迫」法でガスを圧排したりすることで，多くの場合は全体像を捉えることが可能です．肥満例でも描出が制限されますが，被検者が受け入れ可能な範囲で「圧迫」を行い，描出を試みてください．また高齢者では腹部大動脈が蛇行していることがあり，位置が異なる場合がありますので注意しましょう．

POCUS で利用される腹部大動脈瘤の所見
観察項目とポイントは？

⊙ 径の拡大

POCUSでは，シンプルに「腹部大動脈瘤の有無と最大径」を評価できればよいでしょう．成人の腹部大動脈の正常径は「20 mm程度」とされています．腹部大動脈瘤は，直径が正常の1.5倍，つまり30 mmを超えて紡錘状（fusiform）に拡大（図7-4，▶7-6〜7-9），もしくは大動脈壁の一部が局所的にこぶ・嚢状（saccular）に突出して瘤を形成した状態（図7-5，▶7-10, 7-11）を指します[1]．日本超音波医学会用語・診断基準委員会「超音波による大動脈・末梢動脈病変の標準的評価法」[4]によると，動脈瘤径は短軸像を用いて外側（外膜）間で計測することが推奨されています．

紡錘状動脈瘤では最大と推測される部位における長軸直交短軸断面の直径（円形）あるいは短径（楕円形）を瘤径とします（図7-6A）．一方，嚢状動脈瘤では長軸直交短軸断面の長径を瘤径とします（図7-6B）．長軸断

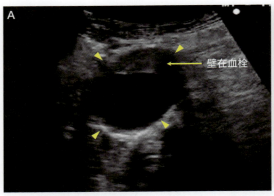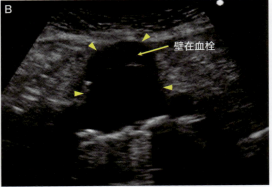

図 7-5 囊状動脈瘤（矢頭）
A：短軸像（▶7-10），B：長軸像（▶7-11）．

A 紡錘状動脈瘤

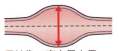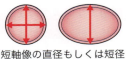

長軸像の直交最大径　　短軸像の直径もしくは短径

B 囊状動脈瘤

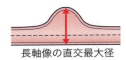

長軸像の直交最大径　　短軸像の長径

図 7-6 紡錘状動脈瘤と囊状動脈瘤の計測
〔日本超音波医学会用語・診断基準委員会，他：超音波による大動脈・末梢動脈病変の標準的評価法．超音波医学 41（3）：405-414, 2014 より改変〕

面では，いずれの形態でも瘤が最大と推測される断面の長軸直交最大径を計測します（図7-6）．なお，腹部大動脈瘤の多くは腎動脈下部から総腸骨動脈分岐上にあり，ほとんどは紡錘状です[5]．

⊙ 壁在血栓

腹部大動脈瘤の多くに壁在血栓が観察されます（図7-4，▶7-6〜7-9，図7-5，▶7-10，7-11）．大動脈径が拡大するつれて血流によどみが生じ，血栓が形成されるといわれています．壁在血栓の発育が顕著な場合，ときに大動脈瘤壁と壁在血栓の間に三日月様の無エコー域が観察され，anechoic crescent sign（ACサイン）と呼ばれますが，壁在血栓の一部が溶解したものとされています[6]．

⊙ 破裂所見

壁の不整や断裂など，大動脈瘤破裂の直接所見を得ることはときに可能

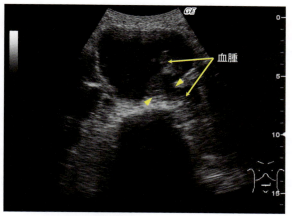

図 7-7 | 腹部大動脈瘤破裂
破裂部位（矢頭）と血腫（矢印）が確認できた．

ですが（図7-7），POCUSでは，破裂の直接所見の同定を目標にしなくてもよいでしょう．むしろ大動脈瘤の存在を的確につかむことが第一であり，その所見を一連の臨床像のなかで解釈し，次のステップにつなげることが大切です．

なお，間接所見として後腹膜出血や腹腔内出血がありますが，後腹膜出血の評価は容易ではなく，一般に超音波で除外は困難です．一方，腹腔内出血の頻度は低いのですが，FAST（→78頁）の手法を用いて評価可能ですので，併せて行うことをお勧めします．

● 特殊な腹部大動脈瘤の所見

腹部大動脈瘤のほとんどは動脈硬化性ですが，特殊型として炎症性や感染性の腹部大動脈瘤の存在が知られています．POCUSでは，これらの性状評価は目標ではありませんが，参考にしてほしいと思います．

炎症性腹部大動脈瘤は，瘤状の拡張に加え，壁の著明な肥厚，大動脈瘤周囲ならびに後腹膜の広範な線維化，周囲腹部臓器との癒着を特徴とします．臨床症状は，微熱，腹痛，腹部不快感，腰痛などが認められます[1]．超音波検査では，本症に特異的とされている瘤の前方または前側方の低エコー域であるMantle signを認めます[6]．

感染性動脈瘤は，感染に起因したすべての動脈瘤と，既存の動脈瘤に感染が加わったものが含まれます．発熱や疼痛などの自覚症状や感染徴候があり，かつ大動脈瘤を認めた場合には，感染性大動脈瘤の可能性を常に考慮しなければなりません[1]．超音波では，動脈瘤周囲の炎症像を捉えることが可能とされていますが[7]，形態のみから否定はできません[1]．

身体所見とPOCUS
触診所見をPOCUSで確認しよう！

　触診の方法としては，上腹部正中やや左を押して拍動の有無を確認しますが，両手で挟むように触診して拍動の幅で大動脈径を見積もる方法もあります．腹部大動脈瘤の触診の精度に関する研究は過去に数多く行われています．

　1999年には，無症候性腹部大動脈瘤のスクリーニングにおける腹部触診の有用性を検討した15研究，2,955例（動脈瘤の割合7%）を統合した解析（メタアナリシス）が報告されています[8]．確定診断はいずれも超音波で行われていますが，この時点で超音波を用いた腹部大動脈瘤のスクリーニングは精度が非常に高いことが判明していました（下記参照）．この解析によれば，大動脈径が30〜39，40〜49，50 mm〜で，感度はそれぞれ29，50，76%でした．

　一方，破裂例では触診の感度にばらつきがあり，筋性防御や，循環障害による腸管拡張，瘤の形態変化など，破裂が触診に及ぼす影響について考慮しなければなりません[8]．2000年には，腹部大動脈瘤のある99名と，ない101名を対象に，結果を知りえない2名の内科医が両手の触診で大動脈瘤の有無を評価した研究が報告されています[9]．大動脈径が30〜39，40〜49，50 mm〜で，感度はそれぞれ61，69，82%でした．また腹部大動脈瘤の有無について2検者間の一致率は77%（κ値0.53）と比較的良好でした．さらに腹囲や肥満が触診に与える影響についても検討され，腹囲が100 cm未満，腹部肥満なしであれば，感度はいずれも90%前後でした．

　以上のように，腹部触診の感度は全体としてけっして高くはありませんが，腹囲が小さく大きな動脈瘤では感度は比較的良好です．一方，痩せた高齢者では腹部大動脈径が正常範囲でも，（蛇行した）腹部大動脈が拍動性に触れることがあります．また大動脈近傍の腫瘍性病変を触知することもあるかもしれません．

　いずれにしろ，リスクがあれば触診で所見が得られなくても，また拍動性腫瘤が触知されても，確証を得るためにベッドサイドでPOCUSを活用することは適切でしょう．

POCUSとエビデンス
急性期診療とスクリーニングで有用です！

　2000年以降，腹部大動脈瘤（破裂）が疑われる有症状患者における，救

急医が施行するPOCUSの診断精度について，前向き研究が次々に報告されました．7研究，655名（有病率23%）を対象としたメタアナリシスによると，**径30 mm以上の腹部大動脈瘤の検出について，感度99%（95%信頼区間：96〜100），特異度98%（97〜99）と，精度は非常に高いこと**が明らかになっています[2]．事前に適切なトレーニングを受けていることが条件になりますが，診察中に腹部大動脈瘤（破裂）が疑われれば，ベッドサイドに備え付けの超音波ですばやい診断，臨床決断ができることを示しています．

一方，腹部大動脈瘤のスクリーニングでは，専門家による超音波の感度は94〜100%，特異度は98〜100%と非常に高く[10]，予後改善に寄与することも明らかになっています[11, 12]．POCUSの領域では，一定のトレーニングを受けた家庭医によるスクリーニングの有用性も示唆されています[13, 14]．ポケット入る大きさの超音波装置（ポケットエコー）は，腹部大動脈瘤の有無の評価と径の計測に関し，据え置き型装置と遜色ないことも示されています[15, 16]．

急性大動脈解離の所見
急性大動脈解離にもチャレンジ！

通常，急性大動脈解離は胸部で発症しますが，約1/3は解離が腹部大動脈まで及ぶとされています[17]（図7-8）．まれですが，限局性の腹部大動脈解離もあります[18]．また急性大動脈解離の約1/3は主訴が腹痛であったという報告もあります．POCUS領域では十分なエビデンスはありませんが，偽腔開存型の大動脈解離が腹部大動脈まで及んでいれば，フラップの動きを比較的容易に捉えることができます（図7-9，▶7-12〜7-14）[17]．大動脈解離の一部を腹部超音波ですばやく発見できれば，より早い臨床決断が期待できるでしょう[17]．

一方，偽腔閉塞型の大動脈解離の評価もある程度可能とされていますが[19]，動脈硬化や壁在血栓との鑑別が困難な場合があり，POCUSの範疇を超えると思われます．

腹部大動脈瘤の診断
未来のdecision treeは？

POCUSが普及してくれば，急性期における腹部大動脈瘤（破裂）の診療は，図7-10のようになることが想定されます．腹部大動脈瘤の存在診断，性状診断の精度はCTに軍配が上がりますが，病歴と身体所見取得に続きPOCUSを施行することで，チーム内での迅速な情報共有と臨床決断が可

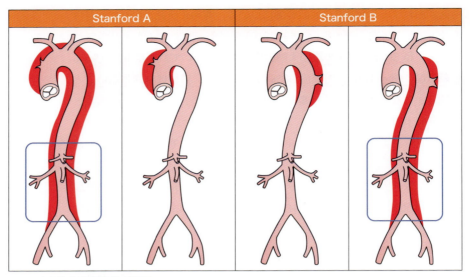

図 7-8│急性大動脈解離の範囲
青枠は腹部超音波で評価可能.

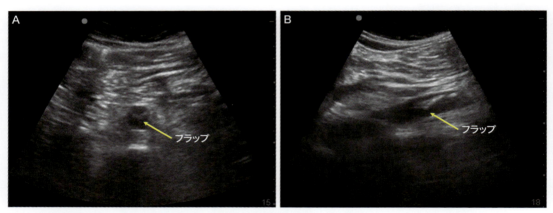

図 7-9│40歳代男性,左上腹部痛で発症した急性大動脈解離(Stanford B)
A:短軸像(▶7-12),B:長軸像(▶7-13, 7-14).

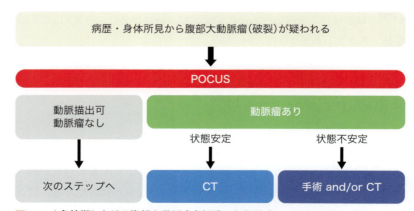

図 7-10│急性期における腹部大動脈瘤(破裂)の初期診療 decision tree(案)

能になると考えられます．

　もしオスラーがこの世にいれば，果たして彼の目に，POCUSはどのように映るでしょうか？

引用文献

1) 日本循環器学会，他：循環器病の診断と治療に関するガイドライン（2010年度合同研究班報告）大動脈瘤・大動脈解離診療ガイドライン（2011年改訂版）．2011．
2) Rubano E, et al：Systematic review；emergency department bedside ultrasonography for diagnosing suspected abdominal aortic aneurysm. Acad Emerg Med 20（2）：128-138, 2013. **PMID** 23406071
3) Svensjö S, et al：Update on screening for abdominal aortic aneurysm；a topical review. Eur J Vasc Endovasc Surg 48（6）：659-667, 2014. **PMID** 25443524
4) 日本超音波医学会用語・診断基準委員会，他：超音波による大動脈・末梢動脈病変の標準的評価法．超音波医学 41（3）：405-414, 2014．
5) Iwai T, et al：Atherosclerotic abdominal aorta saccular protrusion. Int Surg 81（2）：189-194, 1996. **PMID** 8912092
6) 山本哲也，他：血管エコーで知っておきたい典型的なサイン―大動脈瘤でみるサイン（マントルサイン，ACサイン）．超音波医学 44（2）：141-147, 2017．
7) Yoshimuta T, et al：Circumferential hyperechogenicity as an ultrasound sign of infected abdominal aortic aneurysm. Circulation 128（4）：415-416, 2013. **PMID** 23877065
8) Lederle FA, et al：The rational clinical examination. Does this patient have abdominal aortic aneurysm? JAMA 281（1）：77-82, 1999. **PMID** 9892455
9) Fink HA, et al：The accuracy of physical examination to detect abdominal aortic aneurysm. Arch Intern Med 160（6）：833-836, 2000. **PMID** 10737283
10) LeFevre ML, U.S. Preventive Services Task Force：Screening for abdominal aortic aneurysm；U.S. Preventive Services Task Force recommendation statement. Ann Intern Med 161（4）：281-290, 2014. **PMID** 24957320
11) Guirguis-Blake JM, et al：Ultrasonography screening for abdominal aortic aneurysms；a systematic evidence review for the U.S. Preventive Services Task Force. Ann Intern Med 160（5）：321-329, 2014. **PMID** 24473919
12) Keisler B, et al：Abdominal aortic aneurysm. Am Fam Physician 91（8）：538-543, 2015. **PMID** 25884861
13) Blois B：Office-based ultrasound screening for abdominal aortic aneurysm. Can Fam Physician 58（3）：e172-178, 2012. **PMID** 22518906
14) Sisó-Almirall A, et al：Abdominal aortic aneurysm screening program using hand-held ultrasound in primary healthcare. PLoS One 12（4）：e0176877, 2017. **PMID** 28453577
15) Dijos M, et al：Fast track echo of abdominal aortic aneurysm using a real pocket-ultrasound device at bedside. Echocardiography 29（3）：285-290, 2012. **PMID** 22066817
16) Bonnafy T, et al：Reliability of the measurement of the abdominal aortic diameter by novice operators using a pocket-sized ultrasound system. Arch Cardiovasc Dis 106（12）：644-650, 2013. **PMID** 24246614
17) Fojtik JP, et al：The diagnosis of aortic dissection by emergency medicine ultrasound. J Emerg Med 32（2）：191-196, 2007. **PMID** 17307632
18) Trimarchi S, et al：Acute abdominal aortic dissection；insight from the International Registry of Acute Aortic Dissection（IRAD）. J Vasc Surg 46（5）：913-919, 2007. **PMID** 17980278
19) Nishigami K：Echocardiographic characteristics of aortic intramural hematoma for the differentiation from atheromatous plaques and mural thrombi in the aorta. J Echocardiogr 9（4）：167-168, 2011. **PMID** 27277300

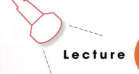

Lecture 8 腹腔内出血を疑ったとき

腹腔内出血：存在診断 初級，除外診断 中級

- 内因性疾患に対してもFASTの手法を利用しよう！
- 感度を上げるテクニックは？
- 少量の腹腔内出血を見逃さないためには？
- FASTのエビデンスで類推は可能！
- 未来のdecision treeは？

はじめに
内因性疾患に対してもFASTの手法を利用しよう！

　腹腔内出血はときに致命的になるので，すばやく的確な診断が必要です．外傷初期診療の現場では，標準的手法として **focused assessment with sonography for trauma（FAST）** が確立され，心膜液（心タンポナーデ），血胸，そして腹腔内出血の評価が行われます．FASTのコンセプトは『外傷初期診療ガイドラインJATEC（改訂第5版）』で詳細に述べられていますので，そちらを参照してください[1]．FASTの手法は，内因性腹腔内出血の早期検出にも役立ちます．

　内因性腹腔内出血の原因は，婦人科領域，肝，脾，血管疾患，凝固系異常など多岐にわたります[2]．腹腔内出血は，通常，突然発症で持続性の腹痛を呈し，ときにショックに至ります．当初は腹痛のみで後にショックが顕在化することがあるので，初期評価で腹腔内出血の検出に努めるべきです．病歴と身体所見で腹腔内出血の可能性が少しでもあれば，引き続きベッドサイドでPOCUSを行いましょう．

走査法とコツ，部位別腹腔内出血の所見
感度を上げるテクニックは？

　FASTでは，右上腹部，左上腹部，骨盤部の評価が行われますが，両側傍結腸溝も必要に応じて加えるとよいでしょう（図8-1）．

⦿──右上腹部

　右上腹部で液体が貯留しやすいのは，肝臓と右腎のあいだにある「モリソン窩」です．コンベックスプローブを用いて，中腋窩線を目安に，肋間

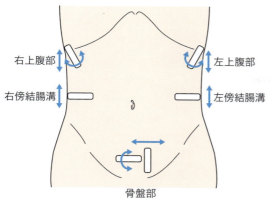

図 8-1 │ 腹腔内出血の観察部位とプローブ走査

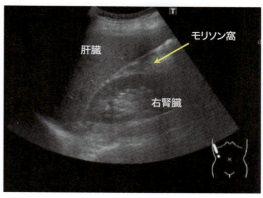

図 8-2 │ 右上腹部像，モリソン窩（▶8-2）

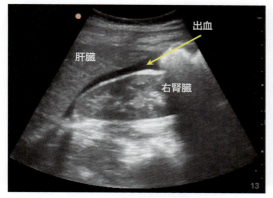

図 8-3 │ 24歳女性，卵巣出血による腹腔内出血—モリソン窩（▶8-3）

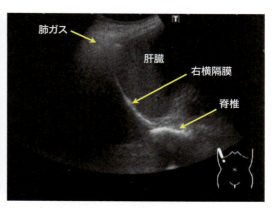

図 8-4 │ 右上腹部像，右横隔膜下（▶8-4）

や肋骨弓下から観察します（🖐1，▶8-1，図8-2，▶8-2）。欧米ではマイクロコンベックスやセクタ型のプローブが好まれて用いられているようです[3]。出血はモリソン窩にエコーフリースペースとして観察されます（図8-3，▶8-3）。モリソン窩観察のポイントは，<u>1断面だけではなく，「スライド」や「傾け」走査を駆使して複数の断面を観察することであり，1断面では発見できない少量の出血を捉えることができます</u>。また「横隔膜下（横隔膜と肝臓間）」も観察します。横隔膜は輝度の高いドーム状の形態をしています（図8-4，▶8-4）。さらに「右腎下極部」も観察します。この部位は右傍結腸溝と連続します（後述）。なお，腹壁と肝臓のあいだにも血液は貯留しますが，プローブの接地面に近く，多重反射で不明瞭になりやすい部位で，意識して観察しないと出血を見逃します（図8-5，▶8-5）。この部位はFASTの観察項目に含まれませんが，プローブを傾けて多重反射を軽減すれば，視認はよくなるでしょう。また，リニアプローブで観察してもよいでしょう。

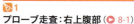

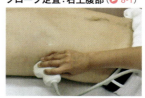

プローブ走査：右上腹部（▶8-1）

Lecture 8 の動画はこちら

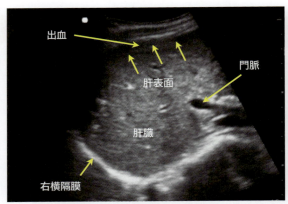

図 8-5 | 24 歳女性，卵巣出血による腹腔内出血—肝表面（▶8-5）

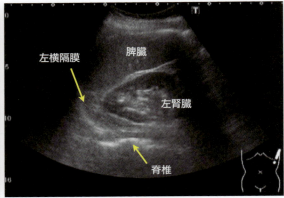

図 8-6 | 左上腹部像（▶8-7）

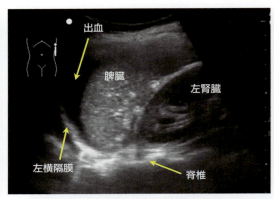

図 8-7 | 24 歳女性，卵巣出血による腹腔内出血—左横隔膜下（▶8-8）

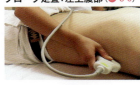

2
プローブ走査：左上腹部（▶8-6）

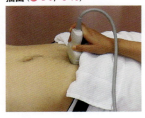

3
プローブ走査：骨盤腔横断面の描出（▶8-9，8-10）

⊙──左上腹部

　左上腹部では，中腋窩線から後腋窩線を目安に，複数の肋間や肋骨弓下から「横隔膜下（横隔膜と脾臓間）」「脾臓と左腎臓間」「左腎下極部」を観察します（👆2，▶8-6，図8-6，▶8-7）．一般的に，右上腹部よりも観察がやや難しく，右上腹部よりも背側，頭側で観察します．<u>脾臓と左腎臓間に注意が向きやすいのですが，実は同部位よりも横隔膜下のほうが出血は貯留しやすいので，必ず横隔膜を同定し，横隔膜と脾臓のあいだを観察しましょう</u>（図8-7，▶8-8）．右上腹部と同様，「スライド」や「傾け」走査を駆使し，少量の出血を見逃さないようにしましょう．

⊙──骨盤部

　横断像では，恥骨結合上縁にプローブを置き，主に「傾け」走査で膀胱を音響窓にして観察します（👆3，▶8-9，8-10）．また縦断像では左右にプローブを「スライド」させ，やはり膀胱を音響窓にして観察します（👆4，

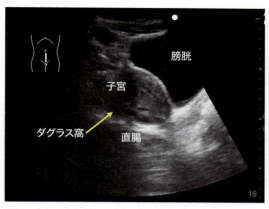

図 8-8 | 25 歳女性，少量の腹腔内出血—ダグラス窩

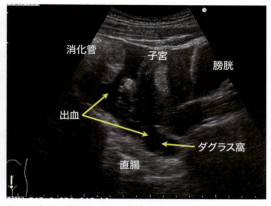

図 8-9 | 20 歳女性，卵巣出血による腹腔内出血—骨盤腔

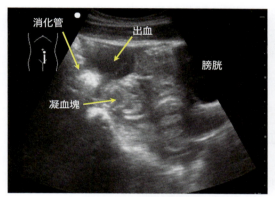

図 8-10 | 24 歳女性，卵巣出血による腹腔内出血—骨盤腔（▶ 8-13）

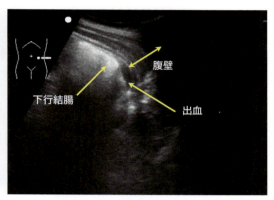

図 8-11 | 24 歳女性，卵巣出血による腹腔内出血—左傍結腸溝（▶ 8-15）

▶8-11，8-12）．一般に縦断像のほうが，膀胱，女性では子宮，直腸を一度に描出できるので，解剖学的に骨盤腔の液体は認識しやすいです．膀胱はすばらしい音響窓なので，排尿前にPOCUSを行いましょう．男性では「膀胱直腸窩」，女性では「子宮直腸窩（ダグラス窩）」は，上体挙上，仰臥位で最も出血が貯留しやすい部位になります（図8-8）．骨盤部ではここを中心に観察することになりますが，両者は腹壁から深く位置し，消化管ガスの影響もあり，少量の出血は描出しにくいことがあります．「圧迫」走査で消化管ガスを圧排して描出を試みてください．出血量が増えると，膀胱頭側，消化管ループのあいだで検出できます（図8-9，8-10，▶ 8-13）．

月経のある女性では，ダグラス窩に生理的腹水が存在しますが，生理的腹水の定義は明確には示されていません．ダグラス窩を占拠，もしくは越えた範囲で貯留した場合に，生理的範囲を越えていると判断してよいでしょう[4]．

▶4
プローブ走査：骨盤腔横断面の描出（▶ 8-11, 8-12）

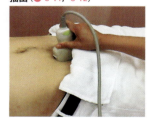

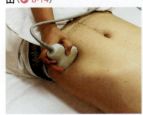

▶5
プローブ走査：左傍結腸溝の描出（▶8-14）

◉──両側傍結腸溝

　FASTの観察項目には入っていませんが，両側傍結腸溝は液体が貯留しやすい部位です．余裕があれば，上行結腸・下行結腸のガス像と側腹壁との間に液体貯留がないか観察してみましょう（▶5，▶8-14，図8-11，▶8-15）．液体が貯留していれば，傍結腸溝は腎下極と連続している様子が観察されます（▶8-16）．

◉──出血と腹水の区別

　腹腔内出血は凝血がなければ無エコーですが，凝血すれば輝度は上昇し，不均一に描出されます（図8-10，▶8-13）．いわゆる腹水も無エコーとして描出され，性状からは出血と腹水の区別は難しいことが多いので，病歴や身体所見，ほかの臨床所見と併せて評価する必要があります[5]．話は少し逸れますが，消化管穿孔で腸液が腹腔内に流出すれば，ガスや腸内容を反映した粒状陰影などが観察されます[6]．

> 病歴・身体所見とPOCUS
少量の腹腔内出血を見逃さないためには？

　腹腔内出血は突然発症で持続性の腹痛が特徴です．痛みの強さや部位は，出血源や出血量，出血貯留部位と関連すると考えられます．腹膜刺激症状を伴いますが，通常は消化管穿孔や汎発性腹膜炎ほどの強さではありません．出血で腹部膨満が観察されれば危機的な状態のはずですから，腹部膨満に至る前に診断すべきです．腹腔内出血を示唆する病歴を聞き逃さず，軽度の腹膜刺激症状を捉え，「腹腔内出血の可能性があるぞ」という診断推論を働かせて，適切にPOCUSを行えば，少量の腹腔内出血も見逃さないでしょう．

> POCUSとエビデンス
FASTのエビデンスで類推は可能！

　外傷初期診療で利用されるFASTを用いた腹腔内出血の検出については，数多くの研究があります．感度は64〜98％，特異度は86〜100％と幅がありますが，対象患者層，検者の臨床経験や腹腔内出血の診断基準の違いによると考えられます[7]．ショックを呈する場合は，腹腔内出血量が多いことになるので，感度は高くなり，出血検出に要する時間も短くなることが予想されます．低血圧の鈍的外傷患者69例の検討によると，外傷性腹腔内出血陽性患者では検査に要した時間は19±5秒であったのに対

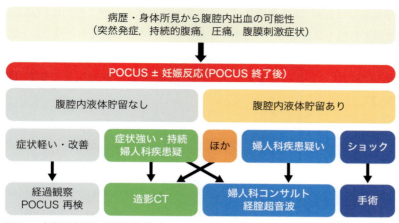

図 8-12 ｜ 腹腔内出血の初期診療 decision tree（案）

し，陰性患者では154±13秒（$p<0.001$）[8] であったと報告されています．超音波を用いた内因性腹腔内出血の検出については，症例報告は散見されますが，意外にまとまった研究が少ないのが現状です[9,10]．しかし，FASTのエビデンスを用いて類推は可能でしょう．

　婦人科領域では，POCUSに関連したいくつかの研究が報告されています．Rodgersonらによる後ろ向き研究では，異所性妊娠による腹腔内出血が疑われる患者に対して，救急医が経腹超音波でモリソン窩の液体貯留を検出することで，診断と治療までの時間が短縮したと報告しています[11]．またMooreらの前向き観察研究では，異所性妊娠が疑われた242例中10例で，救急医による経腹超音波でモリソン窩に液体貯留が検出され，そのうち9例は緊急手術になったと報告しています[12]．婦人科疾患では通例経腟超音波が行われますが，突然発症の持続的腹痛で腹腔内出血が疑われれば，積極的に経腹超音波を用いて早期診断に役立てるべきと考えます[4]．

腹腔内出血の診断
未来の decision tree は？

　病歴と身体所見から腹腔内出血が疑われれば，POCUSを用いてすばやく評価するのは妥当です．慣れれば1～数分で終了できます．妊娠可能年齢の女性であれば，POCUS終了後の採尿で妊娠反応をチェックしましょう．腹腔内出血の所見がなく，症状が軽度か改善していれば，経過観察やPOCUS再検で対応可能と考えられます．妊娠可能年齢の女性でバイタルサインが安定している場合，POCUSで腹腔内出血が見つかり，異所性妊娠や卵巣出血など婦人科疾患の可能性が高まれば，直接婦人科へコンサルトを行うことで造影CTを避けられる可能性があります．もちろん急性腹

症における造影CTの重要性はいうまでもありませんが，適切にPOCUSを診断に組み込むことで，放射線被曝低減につなげる戦略もとりたいところです．外傷と同様[13]，ショック状態でPOCUSを用いて腹腔内出血が見つかれば，その所見のみで緊急手術の正当な理由になりえます（図8-12）．

引用文献

1) 日本外傷学会外傷初期診療ガイドライン改訂第5版編集委員会：外傷初期診療ガイドラインJATEC（改訂第5版）．へるす出版，2017．
2) Lucey BC, et al : Spontaneous hemoperitoneum ; a bloody mess. Emerg Radiol 14（2）: 65-75, 2007. **PMID** 17342463
3) Ma OJ, et al : Trauma. In Ma OJ, et al（ed）: Ma and Mateer's Emergency ultrasound, 3rd ed. pp 61-92, McGraw Hill, NY, 2014.
4) 亀田徹，他：下腹部痛を主訴とした付属器疾患に対する携帯型装置を用いた経腹超音波検査．日腹部救急医会誌 32（3）: 587-593, 2012.
5) Perera P, et al : The RUSH exam ; rapid ultrasound in shock in the evaluation of the critically ill. Emerg Med Clin North Am 28（1）: 29-56, 2010. **PMID** 19945597
6) Ogata M : General surgery applications. In Ma OJ, et al（ed）: Ma and Mateer's Emergency ultrasound, 3ed. pp 273-317, McGraw Hill, NY, 2013.
7) Körner M, et al : Current role of emergency US in patients with major trauma. Radiographics 28（1）: 225-242, 2008. **PMID** 18203940
8) Wherrett LJ, et al : Hypotension after blunt abdominal trauma ; the role of emergent abdominal sonography in surgical triage. J Trauma 41（5）: 815-820, 1996. **PMID** 8913209
9) Kameda T, et al : Overview of point-of-care abdominal ultrasound in emergency and critical care. J Intensive Care 4 : 53, 2016. **PMID** 27529029
10) Jackson HT, et al : Ruptured splenic artery aneurysms and the use of an adapted fast protocol in reproductive age women with hemodynamic collapse ; case series. Case Rep Emerg Med 454923, 2014. **PMID** 24839566
11) Rodgerson JD, et al : Emergency department right upper quadrant ultrasound is associated with a reduced time to diagnosis and treatment of ruptured ectopic pregnancies. Acad Emerg Med 8（4）: 331-336, 2001. **PMID** 11282667
12) Moore C, et al : Free fluid in Morison's pouch on bedside ultrasound predicts need for operative intervention in suspected ectopic pregnancy. Acad Emerg Med 14（8）: 755-758, 2007. **PMID** 17554008
13) Patel NY, et al : Focused assessment with sonography for trauma ; methods, accuracy, and indications. Surg Clin North Am 91（1）: 195-207, 2011. **PMID** 21184909

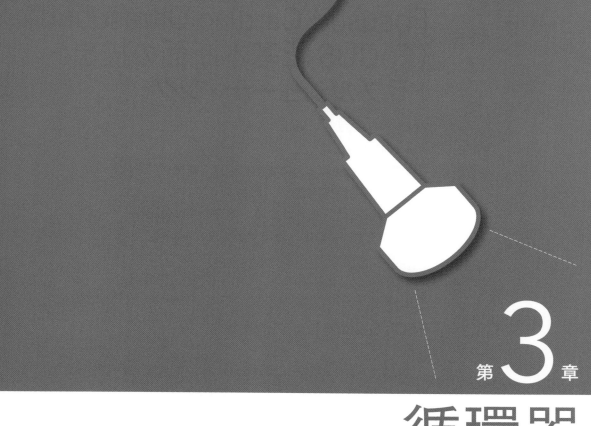

第3章
循環器

Focused Cardiac Ultrasound(FoCUS)と
基本断面の描出・トラブルシューティング
左室収縮能低下を疑ったとき
心タンポナーデを疑ったとき
急性肺塞栓症を疑ったとき
循環血液量減少を疑ったとき
下肢深部静脈血栓症を疑ったとき

Lecture 9 Focused Cardiac Ultrasound (FoCUS)と基本断面の描出・トラブルシューティング

- FoCUS とは？
- 慣れないうちは5つの動きに分けて練習を！
- 走査開始時に確認してください！
- 右室は右前，長軸は右肩，体表で弁の位置をイメージ！
- 基本を押さえれば，臨床で必ず役立ちます！

はじめに

FoCUS とは？

　検査室で行われる系統的心臓超音波検査は，循環器疾患や血行動態を把握するために不可欠な検査です．これまでさまざまな手法や多くの評価項目の有用性が明らかにされ，系統的心臓超音波検査に組み込まれてきました．その結果，系統的心臓超音波検査は複雑かつ専門的となり，専門家以外は手を出しにくいものとなりました．一方，プライマリ・ケアや急性期診療の現場では，循環器系に問題を抱えた患者の診療を行うことが多く，的確な循環器系の評価が求められます．

　近年，「Focused Cardiac Ultrasound（FoCUS）」という概念が普及し，2014年にはFoCUSの国際推奨が発表されました[1]．FoCUSは，急性期診療に従事する医師により，ベッドサイドにおいて，問題解決型アプローチで，短時間で行われる手法であり，得られた所見はほかの臨床情報と併せて解釈されます．また急速に普及しているポータブル装置やポケットエコーでも施行可能で，一定のトレーニングで習得でき，日常診療のレベルで技量の維持が可能なものが示されています．FoCUSの特徴は，point of care に適した観察断面（**図9-1**，**表9-1**）と，評価項目（**表9-2**）が「絞られる」ことにあります．評価項目としては，難度は高くなく，緊急度・重要度が高いものが選出されています（**図9-2**）．また，評価方法は目測が中心で，心電図・ドプラ・詳細な計測は必須とされません．「Point-of-Care 超音波研究会」では，FoCUSの到達目標を定めていますので参考にしてください（**表9-3**）．

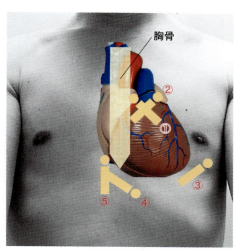

表 9-1 | FoCUS の観察断面（番号は 図 9-1 と対応）

▶ 傍胸骨（左室）長軸断面 ①
▶ 傍胸骨短軸断面（乳頭筋レベル）②
▶ 心尖部四腔断面 ③
▶ 心窩部四腔断面 ④
▶ 心窩部下大静脈断面 ⑤

図 9-1 | FoCUS の観察断面

表 9-2 | FoCUS の評価項目と所見（○は必須レベル）

評価項目	陽性所見
● 左室収縮能 ○	● 収縮低下
● 右室サイズ ○	● 右室拡大（左室方向へ中隔圧排）
● 循環血液量 ○	● 下大静脈虚脱・呼吸変動大，心室過収縮
● 心膜液 ○	● 心膜液貯留，右房・右室の虚脱（タンポナーデ）
● 慢性疾患のおおまかな評価	● 心室・心房拡大，心肥大
● 弁膜症のおおまかな評価	● 重症弁膜症
● 大きな心内腫瘤	● 血栓，疣贅

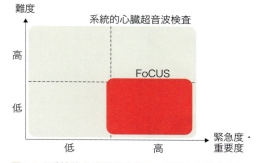

図 9-2 | 系統的心臓超音波検査の項目から選出される FoCUS

表 9-3 | FoCUS 到達目標

❶ FoCUS の適応を判断することができる
❷ 限られた観察断面を短時間で適切に描出することができる
❸ 適切に描出された観察断面から，FoCUS の評価項目に基づき異常所見を指摘することができる
❹ FoCUS で得られた所見をほかの臨床情報と併せて解釈し，臨床判断に利用することができる
❺ FoCUS の限界を理解し，系統的心臓超音波検査やほかの画像診断，循環器専門医へのコンサルテーションを適切に行うことができる

〔Point-of-Care 超音波研究会：心臓分野ベーシックカリキュラムより〕

プローブの基本走査のおさらい

慣れないうちは 5 つの動きに分けて練習を！

プローブの動きは，❶「スライド」（sliding）（▶9-1），❷「回転」

Lecture 9 の動画はこちら ▶

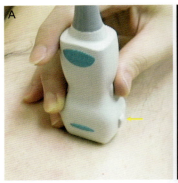
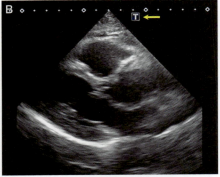

図9-3 | プローブマーカー（A，矢印）とスクリーンマーカー（B，矢印）

1
プローブの動き
❶ 基準，❶ スライド（▶9-1），
❷ 回転（▶9-2），❸ 傾け（▶9-3），❹ ロッキング（▶9-4），
❺ 圧迫（▶9-5）．
黄色線は基準となるプローブの軸，ピンク線は移動した軸，赤点はプローブマーカー．

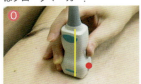
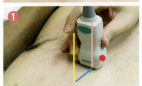
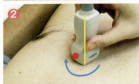
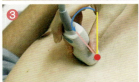
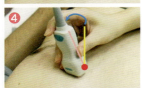
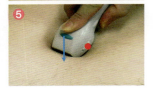

(rotation)（▶9-2），❸「傾け」(tilting)（▶9-3），❹「ロッキング」(rocking)（▶9-4），❺「圧迫」(compression)（▶9-5）に分けられます（▶1）．初学者は，<u>上記5つの動きに分けて練習することが上達への近道</u>といわれています．コンベックスプローブと違い，心臓用のセクタプローブでは，外見上「傾け」と「ロッキング」の区別がつきにくいのですが，「傾け」では連続的に異なる断面を捉え，「ロッキング」では1つの断面をロッキングチェアのように動かします．

プローブと画面（スクリーン）の対応
走査開始時に確認してください！

　プローブの片方の側面に突出した部分があり，本書では「プローブマーカー」と呼ぶことにしています（図9-3A）．また画面（スクリーン）の右上には，プローブマーカーの向きに対応するマークが表示され，「スクリーンマーカー」と呼ぶことにしています（図9-3B）．<u>心臓超音波では，スクリーンマーカーを右上に表示することで国際的にほぼ統一されています</u>．まずはプローブマーカーとスクリーンマーカーの対応を確認することから始めましょう．

各断面の走査法とコツ
右室は右前，長軸は右肩，体表で弁の位置をイメージ！

　初学者が超音波を用いて心臓の立体解剖を理解するのは容易ではありませんが，<u>❶ 右室は左室の右前方（図9-5），❷ 左室長軸は右肩方向（図9-4），❸ 体表での弁の位置（図9-5）をイメージしながら走査を行う</u>と，理解が進みます．

　前述したように，FoCUSでは観察断面が絞られます．系統的心臓超音

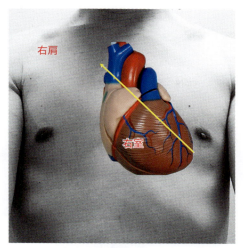

図 9-4 | 右室の位置と長軸方向

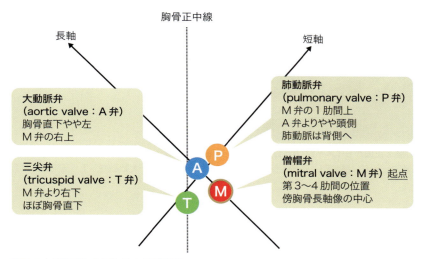

図 9-5 | 前胸部から見た弁の位置関係

波検査の基本断面である心尖部長軸断面と心尖部二腔断面はFoCUSの対象とされませんが，FoCUSをマスターした方は，次のステップとして習得を検討してください．

まずは胸骨左縁左室長軸断面でオリエンテーションをつけることが重要です．その後，ほかの断面の描出に移ります．

⊙ 傍胸骨（左室）長軸断面

左側臥位が基本になりますが，重症例や長期臥床者では仰臥位で行わざるをえません．左側臥位にすると，心臓が体表に近づき，描出しやすくなります．また左上肢を挙上することで，肋間が広がり，観察しやすくなります．プローブマーカーを右肩へ向け，胸骨左縁に沿って上位肋間から下

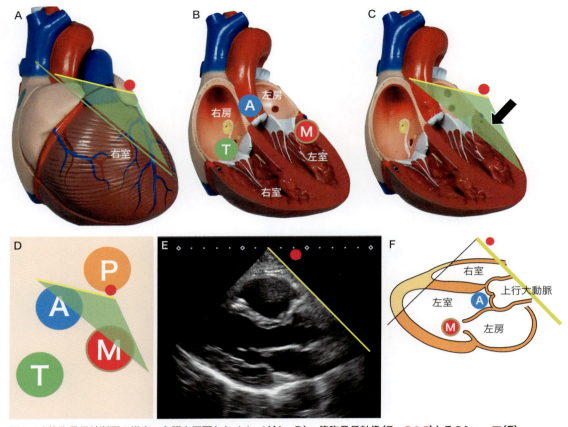

図 9-6 | 傍胸骨長軸断面の描出：心臓を正面からイメージ（A〜D），傍胸骨長軸像（E：▶9-7）とそのシェーマ（F）
緑矢印：心臓の長軸，緑三角：超音波ビーム，黒矢印：画像を捉える向き，M：僧帽弁，A：大動脈弁，T：三尖弁，P：肺動脈弁．

▶2
プローブ走査：胸骨左縁に沿ってプローブマーカーを右肩へ向けながら（黄矢印），上位肋間から「スライド」（黒矢印）（▶9-6）

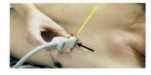

位肋間へ「スライド」させ，適した肋間を定めますが，第3，第4肋間に落ち着きます（▶2，▶9-6）．心臓の長軸はおおよそ右肩方向ですが，多少個人差がありますので，「回転」にて調整を行い，心臓の長軸を見定めます．さらに「傾け」，「ロッキング」で調整していきます．

正面から心臓と弁の位置をイメージし，傍胸骨長軸断面の超音波像を確認しましょう（図9-6，▶9-7）．

傍胸骨長軸断面では，左室・左房・僧帽弁・大動脈弁・右室の観察ができます．FoCUSでは，理想的な傍胸骨長軸像が必ずしも求められるわけではありませんが，なるべく目標となる長軸像を目指しましょう（図9-7）．ちなみに，目標となる傍胸骨長軸像が描出される1肋間上では，上行大動脈の描出がよくなります（▶9-8）．1肋間下で少し外側に移動すると，心尖部側がよく観察されます（▶9-9）（トラブルシューティング：目標となる傍胸骨長軸像がうまく描出できない場合は，上記を参考に肋間を変えてみるとよいでしょう）．もちろん関心部位に応じ，あえて肋間を変

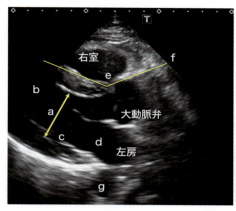

図 9-7 目標となる傍胸骨長軸像
a：心室中隔と後壁を平行に，左室腔を最大に
b：心尖部が（丸く）描出されない
c：腱索・乳頭筋が（できる限り）描出されない
d：僧帽弁はほぼ画面の中央に
e：三尖弁・肺動脈弁が描出されない
f：心室中隔と大動脈前壁を同じ高さに
g：下行大動脈が描出される深さで

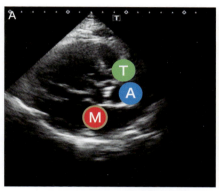
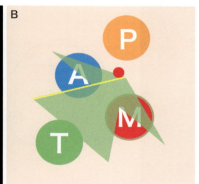

図 9-8 理想となる傍胸骨長軸像から「傾け」で超音波ビームを右側へ向けると三尖弁が描出される
緑三角：超音波ビーム，M：僧帽弁，A：大動脈弁，T：三尖弁，P：肺動脈弁．（A：▶9-10）．

えることもあります．たとえば，大動脈瘤や大動脈解離の評価のため，大動脈基部から上行大動脈をしっかり観察したい場合は，あえて上位肋間から観察します．

　心臓の長軸はうまく捉えられても超音波ビームが右側に向かっていると三尖弁（の一部）が描出されます（**図9-8A**，▶9-10）．体表から弁の位置がイメージできていると容易に理解できます（**図9-8B**）（トラブルシューティング：もしこの断面が描出されれば，「傾け」で超音波ビームの向きを変えて修正します）．

傍胸骨短軸断面

　傍胸骨短軸断面を適切に描出するためのポイントは，傍胸骨長軸断面の描出を通じ，心臓の長軸をイメージすることです．そのうえで長軸に対してプローブを90°時計回りに「回転」させます（3，▶9-11）．プローブマーカーの向きの目安は左肩です．FoCUSでは乳頭筋レベルの断面が選

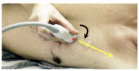

プローブ走査：傍胸骨長軸像を描出後，プローブを90°時計回りに「回転」（黒矢印），プローブマーカーは左肩へ向けて（黄矢印）短軸像を描出（▶9-11）

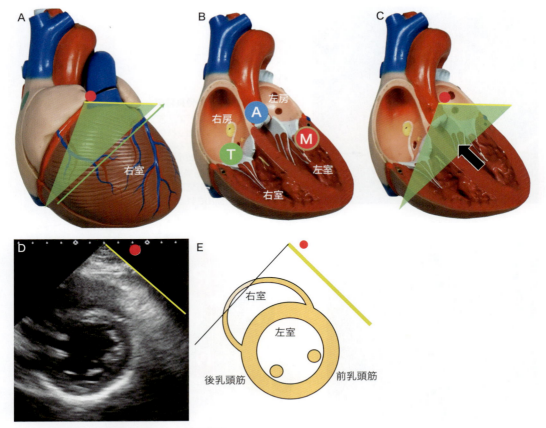

図 9-9 傍胸骨短軸断面(乳頭筋レベル)の描出
心臓を正面からイメージ(A〜C),傍胸骨短軸像・乳頭筋レベル(D, ▶9-12)とそのシェーマ(E).
緑矢印:心臓の短軸,緑三角:超音波ビーム,黒矢印:画像を捉える向き,M:僧帽弁,A:大動脈弁,T:三尖弁.

ばれます.正面から心臓をイメージし,傍胸骨短軸断面を確認しましょう(図9-9).なるべく左室が正円になり,画面の中央に位置するように調整しましょう(▶9-12).〔トラブルシューティング:なお「回転」しすぎると左室は縦長になり,右心側では三尖弁が観察されますので(図9-10,▶9-13),その場合は少し反時計方向に戻しましょう〕.

乳頭筋レベルでは,左室・右室サイズ,両者のバランス,左室壁運動を評価します.また僧帽弁レベル(▶9-14),大動脈弁レベル(図9-11,▶9-15)も併せて観察するとよいでしょう.大動脈弁レベルでは三尖弁と肺動脈弁も捉えることができます.短軸各断面への移動は「傾け」で対応できる場合が多いですが,「スライド」で1肋間移動が必要な場合もあります.

⦿──心尖部四腔断面

心尖部からプローブ走査を行うため,体位は左半側臥位程度を目安にします.ベテランになればプローブですぐに心尖部を探し当てることができ

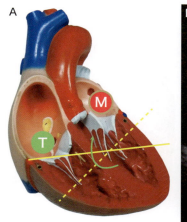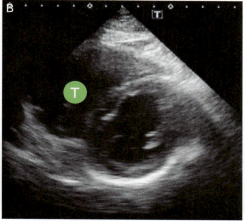

図 9-10 | 傍胸骨短軸断面（乳頭筋レベル）の描出時に「回転」しすぎると三尖弁が描出される（B）

点線：理想的な短軸断面，実線：回転しすぎの断面，M：僧帽弁，T：三尖弁（◯9-13）．

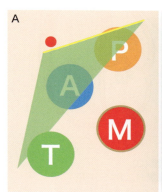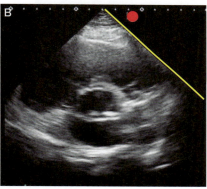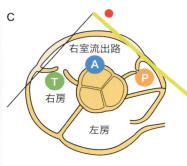

図 9-11 | 傍胸骨短軸断面（大動脈弁レベル）の描出

弁の位置と超音波ビームの方向（A），傍胸骨短軸像・大動脈弁レベル（B）（◯9-15）とそのシェーマ（C）．
緑三角：超音波ビーム，A：大動脈弁，T：三尖弁，P：肺動脈弁．

ますが，慣れないうちは，❶心尖拍動を触れる位置，❷傍胸骨短軸の心尖部断面，❸傍胸骨長軸断面を描出後，心尖部へ「スライド」，❹足側・外側からアプローチします．◯9-16などで心尖部を捉える方法が提言されています．心尖部四腔断面の描出では，右室が左室の右前に位置することを念頭に，左室・左房が画像の右側にくるように，プローブマーカーは左腋窩方向に合わせます（▶4）．心尖部は体表近くにありますが，心房は背側に位置しますので，超音波のビームが右肩背側へ向くようにします．正面および心尖部側から心臓をイメージし，心尖部四腔断面を確認しましょう（**図9-12**）．心尖部四腔断面は，主に左室・右室のサイズの評価，左室の壁運動の評価に用います．

　理想的な心尖部四腔断面の描出（**図9-13A**，**9-14矢印Ⓐ**，◯9-17）を目指してほしいのですが，その過程でいろいろな断面が描出されますので，

▶**4**
プローブ走査：心尖部四腔断面の描出
プローブマーカーは左腋窩部へ向ける（緑矢印）（◯9-16）．

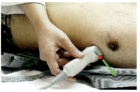

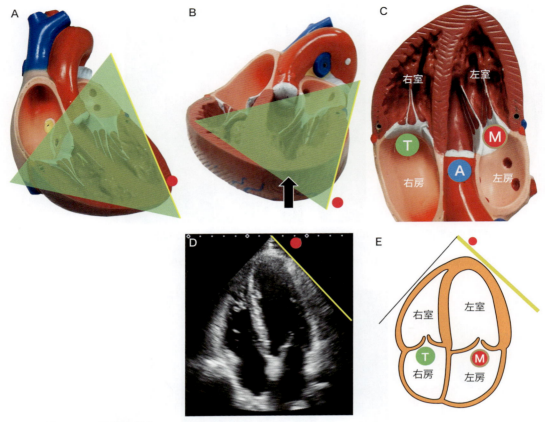

図 9-12│心尖部四腔断面の描出
心臓を正面からイメージ(A), 心尖部側からイメージ(B), Bを黒矢印側からみた反転図(C).
心尖部四腔像(D)とそのシェーマ(E). 緑三角：超音波ビーム, M：僧帽弁, A：大動脈弁, T：三尖弁.

その仕組みについて知っておくと何かと役に立ちます. 心尖部を捉えていたと仮定して, 大動脈弁が描出される場合は, 超音波ビームがより腹側に向いていることになります(図9-13B, 9-14矢印Ⓑ, ▶9-18). 一方, 心房が(十分に)描出されない場合は, 超音波ビームがより背側に向いている可能性があります(図9-13C, 9-14矢印Ⓒ, ▶9-19).
〔トラブルシューティング：もしこれらの断面が描出された場合, 理想的な心尖部四腔断面に近づけるためには,「傾け」を行えばよいわけです(▶9-20). また, 心室らしき部位が丸く描出され, 上下にズレる場合は, 心尖部を適切に捉えていないので(図9-15矢印Ⓐ, ▶9-21),「スライド」で心尖部を探し当て(図9-15矢印Ⓑ),「傾け」で調整しましょう(図9-15矢印Ⓒ)〕.

⦿──心窩部四腔断面

急性期診療では, 左側臥位をとるのは困難な場合が多く, 仰臥位では胸

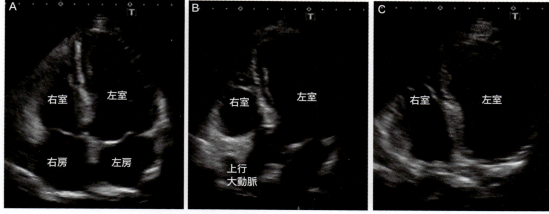

図 9-13 | 心尖部四腔像（A）（▶9-17），より腹側へ傾けた像（B）（▶9-18），より背側へ傾けた像（C）（▶9-19）

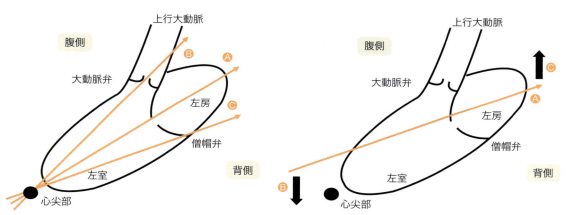

図 9-14 | 心尖部側からの描出と超音波ビームの方向（1）

図 9-15 | 心尖部側からの描出と超音波ビームの方向（2）

骨左縁，心尖部からの描出が制限されます．一方，慢性閉塞性肺疾患や人工呼吸中は，胸骨左縁，心尖部よりも心窩部のほうが観察しやすいことが多いです．心肺蘇生や外傷初期診療の場面では，心窩部からの観察が推奨されます．このように**急性期診療では，心窩部四腔断面が重視されます**．

体位は仰臥位に戻します．プローブによる「圧迫」が必要になりますので，腹壁の緊張が強い場合は，両膝を立てるとよいでしょう．プローブは，スクリュードライバーを握るように持つと「圧迫」しやすくなります．プローブマーカーを左側腹部へ向け，超音波ビームが左肩へ向くようにして「圧迫」を行います（👉5, ▶9-22）．正面から心臓をイメージし，心窩部四腔断面を確認しましょう（図9-16, ▶9-23）．心窩部四腔断面を描出する際，肝臓を超音波の窓にすると，描出しやすくなる場合が多いです．

──心窩部下大静脈断面（下大静脈断面）

下大静脈は長軸断面での観察が一般的ですが，径を正確に評価するため

👉5
プローブ走査：心窩部四腔断面の描出
プローブマーカーは左側腹部へ向ける（緑矢印）（▶9-22）．

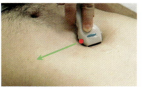

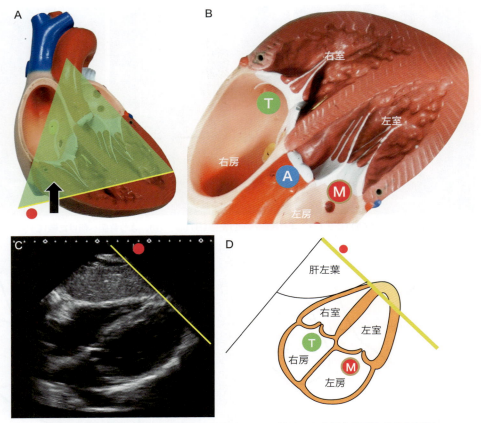

図 9-16 心窩部四腔断面の描出：心臓を正面からイメージ（A），A を黒矢印側から見た反転図（B），心窩部四腔像（C）（▶9-23）とそのシェーマ（D）
緑三角：超音波ビーム，M：僧帽弁，A：大動脈弁，T：三尖弁．

には，短軸断面での観察も有用です．通常仰臥位で観察しますが，左側臥位で行われることもあります．長軸断面の描出では，プローブマーカーを頭側へ向けます（👉6，▶9-24）．正面から下大静脈をイメージし，下大静脈断面を確認しましょう（**図9-17**，▶9-25）．心臓は画面の右側，下大静脈は左側に位置するように描出します．なお，腹部超音波で下大静脈を観察する場合は，心臓と下大静脈の位置は逆になりますのでご注意ください（➡14頁）．

　腹部大動脈と下大静脈を間違えないようにしましょう．両者を描出し，位置関係を確認する習慣をつけるとよいと思います．肝静脈が合流し，右房へ流入するのは下大静脈です．

質の高い循環器診療を目指して
基本を押さえれば，臨床で必ず役立ちます！

以上，FoCUS の基本について，なるべく簡潔に述べました．必要に応

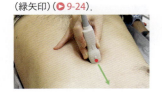

👉6 プローブ走査：下大静脈長軸断面の描出
プローブマーカーは頭側へ向ける（緑矢印）（▶9-24）．

郵 便 は が き

113-8739

料金受取人払郵便

本郷局承認

5643

差出有効期限
2024年9月30
日まで
切手はいりません

(受取人)

東京都文京区
本郷郵便局私書箱第5号
医学書院(MB-1)
「内科救急で使える！Point-of-Care
超音波ベーシックス」 編集室　行

◆ご記入いただきました個人情報は，ご注文商品・アンケート記念品の発送および新刊案内・正誤表の送付等に使用させていただきます。
なお，詳しくは弊社ホームページ（https://www.igaku-shoin.co.jp）収載の個人情報保護方針をご参照ください。

ご芳名	フリガナ
性別：男・女 年齢　　歳代	
ご住所　　　　　　　　1. 自宅　　2. 勤務先　（必ず選択） 〒□□□-□□□□　　　都道府県	
E-mail	
勤務医・開業医・研修医（前期・後期）・超音波検査士・他（　　　　）	
勤務先	
所属・学部名	
専門科名	

03805

『内科救急で使える！Point-of-Care 超音波ベーシックス』アンケート

この度はご購入いただきありがとうございます。今後の改訂や新刊企画のためみなさまの率直なご意見・ご感想・ご批判をお寄せいただければ幸いです。
アンケート回答者の中から抽選で「図書カード」をプレゼントいたします。
（抽選は定期的に行います。当選発表は商品の発送をもってかえさせていただきます）

A. 普段，医書の新刊情報をどこでお知りになりますか（複数回答可）
①医書専門店　②大型書店　③学会展示　④ネット書店
⑤書評・レビュー・広告（媒体名：
⑥SNS・よく見るアカウント名：
⑦同僚・友人から　⑧その他（

B. 本書をどこでお買い求めになりましたか（複数回答可）
①医書専門店　②大型書店　④学会展示　⑤ネット書店
　（店名，学会名：
⑤その他（

C. ページ数　　　　　　　①少ない　　②適当　　③多い
D. 価格の印象　　　　　　①安い　　　②適当　　③高い
E. 本書の記述　　　　　　①わかりやすい　　②適当　　③わかりにくい
F. 本書を購入しようと思った理由をお聞かせください
（　　　　　　　　　　　　　　　　　　　　　　　　　　　　）

G. 本書で特に気に入っていただけた点をお聞かせください
（　　　　　　　　　　　　　　　　　　　　　　　　　　　　）

H. 本書に改良してほしい点，追加してほしい内容があればお聞かせください
（　　　　　　　　　　　　　　　　　　　　　　　　　　　　）

I. 今後出版を希望される書籍，その他ご意見やご要望などがあればお聞かせください
（　　　　　　　　　　　　　　　　　　　　　　　　　　　　）

ご協力ありがとうございました

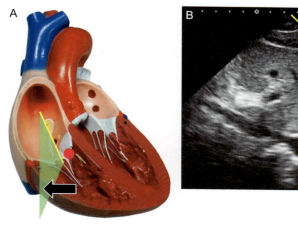

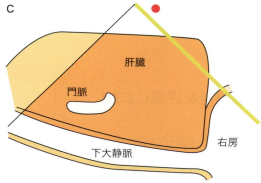

図 9-17 ｜ 心窩部下大静脈断面の描出
心臓を正面からイメージ（A），心窩部下大静脈長軸像
（B：◯9-25）とそのシェーマ（C）．
緑三角：超音波ビーム．

じて，参考文献や系統的心臓超音波検査のテキストをもとに理解を深めてください．FoCUSでも基本を押さえることがいかに重要か，教育現場にかかわる身として日々強く感じています．また，いうまでもありませんが，<u>FoCUSはけっして病歴と身体所見に取って代わるものではなく，あくまで病歴と身体所見をサポートするもの</u>であり，病歴と身体所見と併せて評価することで，質の高い診療を目指してもらいたいと思います．将来は循環器内科医を前にして，「FoCUSで得られた所見は◯◯であり，病歴，身体所見，心電図と併せて解釈しますと◯◯です」と，胸を張ってプレゼンテーションできるようになりたいものです．

　次のLectureからは，FoCUSの概念に基づき，**表9-2**で示した評価項目別に，観察のポイント，身体所見との関連，エビデンス等をお伝えします．

引用文献

1）Via G, et al：International evidence-based recommendations for focused cardiac ultrasound. J Am Soc Echocardiogr 27：683.e1-e33, 2014. **PMID** 24951446

Lecture 10 左室収縮能低下を疑ったとき

高度左室収縮能低下（目測）：初級
軽度左室収縮能低下（目測）：中級～上級
局所壁運動異常：中級～上級

- 目測で包括的に左室収縮能を評価します！
- 観察項目とポイントは？
- 迅速に確証を得るために利用しましょう！
- トレーニングを積めば visual EF は有用です！
- 未来の decision tree は？

はじめに

目測で包括的に左室収縮能を評価します！

　Lecture 9 では FoCUS の概念と基本断面の描出について解説しました．以降 4 Lecture にわたり，FoCUS の主要評価項目・病態を，1 つずつ取り上げていきます．この Lecture は「左室収縮能低下」がテーマです．

　呼吸困難やショック，胸痛に対して，FoCUS では目測で包括的に左室収縮能を評価します．できるだけ多くの FoCUS 断面で左室収縮能を評価することが望ましいのですが，左側臥位困難，時間的制約などにより，限られた断面で評価せざるをえないときもあります．系統的心臓超音波検査では，左室収縮能の指標である左室駆出率（ejection fraction：EF）は，左室径で計算する Teichholz 法が用いられてきましたが，現在は心尖部四腔断面と心尖部二腔断面で左室内腔をトレースして計算する modified Simpson 法が標準となっています．一方，FoCUS では（詳細な）計測を必須とせず，目測で半定量的に左室収縮能の評価を行います．目測の利点はすばやく評価できることにありますが，検者依存性が高くなり「専門家以外の臨床医が行う FoCUS で，果たして役立つのか？」という疑問が生じます．この点については後述したいと思います．

　なお，左室機能の両輪である拡張能は，ドプラ法を用いた総合的な判断が必要であり，通常 FoCUS には含まれません[1]．しかし，左室肥大や左房拡大などの基本的な形態情報は，拡張不全の指標として参考になります．

表10-1 | EF値に基づく左室収縮能のカテゴリーとFoCUS目測の目安

左室収縮能	男性 EF(%)	女性 EF(%)	FoCUS 目測(%)
過収縮	>72	>74	>70
正常	52〜72	54〜74	51〜70
軽度低下	41〜51	41〜53	30〜50 (低下) / 41〜50
中等度低下	30〜40	30〜40	30〜40
高度低下	<30	<30	<30

〔男性EF，女性EF：Lang RM, et al：Recommendations for cardiac chamber quantification by echocardiography in adults；an update from the American Society of Echocardiography and the European Association of Cardiovascular Imaging. J Am Soc Echocardiogr 28（1）：1-39. e14, 2015より，FoCUS目測：Emergency Ultrasound Imaging Criteria Compendium. Ann Emerg Med 68（1）：e11-48, 2016より〕

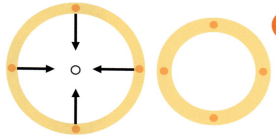

図10-1 | 左室短軸断面での収縮

FoCUS で利用される左室収縮能低下の所見
観察項目とポイントは？

⊙ 計測と目測による EF のカテゴリー分類

2015年にAmerican Society of EchocardiographyとEuropean Association of Cardiovascular Imagingが共同で提示したガイドラインでは，modified Simpson法で算出されたEFに基づいた左室収縮能のカテゴリーが性別に示されています[2]．FoCUSでの目測による収縮能は，❶正常（▶10-1〜10-3），❷低下（▶10-4〜10-6），❸高度低下（▶10-7〜10-9）と3段階に分けるのが妥当と考えられますが[3]，上記ガイドラインとの整合性を考慮し，検者の経験に応じて，❷低下を，「軽度低下」と「中等度低下」に分けてよいかもしれません．表10-1に，EF値に基づく左室収縮能のカテゴリーとFoCUS目測の目安を提示します．なお，過収縮は交感神経亢進や循環血液量減少，敗血症性ショックなどで生じる後負荷減少時に観察されます．

⊙ 心内膜の中心への移動と心筋壁厚の増加

複数の断面を用いて左室全体を観察し，心内膜の左室中心への移動と心筋壁厚の増加に着目することが，目測による左室収縮能評価の基本です（図10-1）．左室拡大も左室収縮能低下と関連しますので，併せて評価します．観察断面の斜め切りや軸のズレは，左室収縮能を過大評価することになりますので，目測中心のFoCUSにおいても，適切な基本画像の描出は重要です．

⊙ 拡張早期の僧帽弁前尖と心室中隔との距離は目測で評価！

左室収縮能が正常であれば，拡張早期に僧帽弁前尖は心室中隔に近接もしくは接しますが（図10-2A），収縮能が低下していると，左室径が拡大し，拡張期流入血流が減少しているので，僧帽弁前尖と中隔との最短距離が拡

📱 Lecture 10 の動画はこちら ▶

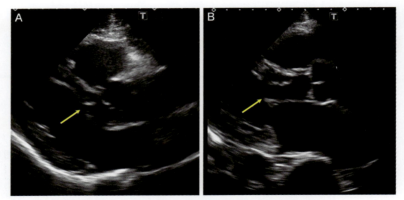

図 10-2 拡張早期に心室中隔に最も近づいた僧帽弁前尖（矢印）
A：収縮能正常例，B：低下例.

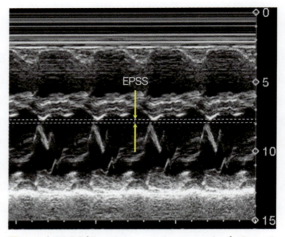

図 10-3 EPSS（E-point septal separation）（▶10-10）

大します（図10-2B）．この距離は，傍胸骨長軸断面を用いてMモードで計測され，EPSS（E-point septal separation）と呼ばれます（図10-3，▶10-10）．救急医が計測した EPSS は，ソノグラファー（エコーの専門家）が Teichholz 法で算出した EF と相関は良好で（r＝0.73），EPSS＞7 mmの場合には，EF≦30％の拾い上げに有用であることが示されています[4]．一方，EPSS を目測で評価することも有用とされています（▶10-1，10-4，10-7を比較）．目測で EPSS＞10 mmと判断した場合，EF＜40％の予測について，感度69％，特異度91％，正確度89％と報告されています[5]．なお，大動脈弁逆流や僧帽弁狭窄があれば過大評価，心室中隔が肥厚する病態では過小評価になるので，注意が必要です[6]．

⊙ 長軸方向の収縮も目測で使えます！

心臓の収縮は短軸方向に目が向きがちになりますが，長軸方向にも収縮

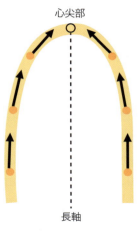

図 10-4 | 心尖部断面での収縮

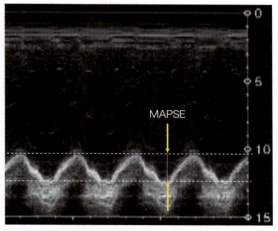

図 10-5 | MAPSE(mitral annular plane systolic excursion)(▶10-11)

します．心膜液貯留がなければ心尖部は心周期を通じてほぼ動かず，左室は心尖部に向けて収縮します（図10-4）．この長軸方向の収縮も，左室ポンプ機能として重要な役割を果たしています[7]．検査室では，組織ドプラ法を用いて心筋運動速度を測定し，左室長軸機能が評価されます．

一方，心尖部四腔断面と心尖部二腔断面を用いてMモードで計測する僧帽弁輪収縮期移動距離（mitral annular plane systolic excursion：MAPSE）は，左室収縮能の指標になることが明らかにされています[7]．複数部位で測定された平均MAPSEは，正常では12～15 mm程度とされ，MAPSE≧10 mmでEF≧55％の予測について，感度90～92％，特異度87％と報告されています[7]．簡便に外側僧帽弁輪のみで評価する場合もあり，心尖部四腔断面を用いて，Mモードのカーソルを外側僧帽弁輪に合わせて計測します（図10-5，▶10-11）．エビデンスはありませんが，左室収縮能の評価の一環として，MAPSEの目測も有用と考えられます（▶10-3，10-6，10-9を比較）．ちなみに，三尖弁輪収縮期移動距離（tricuspid annular plane systolic excursion：TAPSE）は，簡便で再現性のよい右室長軸機能の指標として以前から知られており，正常例ではMAPSEより大きいことが目測でよくわかります（▶10-3で比較）．

⊙──下大静脈径と呼吸性変動

下大静脈径と呼吸性変動は，FoCUSの主要評価項目に含まれます．下大静脈径の拡大と呼吸性変動の減弱・消失は，右房圧の上昇，左室収縮能の低下を示唆する所見になります（▶10-12，10-13）．右心房接合部から5～30 mmの範囲の肝下面で下大静脈径を計測しますが，肝静脈合流部を指標に，目測での評価も有用です[9]．

身体所見とFoCUS
迅速に確証を得るために利用しましょう！

　左室収縮能低下が進行すると，心不全徴候，つまり低灌流所見とうっ血所見が出現します．病歴とさまざまな身体所見を統合して心不全の初期評価が行われますが，個々の身体所見については，感度は高くないことが知られています[9]．Ⅲ音聴取は40歳以上では異常であり，拡張早期の急速な心室充満に起因するとされています．Ⅲ音聴取によるEF＜50％の検出については，感度11～51％，特異度85～98％，EF＜30％の検出については，感度68～78％，特異度80～88％，陰性尤度比0.3となっています[9]．軽度の左室収縮能低下は，身体所見での検出は困難ですが[10]，症候性であれば病歴とさまざまな身体所見の統合で少なくとも心不全を疑うことは十分に可能で，引き続きFoCUSでその確証を得ることができれば，ベッドサイドでの臨床決断の促進につながると考えられます[10]．

FoCUSとエビデンス
トレーニングを積めば visual EF は有用です！

　FoCUSによる左室収縮能の評価は，呼吸困難やショックの診療に役立つことが示され，海外では積極的に行われるようになりました[1,11]．

　目測によるEFの見積もり（visual EF）の信頼性について，検討が行われています．visual EFでは，左室全体の心内膜の移動と心筋壁厚の増加が主眼にされているでしょう．系統的心臓超音波検査の専門家や熟練者によるvisual EFと，心筋シンチグラフィやmodified Simpson法で求めたEFは，良好な相関（r＝0.84～0.95）を示すことが報告されています[12-14]．しかし，軽～中等度低下例（EF 31～54％）での一致率は高くはないことが示されています[12]．一方，トレーニングを受けたレジデントのvisual EFと心臓超音波検査の専門家のvisual EF＜50％の一致（κ＝0.76），経験のある内科レジデントによるポケットエコーを用いたvisual EFと専門家の計測EF＜55％の一致（κ＝0.87）は良好であることも報告されています[15,16]．<u>トレーニングを積めば，専門家でなくてもvisual EFによるカテゴリー評価を行うことが可能と考えられます．日ごろから，自分で行ったvisual EFと検査室で計測されたEFを対比する習慣をつけ，目測力を向上させてください</u>．なお，visual EFの主観的要素を少なくするために，プロトコルに基づいた系統的目測法があってもよいかもしれません．

　胸痛などで虚血性心疾患が疑われる場合，冠動脈支配領域に対応する局所壁運動異常の有無が評価されますが，非専門家が評価することに関する

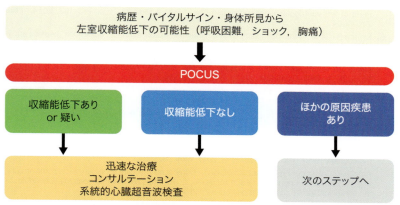

図 10-6 | 左室収縮能低下の初期評価 decision tree（案）

エビデンスは示されておらず，現時点ではFoCUSの範疇を超えています．FoCUSレベルで左室収縮能を評価するに際し，ときに局所壁運動異常の指摘は可能と考えられますが，基本的には十分な経験が必要であり，虚血性心疾患の除外診断として利用しないことが賢明です．

左室収縮能低下の評価
未来の decision tree は？

　呼吸困難やショック，胸痛の原因は領域を超えて多彩ですが，多くの場合，心臓超音波検査による左室収縮能評価は重要な評価項目の1つです．急性期診療では専門家による（系統的）心臓超音波検査へのアクセスは限られます．もし一定のトレーニングを受けた臨床医がベッドサイドでFoCUSを用いれば，迅速にカテゴリーに基づいた左室収縮能評価と，適切な臨床決断を行うことができます．将来は，急性期診療に従事する臨床医にとって，必須手技の1つになることが十分に予想されます．もっとも，FoCUSで得られた左室収縮能の所見は，ほかの臨床情報と併せて解釈することが大切ですし，系統的心臓超音波検査や専門家へのコンサルテーションを適切に行うことの重要性に変わりはありません（図10-6）．できれば適切に描出されたFoCUSの各断面を動画で保存し，同僚や循環器内科医とのあいだで共有することを目指してもらいたいと思います．

引用文献
1) Via G, et al : International evidence-based recommendations for focused cardiac ultrasound. J Am Soc Echocardiogr 27（7）: 683. e1-e33, 2014. **PMID** 24951446
2) Lang RM, et al : Recommendations for cardiac chamber quantification by echocardiography in adults ; an update from the American Society of Echocardiography and the European Association of Cardiovascular Imaging. J Am Soc Echocardiogr 28（1）: 1-39. e14, 2015. **PMID** 25559473
3) Emergency Ultrasound Imaging Criteria Compendium. Ann Emerg Med 68（1）: e11-48, 2016. **PMID** 27343675
4) McKaigney CJ, et al : E-point septal separation ; a bedside tool for emergency physician assess-

ment of left ventricular ejection fraction. Am J Emerg Med 32（6）：493-497, 2014. **PMID** 24630604
5） Kimura BJ, et al : Cardiopulmonary limited ultrasound examination for "quick-look" bedside application. Am J Cardiol 108（4）：586-590, 2011. **PMID** 21641569
6） Secko MA, et al : Can junior emergency physicians use E-point septal separation to accurately estimate left ventricular function in acutely dyspneic patients? Acad Emerg Med 18（11）：1223-1226, 2011. **PMID** 22044429
7） Hu K, et al : Clinical implication of mitral annular plane systolic excursion for patients with cardiovascular disease. Eur Heart J Cardiovasc Imaging 14（3）：205-212, 2013. **PMID** 23161791
8） 亀田徹，他：超音波検査を用いた下大静脈の観察による循環動態の評価．日救急医会誌 24（11）：903-915, 2013.
9） McGee S : Evidence-based physical diagnosis, 3rd ed. Elsevier Saunders, Philadelphia, 2012.
10） Kimura BJ : Point-of-care cardiac ultrasound techniques in the physical examination ; better at the bedside. Heart 103（13）：987-994, 2017. **PMID** 28259843
11） American College of Emergency Physicians : Ultrasound guidelines ; emergency, point-of-care, and clinical ultrasound guidelines in medicine. 2016. https://www.emergencyultrasoundteaching.com/assets/2016_us_guidelines.pdf（2019年2月閲覧）
12） Shih T, et al : Ejection fraction ; subjective visual echocardiographic estimation versus radionuclide angiography. Echocardiography 20（3）：225-230, 2003. **PMID** 12848659
13） Gudmundsson P, et al : Visually estimated left ventricular ejection fraction by echocardiography is closely correlated with formal quantitative methods. Int J Cardiol 101（2）：209-212, 2005. **PMID** 15882665
14） Andersen GN, et al : Feasibility and reliability of point-of-care pocket-sized echocardiography. Eur J Echocardiogr 12（9）：665-670, 2011. **PMID** 21810825
15） Vignon P, et al : Focused training for goal-oriented hand-held echocardiography performed by noncardiologist residents in the intensive care unit. Intensive Care Med 33（10）：1795-1799, 2007. **PMID** 17572874
16） Galderisi M, et al : Improved cardiovascular diagnostic accuracy by pocket size imaging device in non-cardiologic outpatients ; the NaUSiCa（Naples Ultrasound Stethoscope in Cardiology）study. Cardiovasc Ultrasound 8 : 51, 2010. **PMID** 21110840

column

Point-of-Care 超音波研究会の紹介

　筆者が設立に関わったPoint-of-Care超音波研究会を紹介します．2016年に，主にPOCUSのユーザーにあたる救急医，内科医，総合診療医，集中治療医，麻酔科医，小児科医と，領域別超音波検査の専門家が一堂に会し，この研究会は設立されました．会則には，「Point of Care（POC），急性期診療やプライマリケアでの超音波検査を主体とした，臨床応用および研究を中心とした情報交換および，超音波検査における最新技術習得，技術レベル向上を図り，もって国民の健康に寄与することを目的とする」とあります．この研究会の特徴は，POCUSユーザーと従来の領域別超音波検査の専門家が協働していることです．① 心臓，② 肺・上気道，③ 腹部，④ 神経・血管，⑤ 運動器，⑥ 頸部，⑦ 小児の各領域において，双方の立場の医師が一緒になり，各領域のベーシックカリキュラム作成に向けた準備を進めています．年2回の研究会では研究発表や教育講演に加え，領域別のハンズオンコースが開催され，参加者は自由に選択できるようになっています．またRUSHなど領域横断的コースも随時開催され，こちらも人気を博しています．興味ある方はぜひホームページをのぞいてみてください[1]．

引用文献
1) Point-of-Care 超音波研究会ホームページ．
   http://www.jichi.ac.jp/usr/cpc/clipatho/poc/index.html（2019年2月閲覧）

World Interactive Network Focused on Critical Ultrasound（WINFOCUS）

　POCUSの国際的組織であるWINFOCUSは，救急・集中治療領域にとどまらず，広くPOCUSの発展と普及に力を入れています．世界各国で年次総会やバラエティに富むハンズオンコースを精力的に開催しています[1]．本邦でも過去数回WINFOCUSハンズオンコースの開催実績があります．WINFOCUSはPOCUSに関する国際的な合意形成に力を入れており，同団体が中心となり，focused cardiac ultrasound（FoCUS）[2]，肺超音波[3]，超音波ガイド下血管確保[4]の国際推奨を示しています．

引用文献
1) World Interactive Network Focused On Critical Ultrasound（WINFOCUS）ホームページ．
   http://www.winfocus.org/（2019年2月閲覧）
2) Via G, et al : International evidence-based recommendations for focused cardiac ultrasound. J Am Soc Echocardiogr 27（7）: 683. e1-e33, 2014. **PMID** 24951446
3) Volpicelli G, et al : International evidence-based recommendations for point-of-care lung ultrasound. Intensive Care Med 38（4）: 577-591, 2012. **PMID** 22392031
4) Lamperti M, et al : International evidence-based recommendations on ultrasound-guided vascular access. Intensive Care Med 38（7）: 1105-1117, 2012. **PMID** 22614241

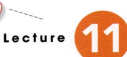

Lecture 11 心タンポナーデを疑ったとき

心膜液貯留の有無：初級
右室拡張期虚脱の評価：中級
下大静脈径拡大・呼吸性変動低下の評価：初級

- 心タンポナーデの病態を review しましょう！
- 観察項目とポイントは？
- 組み合わせで診断します！
- 心停止時も有用！
- 最適な穿刺部位を選択できます！
- 未来の decision tree は？

はじめに

心タンポナーデの病態を review しましょう！

　心タンポナーデとは，血液，液体，膿，気体が心膜内に貯留して心膜内圧が上昇し，心腔が圧迫されて生じる循環障害のことをいいます．初期には，胸部不快感，胸痛，呼吸困難，脱力などの症状を呈します[1]．ショック状態であればただちにドレナージや手術が必要になるのはいうまでもありません．

　心膜は強靭ですぐに伸展できないので，急速に心膜内に少量の出血が貯留するだけで心タンポナーデに陥ります．一方，時間をかけて心膜液が貯留すれば，心膜はゆっくりと伸展されるので，ある程度の貯留まで心タンポナーデにはなりません．図11-1は心膜液が急速に貯留する場合と，ゆっくり貯留する場合の心膜液量と心膜内圧の関係を示し，心膜液が一定量から少し増加するだけで，心膜内圧が急激に上昇することがわかります．つまり，心タンポナーデに陥った場合，少量のドレナージにより循環動態が急速に改善する可能性も示しています[1]．

　心膜気腫を除き，心タンポナーデの診断は，病歴・身体所見と超音波所見を組み合わせて行います．心膜液貯留に右室拡張期虚脱や下大静脈径拡大・呼吸性変動低下を伴えば，心タンポナーデと判断できます[2,3]．循環器内科医以外の臨床医であっても，病歴と身体所見に基づき FoCUS を行えば，迅速に心タンポナーデを診断することが可能です[4]．

第3章 循環器

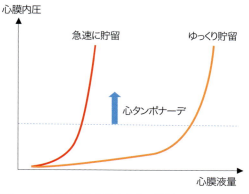

図 11-1 │ 心膜液量と心膜内圧との関係
〔Spodick DH : Acute cardiac tamponade. N Engl J Med 349（7）: 684-690, 2003 より改変〕

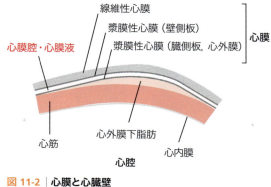

図 11-2 │ 心膜と心臓壁

FoCUS で利用される心タンポナーデの所見
観察項目とポイントは？

⦿──心膜液貯留

　心膜の解剖について，図11-2を用いて復習しましょう．心膜（pericardium）は，心臓と出入りする大血管の基部を包む膜で，線維性心膜と漿膜性心膜の2層で構成されます．線維性心膜はわれわれがイメージするいわゆる心囊で，簡単には伸びない強靭な線維性結合組織でできており，上方では大血管を数cm被って血管外膜に連続します．漿膜性心膜は薄い層で壁側板と臓側板に分けられます．壁側板は線維性心膜の内面を被い，大血管基部で反転して臓側板，いわゆる心外膜（epicardium）として心臓の外表面を被います．漿膜性心膜で囲まれた狭い間隙が心膜腔（pericardial cavity）で，正常では20 mL程度の心膜液が貯留しています．心膜は超音波で高輝度線状像として描出されますが，正常では心膜液の確認は困難です．一方，心室間溝，冠状溝，右室の前面では，心外膜と心筋の間に心外膜下脂肪が観察されることがあります[2,5]．<u>超音波では右室前面に付着している心外膜下脂肪は，心膜液と見間違える可能性があります．心外膜下脂肪はエコー輝度や厚さは比較的均一で，心室壁と協調して動きます</u>（図11-3，▶11-1）．凝血塊や膿でなければ心膜液は通常無エコーで，右室前面にあれば通常は左室後壁側でも観察されます[2,5,6]．傍胸骨長軸断面や心窩部四腔断面で，右室側の心膜液を評価する際には気をつけてください．

　心膜液は50 mLを超えると異常で，50〜100 mLは少量，100〜500 mLは中等量，500 mL<は多量とされることが多いようです[2]．超音波では拡張末期の厚さで心膜液の半定量化が行われます[2]（表11-1）．

Lecture 11 の動画はこちら

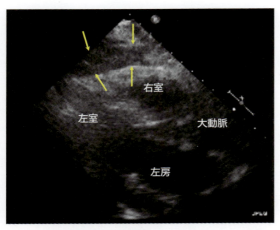

表 11-1 | 心膜液の程度

● 微量	収縮期のみ確認できる
● 少量	＜ 10 mm
● 中等量	10 〜 20 mm
● 大量	20 mm ＜
● 非常に大量	25 mm ＜

拡張末期の最大径を測定.
〔Klein AL, et al : American Society of Echocardiography clinical recommendations for multimodality cardiovascular imaging of patients with pericardial disease ; endorsed by the Society for Cardiovascular Magnetic Resonance and Society of Cardiovascular Computed Tomography. J Am Soc Echocardiogr 26（9）: 965-1012, 2013 より〕

図 11-3 | 傍胸骨長軸像で観察される右室前面の心外膜下脂肪（矢印）（▶11-1）

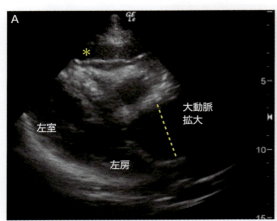 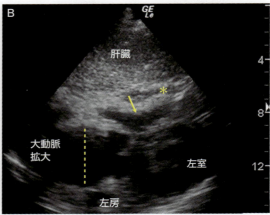

図 11-4 | 急性大動脈解離による心タンポナーデでショック状態の傍胸骨長軸像（A）（▶11-2）と心窩部四腔像（B）（▶11-3）少量の心膜液（＊）が貯留し，右室は拡張早期に圧排されている（矢印）．

外傷や急性大動脈解離などで急に心膜液（血液）が貯留すると，少量でも心タンポナーデになります（図11-4, ▶11-2, 11-3）．一方，心膜液が慢性的にゆっくり貯留すれば，大量であっても心タンポナーデには至らないことがあります（図11-5, ▶11-4〜11-6）．急性の出血でなければ，心膜液が300〜600 mL程度で心タンポナーデになることが多いとされています[1]．

傍胸骨長軸断面を用いて，後壁側の心膜液を評価する場合，左胸水と間違わないように気をつけてください．<u>心膜液は左房と下行大動脈のあいだに，左胸水は下行大動脈の背側にあります</u>（図11-6, ▶11-7）．傍胸骨長軸断面では，下行大動脈が入るように画面深度を調整してください．

開心術後や心膜疾患の再発では，限局性に心膜液が貯留し，心タンポ

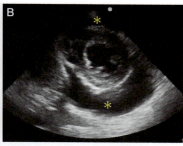
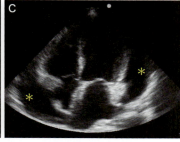

図 11-5 慢性心膜液貯留患者の傍胸骨長軸像(A)(▶11-4),傍胸骨短軸像(B)(▶11-5),心尖部四腔像(C)(▶11-6) 大量の心膜液(*)が貯留しているが,右室圧排所見は認めない.

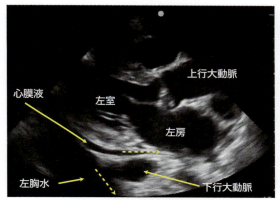

図 11-6 傍胸骨長軸像で観察される心膜液と左胸水 (▶11-7)

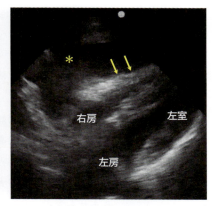

図 11-7 急性大動脈解離による心タンポナーデでショック状態の心窩部四腔像(▶11-8)
心膜液(*)で右室は全拡張期にわたり圧排されている(矢印).

ナーデの原因になることがあります[1, 5].FoCUSを施行する場合でも,そのような病態についての認識は必要です.

● 右室拡張期虚脱

心膜内圧が上昇していれば,一時的な心腔内圧の低下で心腔の虚脱が起こります.心タンポナーデでは拡張早期に右室が虚脱する様子が観察されます[3, 5](**図11-4**,▶11-3).さらに,心膜内圧が高くなれば全拡張期で右室の虚脱が起こります[5](**図11-7**,▶11-8).<u>右室の拡張期虚脱所見は特異度が高く</u>[7],系統的心臓超音波検査では診断に利用されます[3].FoCUSレベルでの有用性については明らかにされていませんが,FoCUSでも十分に活用できる所見です.右室の虚脱がない場合でも,心室収縮期の1/3以上で右房が虚脱していれば,心タンポナーデが示唆されます[5, 7].

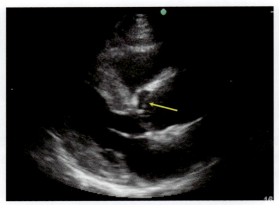

図 11-8 | Stanford A 型急性大動脈解離（▶11-12）
傍胸骨長軸像で上行大動脈内にフラップ（矢印）が確認できる．

⦿――下大静脈径拡大と呼吸性変動低下

　心タンポナーデの診断において，<u>下大静脈径拡大と呼吸性変動低下の所見は，感度が非常に高い</u>ことが明らかになっています[8]．つまり，下大静脈径拡大がなく，呼吸性変動が良好であれば，心タンポナーデの除外に役立ちます．なお，下大静脈径拡大は心タンポナーデに特異的な所見ではありませんので，心膜液貯留と併せて総合的に評価します．

　急性心膜炎のケースを提示します（▶11-9〜11-11）．心膜液貯留があり，右室拡張期虚脱ははっきりしなかったのですが，下大静脈径拡大と呼吸性変動消失を認め，内頸静脈でも同様の所見でした．その後，心膜ドレナージが施行されましたが，下大静脈径は減少し，呼吸性変動は良好となりました．

⦿――上行大動脈にも着目

　突然の胸背部痛で心膜液が貯留していれば，Stanford A 型急性大動脈解離の可能性があり，上行大動脈の拡大の有無を確認しましょう（**図11-4**，▶11-2，11-3）．<u>高位肋間から傍胸骨長軸断面を描出すれば，上行大動脈の観察範囲が広がります</u>．また，偽腔開存型解離であれば，フラップが観察されることもあります．なお血管内の線状アーチファクトがフラップと誤認される可能性があります．大動脈の拍動とは異なる動きであれば，フラップの可能性が高いです（**図11-8**，▶11-12）．

身体所見とFoCUS
組み合わせで診断します！

　心タンポナーデでは頻脈の頻度は81〜100%，頸静脈怒張は100%といわれています[9]．頸静脈怒張は，閉塞性ショックの原因となる急性肺塞栓症や緊張性気胸，心原性ショックでも観察されます．古典的にはBeckの三徴（低血圧，頸静脈怒張，心音減弱）が有名ですが，心タンポナーデの多くは血圧が正常で[9]，低血圧は心停止前の危機的な状態です．心膜液が少量であれば心音減弱も起こりません．奇脈は，正常呼吸で吸気時に収縮期血圧が10 mmHg以上低下する病態で，心タンポナーデの診断に有用とされています．心膜内圧が上昇した状態で吸気時に右室への血液流入が増加すると，心室中隔が左室側へ圧排されることが知られており，奇脈の主因とされています[2]．心膜液貯留がある場合，12 mmHg以上の奇脈による心タンポナーデの診断精度は，感度98%，特異度83%，陽性尤度比5.9，陰性尤度比0.03と報告されています[10]．奇脈は重症肺塞栓症，循環血液量減少性ショックなどでもみられます[1]．一方，心タンポナーデでも併存疾患や病態によっては，奇脈が観察されないことがあります[1]．現在では心タンポナーデの所見として，❶頻脈，❷頸静脈怒張，❸奇脈が重要視されています[1,9]．

　内頸静脈怒張は，超音波を用いれば容易に指摘できます[11,12]（▶11-11）．頸静脈怒張は静脈還流障害，中心静脈圧の上昇を示しますが，同じ生理学的変化を捉えている下大静脈径拡大と呼吸性変動低下は，超音波を用いなければ確認ができません．

　心膜液貯留，下大静脈径拡大・呼吸性変動低下に右室拡張期虚脱が加われば，超音波による心タンポナーデの診断がより確かになります．FoCUSでは，病歴・身体所見と超音波所見の組み合わせで，診断を行うことが適切です．

FoCUSとエビデンス
心停止時も有用！

　POCUSとして心臓の評価は，黎明期は外傷初期診療で行われ，血性心膜液の早期認知につながることが明らかになり[13]，FASTの一部に組み込まれました．また1990年代に行われた研究によると，事前トレーニングを受けた救急医による心膜液貯留の評価について，感度96%，特異度98%，正確度98%と，精度は高いことが示されました[4]．また最近の研究では，心停止の二次救命処置にFoCUSを導入することで，蘇生率や生

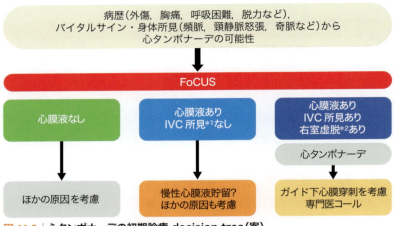

図11-9 心タンポナーデの初期診療 decision tree（案）
*1 下大静脈径拡大と呼吸性変動低下
*2 評価を考慮

存率が上昇する可能性が報告されています[14].

超音波ガイド下心膜穿刺
最適な穿刺部位を選択できます！

　心窩部で剣状突起を指標にしたランドマーク法による心膜（心嚢）穿刺は，合併症のリスクが高く，超音波ガイド下穿刺はリスク軽減に有効であることが明らかになっています[15]．心タンポナーデで専門医をコールする時間的余裕がなければ，FoCUSを用いた心膜穿刺が推奨されます[12]．超音波を用いれば，最も心膜液が貯留し，心膜までの距離が短い部位を選択することが可能で，心尖部や胸骨左縁からも積極的に穿刺が行われています[15]．なお，急性大動脈解離の場合にドレナージを行うかについては議論があります[16,17]．

心タンポナーデの初期診療
未来の decision tree は？

　胸部外傷，胸痛，呼吸困難，脱力などの病歴や，頻脈，頸静脈怒張，奇脈などの所見から，心タンポナーデの可能性が少しでもあれば，迅速にFoCUSで評価を行いたいところです．心膜液貯留があれば，心タンポナーデ診断の必要条件が満たされますが，下大静脈径拡大と呼吸性変動低下も併せて確認します．ショック状態で，専門医がすぐに介入できない状況を想定し，超音波ガイド下心膜穿刺ができるように，普段からイメージトレーニングをしておくとよいでしょう（図11-9）．病歴と身体所見に基づいた

FoCUSによる迅速な評価，すばやいガイド下穿刺が，救命の決め手になるかもしれません．

引用文献

1) Spodick DH : Acute cardiac tamponade. N Engl J Med 349 (7) : 684-690, 2003. **PMID** 12917306
2) Klein AL, et al : American Society of Echocardiography clinical recommendations for multimodality cardiovascular imaging of patients with pericardial disease ; endorsed by the Society for Cardiovascular Magnetic Resonance and Society of Cardiovascular Computed Tomography. J Am Soc Echocardiogr 26 (9) : 965-1012, 2013. **PMID** 23998693
3) 日本循環器学会, 他：循環器病の診断と治療に関するガイドライン（2009年度合同研究班報告）循環器超音波検査の適応と判読ガイドライン（2010年改訂版）. 2010.
4) Mandavia DP, et al : Bedside echocardiography by emergency physicians. Ann Emerg Med 38(4) : 377-382, 2001. **PMID** 11574793
5) Chandraratna PA, et al : Role of echocardiography in the treatment of cardiac tamponade. Echocardiography 31 (7) : 899-910, 2014. **PMID** 24697811
6) Candotti C, et al : Pericardial effusion. In Soni NJ, et al (ed) : Point-of-Care ULTRASOUND. pp126-134, Elsevier, 2015.
7) Singh S, et al : Right ventricular and right atrial collapse in patients with cardiac tamponade ; a combined echocardiographic and hemodynamic study. Circulation 70 (6) : 966-971, 1984. **PMID** 6499153
8) Himelman RB, et al : Inferior vena cava plethora with blunted respiratory response ; a sensitive echocardiographic sign of cardiac tamponade. J Am Coll Cardiol 12 (6) : 1470-1477, 1988. **PMID** 3192844
9) McGee S : Evidence-Based Physical Diagnosis, 3rd ed. Elsevier Saunders, Philadelphia, 2012.
10) Curtiss EI, et al : Pulsus paradoxus ; definition and relation to the severity of cardiac tamponade. Am Heart J 115 (2) : 391-398, 1988. **PMID** 3341174
11) Jang T, et al : Ultrasonography of the internal jugular vein in patients with dyspnea without jugular venous distention on physical examination. Ann Emerg Med 44 (2) : 160-168, 2004. **PMID** 15278091
12) Perera P, et al : The RUSH exam ; Rapid Ultrasound in Shock in the evaluation of the critically ill. Emerg Med Clin North Am 28 (1) : 29-56, 2010. **PMID** 19945597
13) Plummer D, et al : Emergency department echocardiography improves outcome in penetrating cardiac injury. Ann Emerg Med 21 (6) : 709-712, 1992. **PMID** 1590612
14) Gaspari R, et al : Emergency department point-of-care ultrasound in out-of-hospital and in-ED cardiac arrest. Resuscitation 109 : 33-39, 2016. **PMID** 27693280
15) Tsang TS, et al : Consecutive 1127 therapeutic echocardiographically guided pericardiocenteses ; clinical profile, practice patterns, and outcomes spanning 21 years. Mayo Clin Proc 77 (5) : 429-436, 2002. **PMID** 12004992
16) Isselbacher EM, et al : Cardiac tamponade complicating proximal aortic dissection ; Is pericardiocentesis harmful? Circulation 90 (5) : 2375-2378, 1994. **PMID** 7955196
17) Hayashi T, et al : Impact of controlled pericardial drainage on critical cardiac tamponade with acute type A aortic dissection. Circulation 126 (11 Suppl 1) : S97-S101, 2012. **PMID** 22966000

Lecture 12 急性肺塞栓症を疑ったとき

右室拡大の評価：初級〜中級
右室収縮能の評価（目測）：中級

- 急性肺塞栓症は予後に基づいて分類されます！
- 観察項目とポイントは？
- 血圧低下・ショック＋FoCUSで決まり！？
- 早期診断と予後予測に有用です！
- 未来のdecision treeは？

はじめに
急性肺塞栓症は予後に基づいて分類されます！

　急性肺塞栓症は多くの場合，下肢の深部静脈で形成された血栓が肺動脈に移動して発症します．肺循環の30％以上が塞栓で閉塞すると，肺動脈圧が上昇するといわれています．低血圧・ショックの場合は，左右の主肺動脈のどちらかの完全閉塞，もしくは双方の部分的閉塞が造影CTで観察されます[1]．もっとも肺塞栓症の重症度の分類は，血栓の量や分布，形態ではなく，予後を反映する血圧低下・ショック，右室拡大・機能不全の有無に基づいて行われます[1]．**表12-1**にAmerican Heart Association (AHA)[1,2]，**表12-2**にEuropean Society of Cardiology (ESC)の急性肺塞栓症の分類[3]を提示します．**表12-3**は後者の指標の1つ，simplified pulmonary embolism severity index (simplified PESI)[4]です．双方の分類からわかるように，<u>血圧低下・ショックの有無と，超音波による右室評価は，予後を把握するうえで主要な指標である</u>ことがわかります．

FoCUSで利用される急性肺塞栓症の所見
観察項目とポイントは？

⊙ 右室拡大・心室中隔の扁平化

　急性肺塞栓症で肺血管抵抗が上昇すれば，コンプライアンスの高い右室は速やかに代償性に拡大します[5]．右室拡大はFoCUSの各断面で評価できますが，心尖部四腔断面では，基部から心尖部まで各レベルの短軸径が評価でき，右室と左室の大きさを比較するうえで有用です[6]．正常例の傍胸骨短軸断面の観察からわかるように，左室は正円に対し右室は三日月状

表 12-1 American Heart Association (AHA) の急性肺塞栓症重症度分類

分類	定義	死亡率
広範型 (massive)	低血圧 (収縮期血圧 90 mmHg 未満) が15分より長く持続 もしくは循環作動薬投与が必要	25〜65%
亜広範型 (submassive)	収縮期血圧 90 mmHg 以上かつ下記いずれかを満たす (a) 右室機能不全 (超音波, CT, BNP, 心電図変化) (b) 心筋壊死 (トロポニンの上昇)	3%
低リスク	低血圧, 右室機能不全, 心筋障害がない	1% 未満

〔Sista AK, et al : Stratification, imaging, and management of acute massive and submassive pulmonary embolism. Radiology 284 (1) : 5-24, 2017 より改変〕

表 12-2 European Society of Cardiology (ESC) の早期死亡リスクに基づいた急性肺塞栓症の分類

早期死亡リスク	ショック or 低血圧	PESI class III-V or simplified PESI ≧ 1	画像診断で右室機能不全の所見	トロポニン T/I の上昇 or BNP の上昇
高	+	(+)	+	(+)
中〜高	−	+	双方+	
中〜低	−	+	いずれか+ もしくは双方−	
低	−	−	オプション, 評価するなら双方−	

PESI : pulmonary embolism severity index

〔Konstantinides SV, et al : 2014 ESC guidelines on the diagnosis and management of acute pulmonary embolism. Eur Heart J 35 (43) : 3033-3069, 3069a-3069k, 2014 より〕

表 12-3 simplified pulmonary embolism severity index (simplified PESI)

項目	点数
年齢 > 80 歳	1
癌	1
慢性心不全・慢性呼吸器疾患	1
脈拍数 ≧ 110 回/分	1
収縮期血圧 < 100 mmHg	1
酸素飽和度 < 90%	1
30 日死亡率リスク 1% (95% 信頼区間: 0〜2.1)	合計点 0
10.9% (95% 信頼区間: 8.5〜13.2)	合計点 ≧ 1

なので，心尖部四腔断面を描出する場合は，右室の大きさを過小評価しないよう，心尖部を捉えたうえで，「回転」走査で**右室が最大になるように描出する**ことが重要です[6]．正常の右室は左室の 2/3 程度の大きさであり，**目測で拡張末期の右室の大きさが左室以上であれば，右室拡大と判断できます**[6,7] (**図 12-1A**, ▶12-1)．

傍胸骨短軸断面では，中隔の形態が評価できます．**右室の圧負荷が強くなると，心周期を通じて心室中隔は左室側に圧排され**，収縮末期で最も強くなります[6]．心室中隔が右室側からの圧排で扁平化すると，左室はD型 (D-shaped) になります (**図 12-1B**, ▶12-2)．また心室中隔の奇異性運動も観察されます (▶12-2, 12-3)．

右室拡大，右室機能不全をきたす疾患は数多くあり[5,8]，急性肺塞栓症の鑑別疾患として理解が必要です．**重症の急性肺塞栓症では血圧低下・ショック+右室拡大を認めますが，同様の所見は右室梗塞でも認められる**ので要注意です．右室梗塞に下壁梗塞を伴えば，超音波で鑑別は可能です

Lecture 12 の動画はこちら ▶

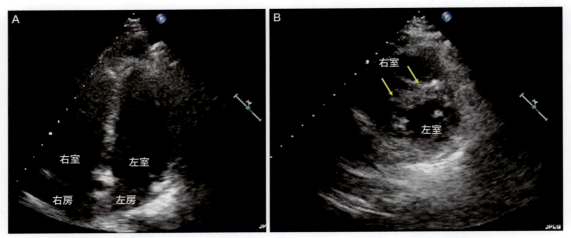

図 12-1 | 急性肺塞栓症（症例 1）
A：拡張末期の心尖部四腔像では，右室の大きさは左室以上（▶12-1）．
B：収縮末期の傍胸骨短軸像では，中隔は左室側に圧排され（矢印），左室は D 型となっている（▶12-2）．

が（▶12-4，12-5），改めて専門家に評価を依頼したほうが無難でしょう．また<u>原発性肺高血圧症では，慢性的な圧負荷で右室拡大に加えて，右室壁肥厚もみられる</u>ので，急性肺塞栓症との鑑別に利用できます（**図12-2**）．右室壁の厚さの評価は，心窩部四腔断面もしくは傍胸骨断面が適しており，拡張末期に行います[6]．右室壁の厚さの正常値は5mm以下です．一方，<u>心房中隔欠損症など容量負荷を起こす疾患でも，右室は拡大します</u>．一般に容量負荷では，拡張中期から末期にかけて中隔が扁平化しますが，圧負荷と異なり，収縮末期では中隔の扁平化は目立ちません[6]（**図12-3**）．

⦿ 右室収縮能低下は長軸方向に着目！

　右室は短軸方向よりも長軸方向により収縮します[9]．正常例の心尖部四腔断面では，僧帽弁輪よりも三尖弁輪のほうが心尖部方向へより大きく動く様子が観察されます[10]（▶12-6）．Mモードで計測する三尖弁輪収縮期移動距離（tricuspid annular plane systolic excursion：TAPSE）は，右室全体の収縮能と相関が良好です[11]．TAPSEが17mm未満の場合は，右室収縮能低下の可能性が高くなります[6]．一般にTAPSEはFoCUSに含まれませんが，適切な断面が描出できれば，計測は容易です．また<u>目測による評価も，利用価値は高い</u>と考えられます[7, 12]．

⦿ McConnell 徴候

　McConnell徴候とは，右室自由壁運動障害はあっても右室心尖部の動きが保たれていることを指し，1996年にMcConnellらが急性肺塞栓症の診断に有用性が高いことを報告しました．この検討では，急性肺塞栓症

症が疑われる連続105例（急性肺塞栓症41％）を対象とした救急外来における前向き研究によると，右室拡大所見は感度91％（95％信頼区間：80〜97）・特異度87％（80〜91）に対し，深部静脈血栓所見は感度56％（45〜60）・特異度95％（88〜99）であったと報告されています．つまり**ショックの場合は，深部静脈血栓があれば，急性肺塞栓症の可能性が非常に高い**ことを示しています[18]．また右室拡大もしくは深部静脈血栓ありを診断基準とすると，感度95％（95％信頼区間：85〜99），両者ともにありを診断基準とすると，特異度100％（94〜100）になることも示されています．時間的に許されれば，外来でもpoint of careとして近位下肢深部静脈の評価を追加することは有用と考えられます．

　急性肺塞栓症の予後に関する後方視的研究によると，FoCUSで得られた右室負荷所見（右室拡大，右室収縮能低下，McConnell徴候）は，その後の有害事象発生の予測に有用であることも示されています[19]．

急性肺塞栓症の初期診療
未来のdecision treeは？

　急性肺塞栓症の診断は，血圧低下・ショックの有無に基づいて行うことが妥当です．ESCのガイドラインでは，血圧低下・ショックがあれば，まず心臓超音波検査を行うことが推奨されています[3]．もし血圧低下・ショックの原因が急性肺塞栓症であれば，超音波で右室拡大，右室機能低下を捉えられるはずですし，ほかの原因も併せて評価できます．差し迫った状況では，専門家でなくても，FoCUSで少なくとも右室拡大の有無は判断したいところです．もし血圧低下・ショックでなければ，病歴・バイタルサイン・身体所見・Wellsスコアなどの予測指標・Dダイマーを用いて検査前確率を見積もり，肺血栓塞栓症の可能性があれば，禁忌事項がないかぎり造影CTが優先されます[1,3]．

　しかしFoCUSがベッドサイドで普及すれば，血圧低下・ショックでないケースでも，急性肺塞栓症の早期拾い上げに，FoCUSは有効な可能性があります．その場合，急性肺塞栓症の除外診断には利用できないことはいうまでもありませんが（**図12-5**）．

　急性肺塞栓症が疑われる場合，FoCUSを用いてすばやい診断と予後予測を行うことができればよいですね．

引用文献
1) Sista AK, et al : Stratification, imaging, and management of acute massive and submassive pulmonary embolism. Radiology 284（1）: 5-24, 2017. **PMID** 28628412
2) Jaff MR, et al : Management of massive and submassive pulmonary embolism, iliofemoral deep vein thrombosis, and chronic thromboembolic pulmonary hypertension ; a scientific statement from the American Heart Association. Circulation 123（16）: 1788-1830, 2011. **PMID** 21422387
3) Konstantinides SV, et al : 2014 ESC guidelines on the diagnosis and management of acute pulmo-

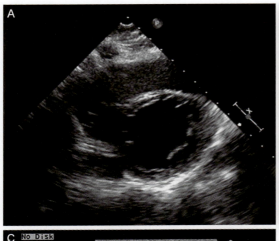
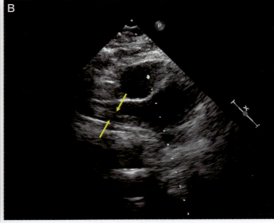
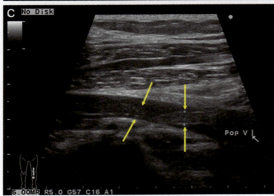

図 12-4 | 急性肺塞栓症（症例 2）
A：拡張末期の傍胸骨短軸像で，右室拡大を認めるが，心室中隔の扁平化には至らず（▶12-7）．
B：右肺動脈内に塞栓症（矢印）を認める（▶12-8）．
C：左膝窩静脈内に塞栓症（矢印）を認める．

FoCUS とエビデンス
早期診断と予後予測に有用です！

　肺塞栓症の Wells スコア 2 点以上（可能性中等度以上）の患者 146 名を対象に，十分なトレーニングを受けた救急医が目測で右室拡大（右室：左室サイズ＞1：1），右室収縮能低下，心室中隔奇異性運動，McConnell 徴候の有無を評価した前向き観察研究があります．右室拡大は感度 50％（95％信頼区間：32〜68），特異度 98％（95〜100），陽性的中率 88％（66〜100），陰性的中率 88％（83〜94），陽性尤度比 29（6.1〜64），陰性尤度比 0.51（0.4〜0.7）であり，感度は高くないものの，特異度が非常に高いことが示されています．また右室収縮能低下，心室中隔奇異性運動，McConnell 徴候の陽性者数は少ないですが，特異度が高いことも示されています[12]．急性肺塞栓症の診療において，FoCUS は臨床決断に有用な可能性があります．

　FoCUS と近位下肢深部静脈（総大腿，大腿，膝窩静脈）の POCUS 超音波との比較，組み合わせの検討も行われています．ショックで急性肺塞栓

13例を含む右室機能低下85例を対象にし，感度77%，特異度94%という結果でした[13]．その後の追試でも特異度は高いことが示されましたが，右室梗塞や慢性肺高血圧症でもみられることに留意が必要です[14,15]．（見かけ上）右室心尖部の動きが保たれるメカニズムとして，左室心尖部の収縮で引っ張られること（tethering）に起因することを支持する研究があります[15]．

◉ 三尖弁逆流

一般にドプラの使用はFoCUSには含まれませんが，三尖弁逆流速度から圧較差を算出できるので便利です．もともと右室は高い圧を出せないので，急性肺塞栓症では，三尖弁逆流速度は2.8〜3.5 m/秒の範囲内に収まることが多いとされています[5,8]．もしこれ以上の流速であれば，慢性的な肺高血圧症の可能性があり（図12-2），代償性に起こる右室壁肥厚も併せてチェックできればよいでしょう[3,7]．

◉ 下肢静脈POCUS

急性肺塞栓症疑いを対象とした研究のメタアナリシスによると，超音波による近位下肢深部静脈（大腿・膝窩静脈）血栓同定に基づく急性肺塞栓症の診断精度は，感度41%（95%信頼区間：36〜46），特異度96%（94〜98），陽性尤度比11.9（7.1〜19.8），陰性尤度比0.6（0.5〜0.7）と報告され[16]，近位下肢深部静脈に血栓が見つかれば，急性肺塞栓症の可能性が非常に高くなります．POCUSでは，総大腿静脈と膝窩静脈のみが評価される場合が多いですが，FoCUSと併せて，急性肺塞栓症の診断に有用な可能性があります（図12-4，▶12-7，12-8）（→Lecture 14, 130頁）．

バイタルサイン・身体所見とFoCUS

血圧低下・ショック＋FoCUSで決まり!?

急性肺塞栓症の症状には，呼吸困難，胸痛，失神もしくは失神前状態，喀血などがありますが，非特異的で見逃されるリスクがあります[3]．急性肺塞栓症の可能性が高まるバイタルサインと身体所見として，頻呼吸，血圧低下，片側下肢の腫脹・疼痛があげられます[17]．個々の項目の特異度はけっして高くはありませんので，寝たきりなどの危険因子も加味し，総合的に急性肺塞栓症の可能性を見積もることが肝要です．もし<u>血圧低下・ショック状態であり，FoCUSで右室拡大があれば，急性肺塞栓症の確率は非常に高くなります</u>が[3]，少なくとも<u>右室梗塞は鑑別に入れておくべきです</u>[5]．一方，<u>ショックであるにもかかわらず右室に異常を認めなければ，急性肺塞栓症がショックの原因である可能性は非常に低くなります</u>[5]．

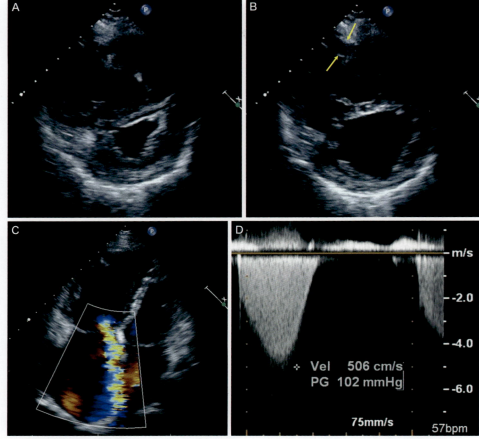

図 12-2 | 原発性肺高血圧

A：収縮末期の傍胸骨短軸像で，左室は D 型になっている．
B：拡張末期の傍胸骨短軸像で，右室壁肥厚を認める（矢印）．
C：カラードプラによる三尖弁逆流像．
D：連続波ドプラによる三尖弁逆流速度（5 m/秒）と圧較差（102 mmHg）．

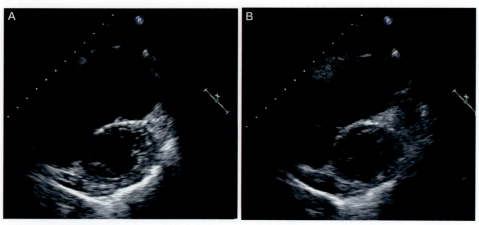

図 12-3 | 心房中隔欠損症

A：拡張末期の傍胸骨短軸像．
B：収縮中期の傍胸骨短軸像．収縮中期～末期にかけて左室はほぼ正円形であった．

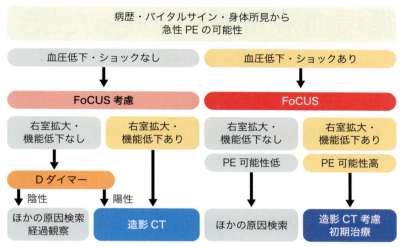

図 12-5 急性肺塞栓症の初期診療 decision tree（案）
PE：肺塞栓症．

---

nary embolism. Eur Heart J 35（43）：3033-3069, 3069a-3069k, 2014. **PMID** 25173341
4）Jiménez D, et al：Simplification of the pulmonary embolism severity index for prognostication in patients with acute symptomatic pulmonary embolism. Arch Intern Med 170（15）：1383-1389, 2010. **PMID** 20696966
5）Harjola VP, et al：Contemporary management of acute right ventricular failure；a statement from the Heart Failure Association and the Working Group on Pulmonary Circulation and Right Ventricular Function of the European Society of Cardiology. Eur J Heart Fail 18（3）：226-241, 2016. **PMID** 26995592
6）Rudski LG, et al：Guidelines for the echocardiographic assessment of the right heart in adults；a report from the American Society of Echocardiography endorsed by the European Association of Echocardiography, a registered branch of the European Society of Cardiology, and the Canadian Society of Echocardiography. J Am Soc Echocardiogr 23（7）：685-713, 2010. **PMID** 20620859
7）Weekes AJ, et al：Interobserver and intraobserver agreement on qualitative assessments of right ventricular dysfunction with echocardiography in patients with pulmonary embolism. J Ultrasound Med 35（10）：2113-2120, 2016. **PMID** 27503757
8）Haddad F, et al：Right ventricular function in cardiovascular disease, part II；pathophysiology, clinical importance, and management of right ventricular failure. Circulation 117（13）：1717-1731, 2008. **PMID** 18378625
9）Haddad F, et al：Right ventricular function in cardiovascular disease, part I；Anatomy, physiology, aging, and functional assessment of the right ventricle. Circulation 117（11）：1436-1448, 2008. **PMID** 18347220
10）Bruhl SR, et al：A novel approach to standard techniques in the assessment and quantification of the interventricular systolic relationship. Cardiovasc Ultrasound 9：42, 2011. **PMID** 22185470
11）Lang RM, et al：Recommendations for cardiac chamber quantification by echocardiography in adults；an update from the American Society of Echocardiography and the European Association of Cardiovascular Imaging. J Am Soc Echocardiogr 28（1）：1-39.e14, 2015. **PMID** 25559473
12）Dresden S, et al：Right ventricular dilatation on bedside echocardiography performed by emergency physicians aids in the diagnosis of pulmonary embolism. Ann Emerg Med 63（1）：16-24, 2014. **PMID** 24075286
13）McConnell MV, et al：Regional right ventricular dysfunction detected by echocardiography in acute pulmonary embolism. Am J Cardiol 78（4）：469-473, 1996. **PMID** 8752195
14）Walsh BM, et al：McConnell's sign is not specific for pulmonary embolism；case report and review of the literature. J Emerg Med 49（3）：301-304, 2015. **PMID** 25986329
15）Mediratta A, et al：Echocardiographic diagnosis of acute pulmonary embolism in patients with McConnell's sign. Echocardiography 33（5）：696-702, 2016. **PMID** 26669928
16）Da Costa Rodrigues J, et al：Diagnostic characteristics of lower limb venous compression ultrasonography in suspected pulmonary embolism；a meta-analysis. J Thromb Haemost 14（9）：1765-1772, 2016. **PMID** 27377039
17）McGee S：Evidence-based Physical Diagnosis, 3rd ed. Elsevier Saunders, Philadelphia, 2012.
18）Nazerian P, et al：Diagnostic accuracy of focused cardiac and venous ultrasound examinations in patients with shock and suspected pulmonary embolism. Intern Emerg Med 13（4）：567-574, 2017. **PMID** 28540661
19）Taylor RA, et al：Point-of-care focused cardiac ultrasound for prediction of pulmonary embolism adverse outcomes. J Emerg Med 45（3）：392-399, 2013. **PMID** 23827166

Lecture 13 循環血液量減少を疑ったとき

下大静脈径と呼吸性変動の評価（計測・目測）： 初級
左室過収縮の有無（目測）： 初級

- 下大静脈の観察の意義は？
- 下大静脈は呼吸で「移動」します！
- 観察項目とポイントは？
- 統合して全体像を把握しましょう！
- 輸液反応性とは？
- 未来の decision tree は？

はじめに
下大静脈の観察の意義は？

本項は「循環血液量」という，捉えにくいものを相手にします．

循環血液量減少は脱水や出血，循環血液量増加は心不全や腎不全などで起こります．循環血液量の評価は，病歴と身体所見に加え，必要に応じ超音波を用いて行われています．従来，下大静脈径と呼吸性変動の組み合わせで中心静脈圧（右房圧）の推定が行われてきましたが，<u>中心静脈圧は循環血液量や輸液反応性（後述）の指標にはなりえないことが明らかにされています</u>[1]．では下大静脈の観察による循環血液量減少の評価は，どの程度有用なのでしょうか？

下大静脈の走査と計測
下大静脈は呼吸で「移動」します！

下大静脈は長軸断面での観察が一般的ですが，径の過小・過大評価を防ぐために，短軸断面の観察も有用です．長軸断面を描出する場合，プローブマーカーは頭側に向けます．つまり，心臓は画面の右側，下大静脈は左側に位置するように描出します（図13-1）．ちなみに腹部超音波では，画面上で心臓と下大静脈の位置は逆になります（→14頁）．短軸断面ではCTと同様に，体幹の右側が画面の左側になるように描出します（図13-2）．計測は，右心房入口部から1〜2 cm[2]，肝静脈流入部（から少し尾側）などで行われます．吸気と呼気で下大静脈径を計測する場合，<u>下大静脈径は部位（高さ）で異なり，呼吸で長軸方向に移動すること</u>を念頭におく必要

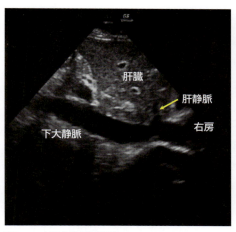

図 13-1 ｜下大静脈長軸像

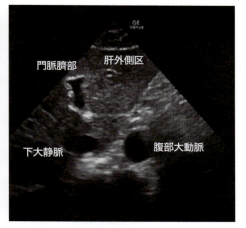

図 13-2 ｜下大静脈短軸像

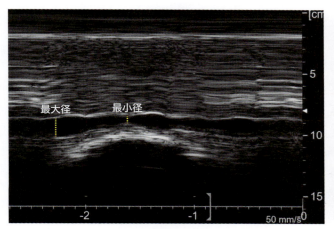

図 13-3 ｜M モードによる下大静脈の最大径と最小径の計測

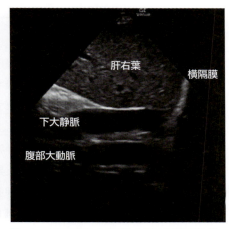

図 13-4 ｜右肋間から描出した下大静脈長軸像
（▶ 13-1）

はあるでしょう[3]．Bモード画像上で計測するならば，肝静脈流入部を目印にするとよいでしょう．Mモードではカーソルは固定されますので，**最大径と最小径の計測位置は異なります**（図13-3）．またMモードでは，下大静脈を斜め切りで計測するリスクがあります．事前に計測方法について取り決めを行えば，検者間の一致度は比較的良好とされています[4]．

一方，忙しい臨床現場では，目測で下大静脈を評価することも少なくないでしょう．下大静脈の虚脱が強いほど，また呼吸性変動が乏しいほど，目測による評価は容易です．

心窩部からの観察では，10％前後下大静脈の描出が困難とされています[5]．その場合は肋間からのアプローチが有効で[6]，画面深側に腹部大動脈も観察できることがあります（図13-4，▶13-1）．

📱 Lecture 13 の動画はこちら ▶

FoCUSで得られる循環血液量減少の所見
観察項目とポイントは？

◉──下大静脈径と呼吸性変動

下大静脈径を規定する因子には，循環血液量，心機能（右房圧），呼吸，心拍，腹圧などがあります．循環血液量が減少すれば径が小さくなることは，メタアナリシスでも明らかにされています[7]（図13-5，▶13-2）．下大静脈径で循環血液量減少を評価する場合には，ほかの因子についても考慮する必要があります[5]．

前述のとおり，以前から下大静脈径と呼吸性変動で，右房圧の推定が行われています．表13-1に，2015年の欧米ガイドラインで示された下大静脈最大径と呼吸性変動の組み合わせによる，右房圧の推定を示します[2]．心機能低下に加え，レニン・アンギオテンシン・アルドステロン系の賦活化により循環血液量が増加し，右房圧が上昇するうっ血性心不全[8]では，下大静脈径は大きく，呼吸性変動は小さくなります（▶13-3）．

自発呼吸では，吸気時に胸腔内圧が低下して，下大静脈の血液が胸腔へ引き込まれて下大静脈の内圧が低下し，横隔膜の下降により外圧である腹圧が上昇し，下大静脈径は小さくなります．一方，呼気時は胸腔内圧の上昇により静脈還流が低下し，下大静脈内の血液が増加して内圧が高くなり，横隔膜の上昇で腹圧は低下して下大静脈径は大きくなります．本来下大静脈径は，呼吸様式（胸式・腹式），呼吸努力の大きさに依存することを念頭に，評価しなければなりません[5,9]（▶13-4, 13-5）．検査室で行われる系統的心臓超音波検査では，短い鼻すすり（sniff）が推奨されています．なお，人工呼吸で陽圧換気中は，自発呼吸とは逆に下大静脈径は吸気時に最大になり，呼気時に最小になります．また，心拍に応じた細かな下大静脈径の変動も観察され（▶13-4, 13-6），呼吸性変動の評価に影響を与えている可能性があります[10]．

腹圧は呼吸で生理的に変化しますが，病的に上昇すれば，下大静脈径は小さくなります[11]．また，ときに痩せ型の人では下大静脈径が大きい場合があり，腹圧が関与していると推測されています[6]．

下大静脈径と呼吸性変動については，ある時点だけではなく，治療介入による変化を捉えるとよいでしょう．右上部尿管結石による閉塞性水腎症から敗血症性ショックに陥り，輸液負荷前と負荷後に下大静脈径の変化を捉えたケースを提示します（図13-6，▶13-7～13-9）．慢性心不全や慢性腎臓病など基礎疾患のある高齢者に脱水や出血が生じた場合，下大静脈径の経時的な観察で，的確な輸液療法を行うことが可能かもしれません．

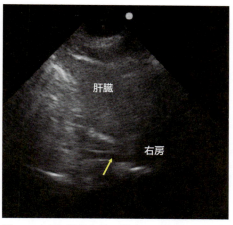

図 13-5 | 80歳代女性, 脱水, 呼気時の下大静脈長軸像(⯈13-2)

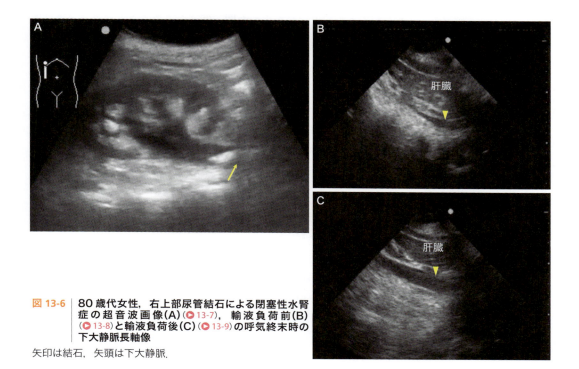

図 13-6 | 80歳代女性, 右上部尿管結石による閉塞性水腎症の超音波画像(A)(⯈13-7), 輸液負荷前(B)(⯈13-8)と輸液負荷後(C)(⯈13-9)の呼気終末時の下大静脈長軸像

矢印は結石, 矢頭は下大静脈.

表 13-1 | 心臓超音波検査における下大静脈最大径と呼吸性変動の組み合わせによる右房圧の推定

推定右房圧	3(0〜5) mmHg	8(5〜10) mmHg		15(10〜20) mmHg
下大静脈最大径	< 21 mm	< 21 mm	> 21 mm	> 21 mm
呼吸性変動*	> 50%	< 50%	> 50%	< 50%

*呼吸性変動(collapsibility index)=(最大径－最小径)/ 最大径 ×100(%)
短い鼻すすり(sniff)で行うことが推奨されている.

〔Lang RM, et al : Recommendations for cardiac chamber quantification by echocardiography in adults ; an update from the American Society of Echocardiography and the European Association of Cardiovascular Imaging. J Am Soc Echocardiogr 28(1): 1-39. e14, 2015 より〕

● 左室過収縮

循環血液量減少，敗血症性ショック早期では，左室は過収縮になります．さらに，循環血液量減少が進むと心腔が小さくなり，収縮期は空虚になります[12, 13]（▶13-10）．ただし，慢性的に左室拡大・収縮不全があるケースでは当てはまりません．

病歴・バイタルサイン・身体所見と FoCUS
統合して全体像を把握しましょう！

循環血液量の評価は，血圧（脈圧），脈拍，尿量などで，血管外水分量の評価は，皮膚・粘膜の乾燥の有無などで行われます．高齢者の脱水の評価では，血圧，脈拍よりも，下大静脈径と呼吸性変動のほうが有用性は高いことを示唆する報告があります[14]．循環血液量減少と血管透過性亢進が混在している敗血症の診療では，下大静脈径と呼吸性変動，左室収縮能の評価を加えれば，治療方針を決定しやすくなることが示されています[15]．循環血液量減少が疑われる場合に，病歴・バイタルサイン・身体所見にFoCUSで得られた所見を加えることで，患者ケアが改善するかについては明らかではありません．しかし，不確実性と向き合わねばならない診療現場において，FoCUSは全体像をより正確に把握するための一指標，臨床決断の一助になると考えられます．

FoCUS とエビデンス
輸液反応性とは？

自発呼吸の外傷患者を対象にした研究によると，出血性ショック全例で下大静脈最大径は 9 mm 以下であったのに対し，コントロール全例で 9 mm 以上であったという報告があります[16]．また5研究に基づいたシステマティックレビュー・メタアナリシスによると，循環血液量減少 86 例の下大静脈最大径の平均値と，循環血液量正常 189 例の平均値との差は 6.3 mm で有意であったと報告されています[7]．

近年，救急・集中治療領域では，輸液反応性（fluid responsiveness）という概念が注目されています．一般的には，短時間に一定の輸液（500 mL 程度）を負荷し，1回拍出量が 10〜15% 以上増加すれば，輸液反応性があると評価されます．この指標が注目されている理由は，急性循環不全の約 50% 程度しか輸液反応性を示さないこと，また輸液反応性がないにもかかわらず過剰輸液を行うと，腎機能・呼吸状態・生命予後の悪化や，入院期間の延長と関連することが明らかになってきたからです[17]．

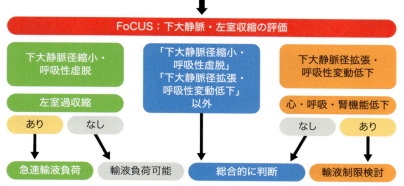

図 13-7 | 循環血液量減少の評価と輸液療法 decision tree（案）

　輸液反応性を予測する指標はいくつかあり，静的指標よりも動的指標のほうが有用であることが明らかになっています．動的指標の1つ，下大静脈径と呼吸性変動が輸液反応性の指標となりうるかについて，研究が行われてきました．2017年に報告されたシステマティックレビュー・メタアナリシスによると，receiver operating characteristic（ROC）曲線下面積は，自発呼吸では0.76，人工呼吸では0.79であり，精度はそれほど優れていないことが示されました[17]．自発呼吸では患者によって呼吸状態が異なり，この指標の限界になります．一方，同じく2017年に報告された自発呼吸患者を対象とした研究によると，口腔内圧を計測し深吸気を一定レベルにコントロールしたところ，輸液反応性の指標として下大静脈径の呼吸性変動の精度は，ROC曲線下面積で0.89と良好でした[9]．

　下大静脈径と呼吸性変動のみで循環血液量減少や輸液反応性を予測するには限界がありますが，病歴と身体所見を補う指標として，一定の評価が与えられてもよいと考えます．

循環血液量減少の評価と輸液療法
未来の decision tree は？

　病歴・バイタルサイン・身体所見から，循環血液量減少が疑われる場合に，FoCUSを用いることを前提にすると，私見では，図13-7のようなdecision treeに基づいた診療をイメージします．下大静脈が縮小して呼吸性に虚脱し，かつ左室が過収縮であれば，急速輸液を行います．左室過収縮がなくても，診断的治療として輸液負荷は許容されると考えます．一方，下大静脈拡張と呼吸性変動低下があれば，循環血液量減少以外の要因，併存症を考慮のうえ，輸液療法は慎重に行うことになります．

繰り返し病歴や身体所見をとるように，輸液療法継続中に経過観察や，モニタリングとしての利用も考慮してもらいたいと思います．

引用文献

1) Marik PE, et al : Does central venous pressure predict fluid responsiveness? ; a systematic review of the literature and the tale of seven mares. Chest 134 (1) : 172-178, 2008. **PMID** 18628220
2) Lang RM, et al : Recommendations for cardiac chamber quantification by echocardiography in adults ; an update from the American Society of Echocardiography and the European Association of Cardiovascular Imaging. J Am Soc Echocardiogr 28 (1) : 1-39. e14, 2015. **PMID** 25559473
3) Blehar DJ, et al : Inferior vena cava displacement during respirophasic ultrasound imaging. Crit Ultrasound J 4 (1) : 18, 2012. **PMID** 22866665
4) Weekes AJ, et al : Comparison of serial qualitative and quantitative assessments of caval index and left ventricular systolic function during early fluid resuscitation of hypotensive emergency department patients. Acad Emerg Med 18 (9) : 912-921, 2011. **PMID** 21906201
5) 亀田徹，他：超音波検査を用いた下大静脈の観察による循環動態の評価．日救急医会誌 24 (11) : 903-915, 2013.
6) 種村正：下大静脈（1）．心エコー 9 (1) : 34-41, 2008.
7) Dipti A, et al : Role of inferior vena cava diameter in assessment of volume status ; a meta-analysis. Am J Emerg Med 30 (8) : 1414-1419. e1, 2012. **PMID** 22221934
8) 日本循環器学会，他：循環器病の診断と治療に関するガイドライン（2010年度合同研究班報告）急性心不全治療ガイドライン（2011年改訂版）．2011.
9) Preau S, et al : Diagnostic accuracy of the inferior vena cava collapsibility to predict fluid responsiveness in spontaneously breathing patients with sepsis and acute circulatory failure. Crit Care Med 45 (3) : e290-e297, 2017. **PMID** 27749318
10) Nakamura K, et al : Cardiac variation of inferior vena cava ; new concept in the evaluation of intravascular blood volume. J Med Ultrasound 40 (3) : 205-209, 2013. **PMID** 27277237
11) Patel A, et al : Abdominal compartment syndrome. AJR Am J Roentgenol 189 (5) : 1037-1043, 2007. **PMID** 17954637
12) Jones AE, et al : Diagnostic accuracy of left ventricular function for identifying sepsis among emergency department patients with nontraumatic symptomatic undifferentiated hypotension. Shock 24 (6) : 513-517, 2005. **PMID** 16317380
13) Perera P, et al : The RUSH exam ; rapid ultrasound in shock in the evaluation of the critically ill. Emerg Med Clin North Am 28 (1) : 29-56, 2010. **PMID** 19945597
14) Orso D, et al : Accuracy of the caval index and the expiratory diameter of the inferior vena cava for the diagnosis of dehydration in elderly. J Ultrasound 19 (3) : 203-209, 2016. **PMID** 27635166
15) Haydar SA, et al : Effect of bedside ultrasonography on the certainty of physician clinical decision making for septic patients in the emergency department. Ann Emerg Med 60 (3) : 346-358.e4, 2012. **PMID** 22633342
16) Yanagawa Y, et al : Early diagnosis of hypovolemic shock by sonographic measurement of inferior vena cava in trauma patients. J Trauma 58 (4) : 825-829, 2005. **PMID** 15824662
17) Long E, et al : Does respiratory variation in inferior vena cava diameter predict fluid responsiveness ; a systematic review and meta-analysis. Shock 47 (5) : 550-559, 2017. **PMID** 28410544

column

医学部教育とPOCUS

　海外では医学部教育にPOCUSが積極的に組み込まれるようになり，解剖・生理学，身体所見を学習するための手段としても期待されています[1,2]．たとえば心臓の解剖・生理を学習するために，動的観察に優れた超音波の有用性は高いです[3,4]．また心音などの聴診や肝臓の触診などの身体所見を学ぶ際に，超音波所見からフィードバックを受けることで，学習効果が高まることが示されています[1]．従来は，超音波を施行する前に解剖・生理学を勉強しましょうという考え方です．しかしポータブル装置が普及した今日においては，発想を転換して，解剖・生理学，身体所見を学習するためにPOCUSを使ってみましょうという考え方もあります．

　超音波医学教育をテーマにしている国際学会がありますので，興味のある方はホームページをのぞいてみてください[5]．

引用文献

1) Hoppmann RA, et al : An integrated ultrasound curriculum (iUSC) for medical students : 4-year experience. Crit Ultrasound J 3 (1) : 1-12, 2011. **PMID** 21516137
2) Johri AM, et al : Cardiac point-of-care ultrasound: state of the art in medical school education. J Am Soc Echocardiogr 31 (7) : 749-760, 2018. **PMID** 29550326
3) Hammoudi N, et al : Ultrasound-based teaching of cardiac anatomy and physiology to undergraduate medical students. Arch Cardiovasc Dis 106 (10) : 487-491, 2013. **PMID** 23911833
4) Bell FE 3rd, et al : Using ultrasound to teach medical students cardiac physiology. Adv Physiol Educ 39 (4) : 392-396, 2015. **PMID** 26628665
5) Society of Ultrasound in Medical Education (SUSME) ホームページ． https://www.susme.org/（2019年2月閲覧）

Lecture 14 下肢深部静脈血栓症を疑ったとき

2点エコー（総大腿静脈と膝窩静脈）：存在診断 初級 ，除外診断 初級〜中級
近位下肢エコー（総大腿静脈〜膝窩静脈）：存在診断 初級〜中級 ，除外診断 中級
下腿深部静脈：存在診断 中級 ，除外診断 上級

- 2点エコーはすばやく施行できます！
- 圧迫操作による動的観察が特徴です！
- 観察項目とポイントは？
- Wellsスコアでリスクの層別化を！
- 少なくともDVTの拾い上げに有用です！
- 未来のdecision treeは？

はじめに
2点エコーはすばやく施行できます！

　深部静脈血栓症（deep venous thrombosis：DVT）は，筋膜より深い部位にある静脈に生じた血栓症を指します．急性肺塞栓症の約90％は下肢のDVTに起因するとされています[1]．下肢DVTの画像診断において，超音波は第1選択に位置づけられており，検査室で専門技師によって行われることが多いと思います．下肢DVTの標準的超音波診断法に基づき，通常は下肢全体の深部静脈，表在静脈の一部，場合により腸骨静脈と下大静脈まで評価が行われます[2]．全下肢エコー（whole leg ultrasonography，図14-1A）とも呼ばれるこの手法は最も確実ですが，十分な経験のある検者が高性能装置を用いて行うべきであり，相応の検査時間を要します．診察を行う医師がベッドサイドで行うことは現実的ではありません．
　POCUSについては，総大腿静脈と膝窩静脈のみをすばやく評価する2点エコー（2-point ultrasonography，図14-1B）の有用性が，多くの研究を通じて示され，急性期診療で積極的に利用されるようになりました[3]．2点エコーといっても，総大腿静脈と膝窩静脈全体を観察するためにプローブをスライドさせながら複数回にわたり評価する場合が多いです．それゆえ2-site（2部位）とも呼ばれます．また，大腿静脈（浅大腿静脈），大腿深静脈（深大腿静脈）も加え，鼠径部から膝窩部までの深部静脈を評価する近位下肢エコー（proximal ultrasonography，図14-1C）も提唱され

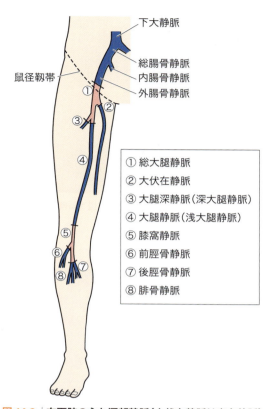
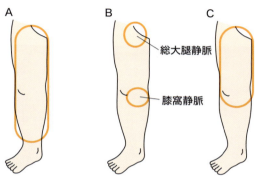

図 14-1 | 検査室で行われる全下肢エコー（A），point of care として行われる 2 点エコー（B）と，近位下肢エコー（C）

図 14-2 | 右下肢の主な深部静脈（大伏在静脈は表在静脈）
2 点エコーではピンク部位が観察の対象となりうる．近位下肢エコーでは，大腿静脈全体も観察される．

ています[4]．

　この Lecture では，point of care として施行可能な 2 点エコーと，近位下肢エコーについて解説します．事前に下肢の静脈の解剖を確認しておきましょう（図14-2）．

走査法とコツ
圧迫操作による動的観察が特徴です！

　通常は，リニアプローブで下肢深部静脈の評価を行います．肥満や浮腫のケースでは，体表に近い総大腿静脈と膝窩静脈はリニアプローブで描出できることが多いですが，より深くに位置する大腿静脈や大腿深静脈の評価が難しいことは少なくありません．その場合，リニアプローブより分解能が落ちるコンベックスプローブでも，近位下肢DVTの有無はある程度評価できます．

　超音波によるDVTの評価では，プローブで圧迫操作を行うことが特徴です．主に静脈の圧縮が確認しやすい短軸断面を用います．まず仰臥位を

Lecture 14 の動画はこちら

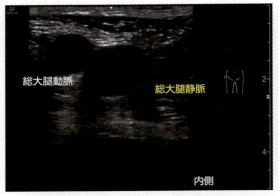

図 14-3 右総大腿動脈とその内側に位置する総大腿静脈の短軸像（▶14-2）

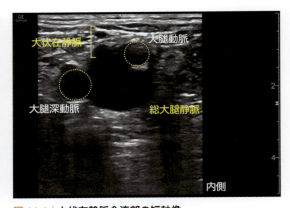

図 14-4 大伏在静脈合流部の短軸像
通常大伏在静脈は（総）大腿動脈の内側から総大腿静脈に合流するが，このケースでは大腿動脈の外側から合流している．

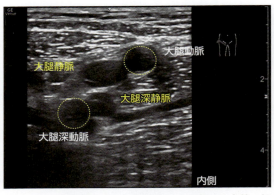

図 14-5 右大腿静脈と大腿深静脈の合流部やや末梢の短軸像

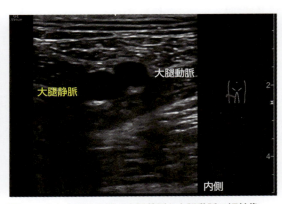

図 14-6 右大腿中央部の大腿静脈と大腿動脈の短軸像（▶14-4）

1
プローブ走査（▶14-1）
右鼠径部を圧迫．

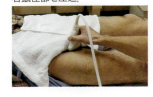

2
プローブ走査（▶14-3）
プローブを末梢側にスライドして圧迫．

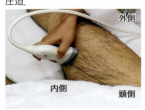

とり，鼠径部にプローブをあて，総大腿動脈の内側に位置する総大腿静脈を描出します（💡1，図14-3，▶14-1，14-2）．血栓エコーの有無を評価した後，<u>プローブによる圧迫で静脈が完全に圧縮されるか</u>を確認します．引き続き末梢側にプローブを少しスライドして，同様に観察します．総大腿静脈では，大伏在静脈の合流部（図14-4），大腿静脈・大腿深静脈の合流部まで，数回に分けて評価します．

2点エコーでは省略されますが，近位下肢エコーで大腿静脈と大腿深静脈の観察を行う場合は，さらにプローブを末梢側に少しずつスライドさせて，同様に評価します（💡2，▶14-3）．大腿深静脈は近位部を（図14-5），大腿静脈は中央部（図14-6，▶14-4）から膝上まで観察します．膝上では大腿静脈は深部に位置し（図14-7），プローブによる圧迫だけでは静脈に圧が伝わりにくい場合があるので（▶14-5），<u>対側からもう一方の手で圧迫を加えるとよいでしょう</u>（▶14-6）．現在POCUS領域では，大腿静脈と大腿深静脈の評価は必須とされない場合が多いのですが，それぞれ

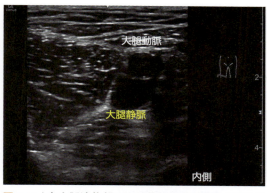

図 14-7 右大腿遠位部の大腿静脈と大腿動脈の短軸像（▶14-5, 14-6）

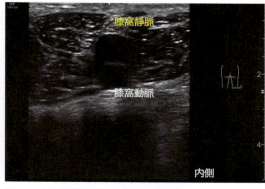

図 14-8 膝窩静脈と膝窩動脈の短軸像（▶14-8）

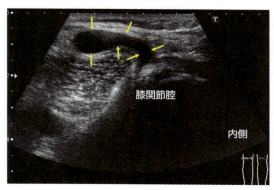

図 14-9 ベーカー嚢胞
膝関節部から連続するように嚢胞像（矢印）が描出される．

に単独で血栓が存在することが報告されているので[4]，可能であれば併せて評価したほうがよいかもしれません．

　膝窩静脈を観察する場合は，仰臥位もしくは座位にします．仰臥位では膝立位か，外旋屈曲位（👁3，▶14-7）をとります．仰臥位では静脈が虚脱していることがありますが，座位にすると膝窩静脈は拡張して観察しやすくなります．膝窩静脈は膝窩動脈の背側に，つまり膝窩部では膝窩動脈より浅部に位置します（図14-8）．

　膝窩静脈は，後脛骨・腓骨静脈合流部まで数回に分けて圧縮性を評価します（図14-8，▶14-8）．

　なお，大腿静脈と膝窩静脈は2本並走していることがあります[5,6]．1本は大丈夫でも，もう1本に血栓があるかもしれません[5]．また，膝窩部ではベーカー嚢胞がときに観察されますが，形態的に静脈との区別は可能です（図14-9）．

👁3 プローブ走査：右膝窩静脈短軸断面の描出
外旋屈曲位で右膝窩部を圧迫（▶14-7）．

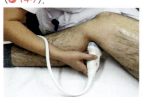

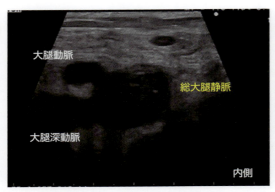

図 14-10 │ 右総大腿静脈は拡張し，内部に血栓エコーを認める（▶14-9）

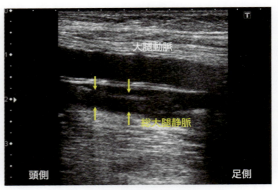

図 14-11 │ 右総大腿静脈に浮遊血栓（矢印）を認める

POCUS で利用される下肢 DVT の所見
観察項目とポイントは？

⦿──血栓像

　静脈は短軸での描出を基本にし，必要に応じて長軸を描出するとよいでしょう．新しい血栓はエコー輝度が低く，時間経過で輝度が高くなっていきます．**急性期は血栓で閉塞して，静脈は拡張します**（図14-10，▶14-9）．血栓の中枢端が浮遊性（図14-11）であれば，肺塞栓症を合併している可能性が高まります[7]．慢性期では血栓は退縮しますが，壁在血栓として残存することもあります．

　急性期は血栓の輝度が低く，静的な観察だけでは見逃す可能性があります（偽陰性）．一方，静脈内に多数の微小エコーからなる境界不明瞭なエコーが観察されることがあり，「もやもやエコー」と呼ばれています（▶14-10，14-11）．**もやもやエコーは血流のうっ滞する部位で観察され，血栓と見誤る可能性があります**（偽陽性）．

⦿──静脈の非圧縮性

　上記のような偽陰性，偽陽性を避けるために，プローブで静脈の圧縮性を判定します．長軸よりも短軸のほうが静脈の圧縮性は確認しやすいので，**原則短軸断面で圧迫操作を行います**．血栓がなければ，並走する動脈とは異なり，通常は容易に圧縮されて静脈内腔は消失します．静脈圧が上昇していれば，多少強めの圧迫が必要なときもあります．大腿静脈遠位部の観察を追加する場合は，前述のようにプローブの対側から手で圧迫します．

　血栓で閉塞している場合は，血栓は圧迫で多少変形しますが，大きく変化することはありません（▶14-9）．また陳旧性の壁在血栓があれば，圧

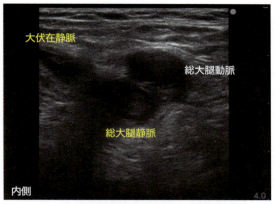

図 14-12 | 左総大腿静脈と大伏在静脈に血栓像を認める
（▶14-12）

表 14-1 | 修正 Wells スコア

臨床徴候	点数
活動性悪性腫瘍（治療中，過去 6 か月以内の治療，緩和ケア中）	1
麻痺，最近の下肢固定	1
最近 3 日間以上のベッド上安静，または 12 週以内の大手術	1
深部静脈に沿った局所の圧痛	1
下肢全体の腫脹	1
3 cm 以上の非対称性腓腹部腫脹（脛骨粗面下 10 cm で計測）	1
症候のある下肢に限定した圧痕性浮腫	1
側副表在静脈の拡張（非静脈瘤性）	1
深部静脈血栓症の既往	1
深部静脈血栓症と同様に疑われる鑑別疾患の存在	−2

低リスク（≦0 点），中リスク（1〜2 点），高リスク（≧3 点）
〔Wells PS, et al : Does this patient have deep vein thrombosis? JAMA 295（2）: 199-207, 2006 より改変〕

迫で静脈内腔は少し残存します．圧迫操作により肺塞栓症が発症しやすくなるというエビデンスはありませんが，<u>血栓が判明もしくは強く疑われる場合は，過度の圧迫は禁物です</u>．

◉──大伏在静脈血栓

大伏在静脈近位部に血栓が存在すれば，総大腿静脈に血栓が進展するリスクが高いので，同部位の評価も併せて行います（**図14-12**，▶14-12）．

病歴・身体所見と POCUS
Wells スコアでリスクの層別化を！

下肢 DVT の診断において，個々の病歴と身体所見の精度はそれほど高くないとされています[8]．病歴・身体所見をもとに，点数化で DVT のリスクを見積もる方法として，Wells スコアが有名です．当初は 9 項目でしたが[9]，その後 10 項目（**表14-1**）で検討が行われています（修正 Wells ス

コア）．14研究，8,000例以上を対象としたシステマティックレビュー・メタアナリシスでは，修正Wellsスコアが0点以下では5％（95％信頼区間：4〜8），1〜2点では17％（13〜23），3点以上では53％（44〜61）が下肢DVTであったと報告されています．また0点以下（低リスク群）で，かつDダイマーが陰性であれば，超音波を行わずにDVTの否定は可能としています．一方，3点以上（高リスク群）では，特異度が低いDダイマーは臨床決断には適さないとしています[10]．

　従来本邦では，病歴・身体所見をもとに（修正）Wellsスコアなどでリスクの層別化を行い，Dダイマーの結果を加味してDVTの予測を行い，必要に応じて検査室へ全下肢エコーがオーダーされることが多いと推測されます．今後POCUSとして，2点エコーや近位下肢エコーが診察室や病棟で普及すれば，診療のスタイルが変化するかもしれません．下肢DVTの診断精度について，2点エコーは修正Wellsスコア（2点以上を陽性）よりも感度・特異度が高いこと，Dダイマーより少し感度は低いものの，特異度は圧倒的に高いことが示されています[11]．しかし，本質は診断精度の優劣ではなく，それぞれの利点を生かして，質の高い診療を展開していくことにあります．

POCUSとエビデンス

少なくともDVTの拾い上げに有用です！

　下肢DVT疑い2,098例を対象とした多施設ランダム化比較試験によると，全下肢エコー施行群と，2点エコーとDダイマーとの組み合わせ（Dダイマー陽性例では1週間以内に2点エコーを再検）群において，双方の超音波陰性例を3か月間フォローアップしたところ，症候性DVT・急性肺塞栓症の発症率は，それぞれ0.9％（95％信頼区間：0.3〜1.8），1.2％（0.5〜2.2）で，同等に有用であることが示されました[12]．

　183例を対象としたKlineらの報告によると，放射線科で施行された全下肢エコーを診断基準とした場合，救急外来で医師が行う近位下肢エコーによるDVTの診断精度は，感度70％（95％信頼区間：60〜80）・特異度89％（83〜94）でした[13]．偽陰性の大半はレジデントが難しいと判断したケースで，感度が低下した要因と考えられています．一方，199例を対象としたCrispらの報告によると，放射線科で行われた近位下肢エコーを診断基準とした場合，救急医による2点エコーによるDVTの診断精度は，感度100％（92〜100）・特異度99％（96〜100）と良好でした[14]．2013年に報告された16研究を対象としたシステマティックレビュー・メタアナリシスにおいて，救急医の行うPOCUSを用いたDVTの診断は，精度が高いことが改めて示されています[15]．

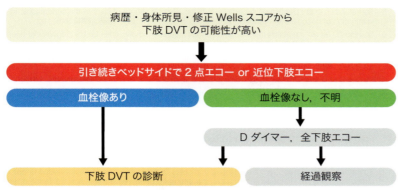

図 14-13 | 急性下肢 DVT の初期診断 decision tree（案）

　少なくとも 2 点エコーは，DVT の拾い上げに有用です．また従来の診断アプローチに 2 点エコー（大腿・大腿深静脈近位部の評価を含む）を加えることで，検査室での全下肢エコー，D ダイマー測定，診断確定に至る時間を減じる可能性が示されています[11]．

下肢 DVT の診断
未来の decision tree は？

　修正 Wells スコア，D ダイマー，そして 2 点エコーもしくは近位下肢エコーを組み合わせた DVT 診断のアルゴリズムが提唱されています[11]．ここでは，本邦の多くの施設の実情を考慮し，急性期診療の場面における decision tree を提案したいと思います（**図 14-13**）．まず病歴と身体所見に基づき，修正 Wells スコアで下肢 DVT の可能性を見積もりたいところです．DVT が疑われれば，引き続きベッドサイドで 2 点エコー，慣れていれば近位下肢エコーを行います．一定の経験を積めば，エコーで存在診断は容易です．血栓の所見がなくても DVT は否定できませんが，大きな血栓はある程度否定できますので，時間的に余裕をもって診療を進めることが可能になると考えられます．

　一方，急性肺塞栓症が疑われる場合に，2 点エコーもしくは近位下肢エコーで血栓が見つかれば，急性肺塞栓症の可能性が非常に高くなりますので[16]，急性肺塞栓症の診断に補助的に利用できます．

引用文献
1) Tapson VF : Acute pulmonary embolism. N Engl J Med 358（10）: 1037-1052, 2008. **PMID** 18322285
2) 田中幸子，他：下肢深部静脈血栓症の標準的超音波診断法．超音波医学 35（1）: 35-39, 2008.
3) American College of Emergency Physicians : Ultrasound guidelines ; emergency, point-of-care, and clinical ultrasound guidelines in medicine. Ann Emerg Med 69（5）: e27-e54, 2017. **PMID** 28442101
4) Adhikari S, et al : Isolated deep venous thrombosis ; implications for 2-point compression ultrasonography of the lower extremity. Ann Emerg Med 66（3）: 262-266, 2015. **PMID** 25465473

5) Screaton NJ, et al : Duplicated superficial femoral veins ; a source of error in the sonographic investigation of deep vein thrombosis. Radiology 206（2）: 397-401, 1998. **PMID** 9457192
6) Quinlan DJ, et al : Variations in lower limb venous anatomy ; implications for US diagnosis of deep vein thrombosis. Radiology 228（2）: 443-448, 2003. **PMID** 12821771
7) Baldridge ED, et al : Clinical significance of free-floating venous thrombi. J Vasc Surg 11（1）: 62-69, 1990. **PMID** 2404143
8) McGee S : Evidence-based physical diagnosis, 3rd ed. Elsevier Saunders, Philadelphia, 2012.
9) Wells PS, et al : Value of assessment of pretest probability of deep-vein thrombosis in clinical management. Lancet 350（9094）: 1795-1798, 1997. **PMID** 9428249
10) Wells PS, et al : Does this patient have deep vein thrombosis? JAMA 295（2）: 199-207, 2006. **PMID** 16403932
11) Poley RA, et al : Estimated effect of an integrated approach to suspected deep venous thrombosis using limited-compression ultrasound. Acad Emerg Med 21（9）: 971-980, 2014. **PMID** 25269577
12) Bernardi E, et al : Serial 2-point ultrasonography plus D-dimer vs whole-leg color-coded Doppler ultrasonography for diagnosing suspected symptomatic deep vein thrombosis ; a randomized controlled trial. JAMA 300（14）: 1653-1659, 2008. **PMID** 18840838
13) Kline JA, et al : Emergency clinician-performed compression ultrasonography for deep venous thrombosis of the lower extremity. Ann Emerg Med 52（4）: 437-445, 2008. **PMID** 18562044
14) Crisp JG, et al : Compression ultrasonography of the lower extremity with portable vascular ultrasonography can accurately detect deep venous thrombosis in the emergency department. Ann Emerg Med 56（6）: 601-610, 2010. **PMID** 20864215
15) Pomero F, et al : Accuracy of emergency physician-performed ultrasonography in the diagnosis of deep-vein thrombosis ; a systematic review and meta-analysis. Thromb Haemost 109（1）: 137-145, 2013. **PMID** 23138420
16) Da Costa Rodrigues J, et al : Diagnostic characteristics of lower limb venous compression ultrasonography in suspected pulmonary embolism ; a meta-analysis. J Thromb Haemost 4（9）: 1765-1772, 2016. **PMID** 27377039

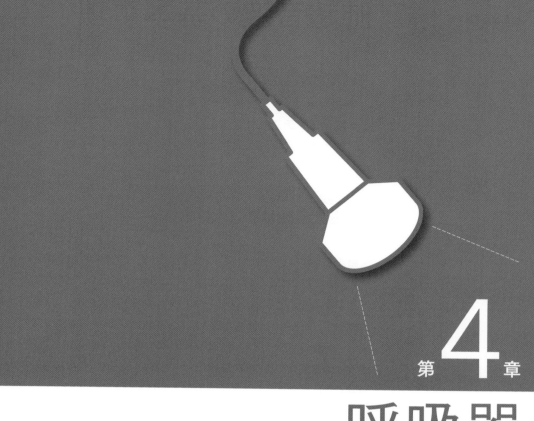

第4章

呼吸器

肺超音波の基本事項
気胸を疑ったとき
心原性肺水腫を疑ったとき
肺炎を疑ったとき
胸水を疑ったとき

Lecture 15 肺超音波の基本事項

- ●「肺超音波」とは？
- ●走査法はすぐにマスターできます！
- ●鍵はアーチファクトです！

はじめに
「肺超音波」とは？

　第4章では「呼吸器」の超音波を扱います．呼吸器の超音波といえば，まず胸水の評価が思い浮かびますが，ほかの利用については馴染みのない方が少なくないと思われます．本邦では1970年代後半に呼吸器領域（呼吸器病学）に超音波診断法が導入され，1980年代にその根幹が確立され，腫瘍性病変の診断や胸水の評価を中心に利用されてきました[1]．一方，超音波による気胸や肺水腫の評価については，1990年代に救急・集中治療領域で注目されはじめ，多くの研究を通じて一定の有用性が示されてきました[2-4]．この領域独自の用語が定められ，現在ではPOCUSとして利用されるに至ります．

　このように，呼吸器の超音波診断には2つの流れがあり，整合性が十分に得られていない部分があります．今後は，**呼吸器領域とPOCUSを扱う領域とのあいだで，共通の基盤を形成していく必要があります**．本書では，呼吸器領域の超音波診断を意識しながら，POCUSのアプローチに基づき，「肺超音波（lung ultrasound）」として取り上げてみたいと思います．

プローブの基本走査と画面の表示
走査法はすぐにマスターできます！

　プローブの動きは，「スライド」（sliding），「回転」（rotation），「傾け」（tilting），「ロッキング」（rocking），「圧迫」（compression）に分けられますが，肺超音波では，スライド走査が中心になります．腹部や心臓の走査法はある程度の修練が必要になりますが，肺超音波の走査法はすぐにマスターできます．

　腹部領域と同様に，肺超音波では画面（スクリーン）の左側が被検者の右側，頭側になるように表示します．一方，プローブマーカーに対応する画面に表示されるスクリーンマーカーを，画面の左右どちらに表示するか

表 15-1 | 各物質・組織の音響インピーダンス（密度×音速）

媒体	音響インピーダンス
蒸留水（20℃）	1.5
筋肉組織	1.7
脂肪組織	1.3
組織（平均）	1.63
空気（20℃）	0.00045（×10^6 Pa·秒/m）
膨らんだ肺	0.1

〔Soldati G, et al : "Synthetic" comets ; a new look at lung sonography. Ultrasound Med Biol 37（11）：1762-1770, 2011 より改変〕

については，本邦では腹部領域と同様に定められていません．欧米では，心臓とは逆に，画面の左側に表示されることが多いようです．

肺超音波の基本事項
鍵はアーチファクトです！

● 超音波画像の成り立ち

肺超音波の鍵は，アーチファクトにあります．アーチファクトの理解のためには，超音波画像の成り立ちを理解する必要があります．超音波画像の成り立ちはLecture 2（→8頁）で詳しく述べましたが，もう一度ごく簡単に説明します．

超音波プローブからは，間欠的にパルス波が「送信」され，組織のある部位で「反射」し，プローブで「受信」されます．パルス波の送信から受信までに要した「時間」と組織独自の「音速」より，プローブから反射部位までの「距離」が計算できます．また反射の強さは，画像では輝度の高さとして反映されます．これが画像構築の基本単位です．そして複雑な制御システムにより，基本単位が組み合わさって1枚の超音波画像がつくられます．

● 胸膜ラインと lung sliding

超音波は，音響インピーダンス（密度×音速）の異なる物質（組織）の境界で反射し，音響インピーダンスの違いが大きいほど，反射は強くなります．表15-1に示すように，空気は生体組織と比較し，圧倒的に音響インピーダンスが低いので[5]，肺胞気の表面では超音波のほとんどは反射します．その結果，壁側胸膜と臓側胸膜が接する部位は，反射により高輝度線状像として描出されます．この線状像は，本邦の呼吸器領域では「胸膜エコーコンプレックス（pleural echo complex）」と命名されています（サイドメモ）[6]．一方，POCUS領域では「胸膜ライン（pleural line）」と呼称されます[4]（図15-1～15-3）．また，呼吸による壁側胸膜に対する臓

サイドメモ
胸膜エコーコンプレックス
「胸膜エコーコンプレックス」という命名は，高輝度線状像が，① 壁側胸膜，② 胸膜表面を覆うごくわずかの生理的胸水，③ 臓側胸膜，④ 胸膜下の肺胞の複合体であることに由来します．

Lecture 15 の動画はこちら

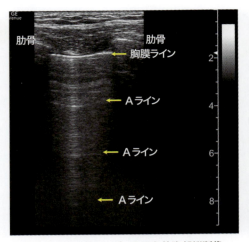

図 15-1 | リニアプローブによる右前胸部縦断像 (▶15-1)

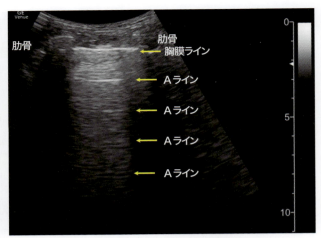

図 15-2 | コンベックスプローブによる右前胸部縦断像 (▶15-2)

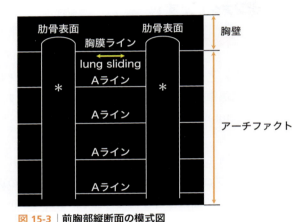

図 15-3 | 前胸部縦断面の模式図
＊：音響陰影（acoustic shadow）

側胸膜の動きは「lung sliding」と呼ばれ，胸膜ライン上で観察されます[4]（▶15-1，15-2）．lung slidingは，観察部位に気胸や胸膜に癒着があれば消失します．

胸膜ラインは，体表から浅い位置にありますので，周波数の高い表在用のリニアプローブが詳細な観察に適していますが（▶15-1），腹部用のコンベックスプローブでもlung slidingの有無は評価できます（▶15-2）．超音波信号の明るさをゲインで調整し，胸膜ラインの輝度を低めにしたほうが，lung slidingは確認しやすい印象です．

POCUSでは，胸膜ラインを正確に同定する方法として，<u>胸部の縦断面を描出し，頭側と尾側の2本の肋骨をまず認識します．そして肋間で，肋骨表面より深部に描出される線状陰影を胸膜ラインとして認識することを推奨しています</u>．理由は，胸膜ライン（▶15-3）と肋骨表面（▶15-4）が似ているので，両者をしっかりと区別するためです（サイドメモ）．肋間

サイドメモ
Bat sign
POCUS領域の肺超音波のパイオニアであるDaniel Lichtensteinは，肋骨表面像をこうもりの羽（①），胸膜ラインをこうもりの体幹（②）に見立ててBat signと呼んでいます．最初にBat signを描出し，胸膜ラインを正確に同定すべきというメッセージが込められています．

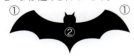

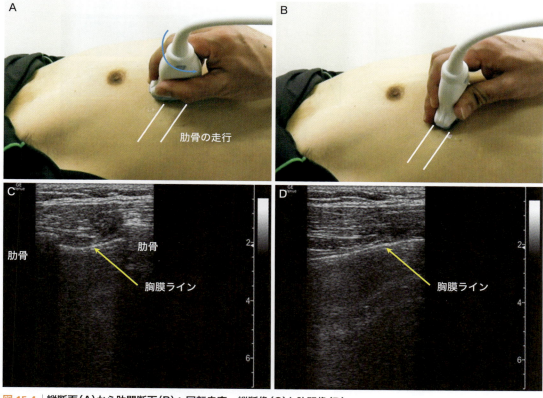

図 15-4 | 縦断面（A）から肋間断面（B）へ回転走査，縦断像（C）と肋間像（D）
A, B：●15-5, C, D：●15-6.

に沿って胸膜ラインが最大になるように肋間断面を描出する場合は，前述の方法で胸膜ラインを同定してから，肋間に平行になるようにプローブを反時計まわりに回転するとよいでしょう（図15-4, ●15-5, 15-6）. 気胸が疑われる場合は，縦断面に加え，胸膜ラインが最大になるように肋間断面を描出し，壁側胸膜と臓側胸膜が接している部分と接していない部分の境界，lung point[7]を探します．lung slidingの臨床応用については，Lecture 16「気胸を疑ったとき」（→148頁）で詳しく取り上げます．

⊙ A ラインと B ライン

正常では，胸膜ラインから深部の画像はアーチファクトで構成されます．プローブ面から胸膜面までの距離の整数倍の位置に等間隔に描出される線状像は「A ライン」と呼ばれ，多重反射の一種です[8]（図15-1〜15-3）. A ラインという多重反射像が描出される理由について，図15-5を用いて説明します．⓪で送信された超音波（パルス波）は，胸膜面で反射した後に①で最初に受信されますが，一部はプローブの表面で反射します．反射した超音波は，再び胸膜面で反射した後に②で再度受信されますが，

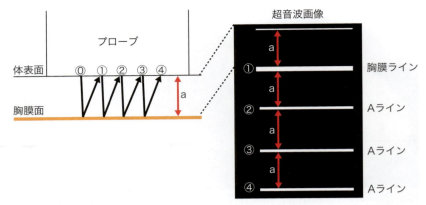

図 15-5 | 多重反射と A ライン
⓪ で送信されたパルス波は，本来 ⓪ と同じ位置でそれぞれ受信されるが，多重反射の原理をわかりやすく表現するために受信位置を右側にずらして記載している．

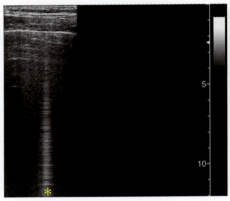

図 15-6 | リニアプローブによる B ライン（*）の描出

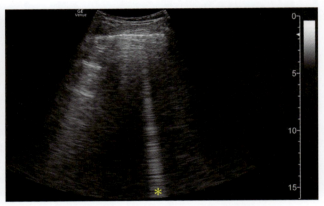

図 15-7 | コンベックスプローブによる B ライン（*）の描出

さらにその一部は反射し，③，④ と同様の現象が繰り返されます．前述のように，距離は送信から受信までの時間をもとに計測されますので，⓪ で送信された超音波が ②，③，④ で受信された場合，その超音波は ① の 2 倍，3 倍，4 倍の距離から戻ってきたと認識されてしまいます．以上より，超音波画像では，体表面から胸膜ラインまでの距離と同じ間隔でAラインが描出されるはずです．超音波装置によっては，プローブ直下（体表直下）の像はカットされている場合があり，実際に描出されている最浅部から胸膜ラインまでの距離はAラインの間隔よりも若干短い場合があります．Aラインは胸膜ラインの多重反射像ですので，超音波ビームが胸膜面に対してより垂直にあたっているほうが明瞭に描出されます（▶ 15-7，15-8）．

　胸膜ラインから深部に伸びる線状アーチファクトには，減衰するものと，減衰せず画面最深部まで伸びるものがあり[3]，後者は「Bライン」と呼ばれます[4]（**図15-6，15-7**）．この呼称は，胸部X線の「Kerley Bライン」

144　第4章｜呼吸器

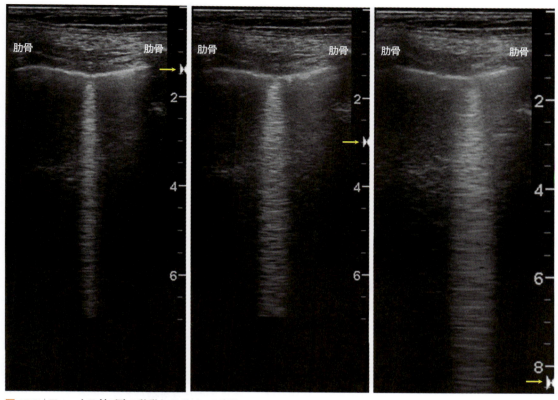

図 15-8 ｜ フォーカス(矢印)の移動とBラインの変化

と紛らわしいので,「超音波Bライン(sonographic B-lines)」と呼ばれる場合もあります[9]．Bラインは，正常肺でも観察されることがありますが，肺水腫，肺の炎症性変化で増加します[4]．Bラインは，小葉間隔壁の浮腫性変化や肥厚，肺胞内液体貯留などで顕在化すると推測されていますが[3,8]，病理学的な観点(radiologic-pathologic correlation)からは解明されていないのが現状です．国際推奨では，「<u>Bラインは胸膜ラインを起点にレーザーのように減衰することなくまっすぐに画面最深部まで伸び，lung sliding と同調して動く個々の高輝度多重アーチファクト</u>」と定義されています[4]．このBラインが増加すると，Aラインが打ち消されます．

Bラインは，心臓用のセクタプローブ，腹部用のコンベックスプローブ，リニアプローブそれぞれで評価ができますが，周波数が高いほうが細やかに描出されます．Bラインを用いて評価する場合，超音波装置の設定のポイントは2つあります．

1つは，<u>可能であればフォーカスをなるべく胸膜ラインに近づけてください</u>．そのほうがBラインはスリムで，1本1本が確認しやすくなります．フォーカスが胸膜ラインから遠ざかるほどBラインは幅広になり，最深部では，もはや「ライン」といった感じではなくなります(図15-8)．もし複

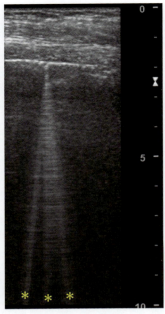

図 15-9 空間コンパウンドイメージングによるBラインの変化
1本のBラインはコンパウンドイメージングで3本（＊）描出される．

数の幅広なBラインが近接していれば，重なり合った像が描出されますので，評価しにくくなります（▶15-9〜15-11を比較）．

　もう1つは，**超音波ビームを多方向に送受信して重ね合わせることで得られる「空間コンパウンドイメージング」をオフにしてください**．特にリニアプローブの場合，空間コンパウンドイメージングがオフでは1本のBラインが，オンにすると胸膜ラインの1点から複数（3本のことが多い）のBラインが描出されます（**図15-9**）．この場合，Bラインの本数を誤って解釈することになります．また複数のBラインが近接していれば，重なり合った像が描出されますので，評価しにくくなります（▶15-9，15-12を比較）．なお，空間コンパウンドイメージングがオンでコンベックスプローブを用いる場合，胸膜ラインの1点から生じる複数のBラインは，実際は重なり合って幅広のBラインとして描出される場合があります．**空間コンパウンドイメージングは他領域で普通に利用されていますので，多くの超音波装置では，初期設定でオンになっていることが多い**です．超音波装置に肺超音波専用のプリセットの導入が望まれます．

　Bラインの臨床応用については，Lecture 17「心原性肺水腫を疑ったとき」（→156頁）で詳しく取り上げます．

　次のLectureからは，疾患・病態別に肺超音波施行時のポイント，身体所見との関連，エビデンスなどを詳しくお伝えします．

引用文献

1) 名取博, 他：超音波診断法の呼吸器疾患への応用. 太田保世, 他（編）：Annual Review 呼吸器. pp71-80, 中外医学社, 1987.
2) 亀田徹, 他：外傷性気胸の超音波診断—FASTからEFASTへ. 日救急医会誌 23（4）：131-141, 2012.
3) Lichtenstein D, et al：The comet-tail artifact；an ultrasound sign of alveolar-interstitial syndrome. Am J Respir Crit Care Med 156（5）：1640-1646, 1997. **PMID** 9372688
4) Volpicelli G, et al：International evidence-based recommendations for point-of-care lung ultrasound. Intensive Care Med 38（4）：577-591, 2012. **PMID** 22392031
5) Soldati G, et al："Synthetic" comets；a new look at lung sonography. Ultrasound Med Biol 37（11）：1762-1770, 2011. **PMID** 21924815
6) 名取博, 他：体表臓器およびその他の領域—1アプローチ法と正常像. 日本超音波医学会（編）：新超音波医学4. pp 368-375, 医学書院, 2000.
7) Lichtenstein D, et al：The "lung point"；an ultrasound sign specific to pneumothorax. Intensive Care Med 26（10）：1434-1440, 2000. **PMID** 11126253
8) Lichtenstein DA, et al：Relevance of lung ultrasound in the diagnosis of acute respiratory failure；the BLUE protocol. Chest 134（1）：117-125, 2008. **PMID** 18403664
9) Liteplo AS, et al：Emergency thoracic ultrasound in the differentiation of the etiology of shortness of breath（ETUDES）；sonographic B-lines and N-terminal pro-brain-type natriuretic peptide in diagnosing congestive heart failure. Acad Emerg Med 16（3）：201-210, 2009. **PMID** 19183402

Lecture 16 気胸を疑ったとき

存在診断 初級〜中級 ，除外診断 初級〜中級

- ● 呼吸音を視覚で捉えます！
- ● 観察項目とポイントは？
- ● 呼吸音の左右差がないケースでも有用です！
- ● 感度は臥位X線よりも高い！
- ● 未来の decision tree は？

はじめに
呼吸音を視覚で捉えます！

　以前より「超音波は聴診器の代わりになる」といわれてきましたが，point of care としての活用に注目が集まり，ポケットエコーの登場もあって，現実のものとなりました．聴診器で"音"として捉えられる情報は，超音波を用いれば"視覚"で捉えることができます．

　気胸の超音波診断は，外傷診療の現場で多くの研究が行われ，利用が進みました[1]．自然気胸とは異なり，外傷初期診療では仰臥位で胸部X線を施行せざるをえず，X線では気胸が見つからない可能性が高くなります（occult pneumothorax）．感度が低い仰臥位X線を補う手段として，超音波に注目が集まるようになったわけです．一方，自然気胸の診断では，立位もしくは座位の胸部X線だけで事足りる場合が多いのですが，POCUSの活用が進めば，自然気胸の診断にも役立つ状況が生まれてくるでしょう．特にX線が施行できない院外では，利用価値が高くなります．

気胸の所見
観察項目とポイントは？

　肺超音波の基礎については Lecture 15（→140頁）で述べましたので，必要に応じて再確認してください．現在では超音波による気胸の診断アルゴリズムは，国際推奨で示されています[2]（**図16-1**）．以下，順を追って各所見の解説を行います．なお，超音波は仰臥位で行うことを前提としています．

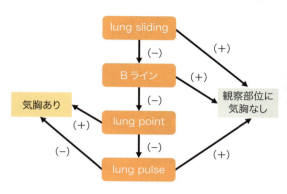

図 16-1 超音波による気胸診断のアルゴリズム

〔Volpicelli G, et al : International evidence-based recommendations for point-of-care lung ultrasound. Intensive Care Med 38（4）: 577-591, 2012 より改変〕

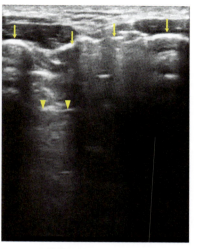

図 16-2 外傷性気胸に合併した皮下気腫（矢印）

部分的に胸膜ライン（矢頭）が確認できる．

◉ lung sliding がない

Lecture 15 でも述べましたが，リニアプローブかコンベックスプローブを用いて，胸部縦断面で頭側と尾側の肋骨を認識し，肋間から胸膜ラインを同定し，壁側胸膜に対する臓側胸膜の動き，lung sliding の有無を評価します．前胸部では鎖骨中線を目安に，上位肋間からスライドさせて，1肋間ずつ胸膜ラインと lung sliding を確認していくとよいでしょう（🅰1, ▶16-1）（サイドメモ）．なお，外傷性気胸に高率に合併する皮下気腫が存在すれば，胸膜ラインの確認は困難なことがあります（図16-2）．

壁側胸膜と臓側胸膜のあいだに空気が介在する部位では，lung sliding は観察されません（図16-3A，16-4A，▶16-2）．その際，健側と比較すると認識しやすくなります（図16-3B，16-4B，▶16-3）．慢性閉塞性肺疾患（chronic obstructive pulmonary disease：COPD）や喘息などでは，lung sliding の動きが小さく，努力呼吸による胸壁の動きも加わり，lung sliding の評価が難しい場合があります（▶16-4）．胸膜に癒着があれば，当然 lung sliding は観察されません．つまり，lung sliding の消失は，気胸に特異的な所見ではありません．しかし lung sliding があれば，観察部位では壁側胸膜と臓側胸膜が接していることは確実にいえます．

胸膜の癒着がないケースでは，仰臥位で胸腔の空気は前胸壁側に貯留します．呼吸器疾患の既往のない若年者など，背景より胸膜の癒着の可能性が低いケースで，前胸壁で lung sliding を認めれば，臨床的に重要な気胸の除外は可能と考えてよいでしょう．

🅰1
プローブ走査：鎖骨中線上をスライド

頭側の右鎖骨中線上にプローブを置き，下位へスライド（矢印）（▶16-1）．

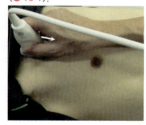

サイドメモ
鎖骨中線と胸膜ライン

気胸の場合，通常胸腔の空気は仰臥位で前胸壁側に貯留しますので，胸膜ラインと lung sliding の観察は，鎖骨中線上（付近）が適しています．ただし，左鎖骨中線上で胸膜ラインが観察できるのは第3肋間位までで，それ以下では心臓が描出されます．左下位肋間の胸膜ラインは前腋窩線上で観察するとよいでしょう．

Lecture 16 の動画はこちら ▶

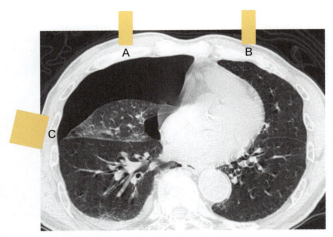

図 16-3 | 70 歳代女性，右外傷性気胸の CT 画像
位置 A, B, C は，図 16-4A, B, C, ▶16-2, 16-3, 16-5 のプローブの位置を示す．

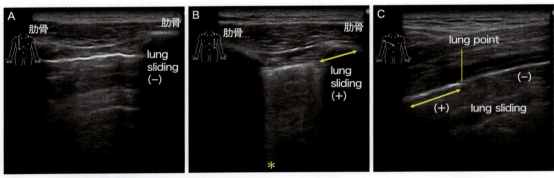

図 16-4 | 70 歳代女性，右外傷性気胸の超音波画像（図 16-3 と同一例）
A：右前胸部では lung sliding と B ラインなし（▶16-2）．
B：左前胸部では lung sliding と B ライン（＊）あり（▶16-3）．
C：右側胸部に lung point あり（▶16-5）．

◉ーーーB ラインがない

B ラインは肺の表面から生じるアーチファクトです．**B ラインが観察される部位では，臓側胸膜が壁側胸膜と接していることを意味します**（図16-3B，16-4B，▶16-3）．壁側胸膜と臓側胸膜のあいだに空気があれば，B ラインは描出されません．なお，B ラインは正常肺では目立たないので，B ラインがなくても異常ではありません．

◉ーーーlung point がある

中等度以下の気胸では，仰臥位で臓側胸膜が壁側胸膜に接している部分と，接していない部分の境界を捉えることができます．その境界は「lung point」と呼ばれ，呼吸性に動く様子が観察されます（図16-3C，16-4C，

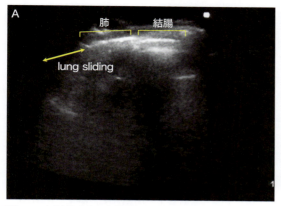
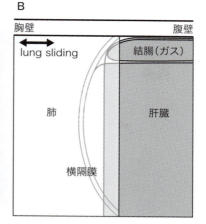

図 16-5 | Chilaiditi 症候群
A：肝臓と胸腹壁のあいだに入り込んだ結腸と肺の境界部の画像（▶16-7），B：その模式図．

▶16-5）．気胸の超音波診断において，lung point は特異度の高い所見です．lung point を観察する場合は，まず縦断像で胸膜ラインを同定し，プローブを反時計方向に回転して肋間の向きに合わせ（▶2，▶16-6），肋間に沿ってプローブをスライドして lung point を探すとよいでしょう．肺が完全に虚脱していれば lung point は観察されず，lung sliding もまったく認められません．

　lung point は上位の肋間から観察することをお勧めします．理由は，肺の辺縁ではよく似た所見が得られるからです．当然 lung sliding がない側には，肝実質，拍動する心臓が描出されるのですが，慣れない方は lung point として誤認するリスクがあります．結腸が肝臓と胸腹壁のあいだに入り込む Chilaiditi 症候群で，lung point と非常によく似た所見を筆者は経験しています（図 16-5，▶16-7）．

　lung point は気胸の存在診断だけではなく，気胸の程度を半定量的に評価できますので[3-6]，経過観察としても有用と考えられます．

⦿ lung pulse がない

　lung sliding，Ｂライン，lung point が観察されない場合に有用なサインとして，lung pulse があります．lung pulse は心臓の拍動を肺表面で捉えたサインです．通常 lung pulse は lung sliding と合わさって観察されます．lung sliding がない息止め状態や癒着などでは，lung pulse が単独で観察されます（図 16-6，▶16-8）．

　実際，lung sliding の動きが小さいときは，胸腹上の動きが lung sliding なのか，lung pulse なのか判断が難しいかもしれません．国際推奨では図 16-1 のアルゴリズムが示されているのですが，lung sliding と lung pulse

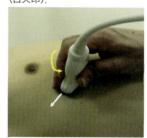

▶2
プローブ走査：側胸部でプローブを回転
反時計回転でプローブを肋間の向きに合わせ（黄矢印，▶16-6），肋間に沿ってプローブをスライド（白矢印）．

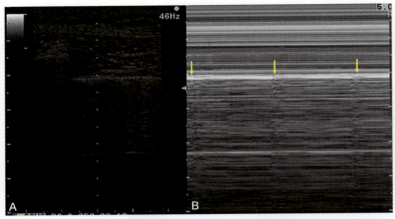

図 16-6 正常例で息止めした際の，前胸部縦断 B モード像（A）と，M モード像（B）
(▶ 16-8)

矢印は，lung pulse で心臓の拍動を反映する．

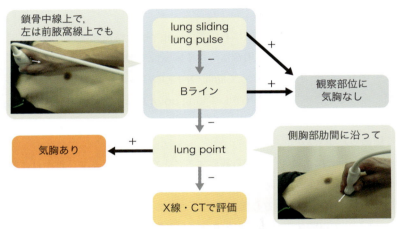

図 16-7 lung sliding と lung pulse を最初に評価するアルゴリズム
両者の区別が困難な場合も想定される．

は最初に併せて評価したほうが実用的かもしれません（**図16-7**）．

聴診と POCUS
呼吸音の左右差がないケースでも有用です！

　「はじめに：呼吸音を視覚で捉えます！」で述べたように，聴診で得られる情報は，超音波を用いれば視覚で捉えられます．気胸の聴診所見は患側の呼吸音の減弱ですが，軽度・軽微であれば左右差ははっきりしません．そのような場合でも，超音波を用いれば，気胸の所見が得られます．聴診よりも超音波のほうが感度は高いことを筆者は実感していますが，気胸の診断における聴診と超音波の比較検討について，十分なエビデンスはあり

表 16-1 | 外傷性気胸における超音波と仰臥位 X 線の精度

研究	対象数	頻度(%)	感度(%) 超音波	感度(%) X線	特異度(%) 超音波	特異度(%) X線
Rowan, et al, 2002[7]	27 Ps	40.7	100	36.4	93.8	100
Kirkpatrick, et al, 2004[8]	226 Hs	19.0	48.8	20.9	98.7	99.6
Blaivas, et al, 2005[3]	176 Ps	30.7	98.1	75.5	99.2	100
Zhang, et al, 2006[4]	135 Ps	21.5	86.2	27.6	97.2	100
Soldati, et al, 2006[5]	186 Ps	30.1	98.2	53.6	100	100
Soldati, et al, 2008[6]	218 Hs	11.5	92.0	52.0	99.5	100
Brook, et al, 2009[9]	338 Hs	12.7	46.5	16.3	99.0	100
Nagarsheth, et al, 2011[10]	79 Ps	27.8	81.8	31.8	100	100
Nandipati, et al, 2011[11]	204 Ps	10.3	95.2	78.9	99.5	99.5
Hyacinthe, et al, 2012[12]	237 Hs	22.4	52.8	18.9	95.1	100
Abbasi, et al, 2013[13]	146 Ps	25.3	86.4	48.6	100	100
Donmez, et al, 2013[14]	136 Hs	25.7	91.4	82.7	97.0	89.7

Ps：patients（患者），Hs：hemithorax（片側胸部）

ません．科学的な検証を行いたいところです．

聴診のデメリットは，騒音があると評価が難しくなることです．救急の現場では，騒音に悩まされることは少なくありません．騒々しい救急外来では聴診に苦労し，走行中の救急車内では聴診は困難で，飛行中のドクターヘリ内では聴診不能，といった感じです．このようなときにこそ，聴診器の代用として超音波が威力を発揮することになるでしょう．手軽な聴診器と超音波とをうまく使い分けることで，診療の質向上につなげたいものです．

POCUSとエビデンス
感度は臥位 X 線よりも高い！

気胸の超音波診断に関する研究は，外傷初期診療の場面で精力的に行われてきました[1]．前向き研究で，CTもしくは胸腔ドレナージによる脱気を診断基準とした場合，超音波による外傷性気胸の診断精度は，感度46.5〜100%・特異度93.8〜100%と報告されています[3-14]（**表16-1**）．感度が95%以上の研究[3, 5, 7, 11]がある一方，60%未満と低いものもあります[8, 9, 12]．感度が低い要因としては，軽微な気胸例の占める割合がほかの研究よりも高いことや，超音波による観察範囲が狭いことなどが考えられています[8]．少量の気胸の検出率は低くても，ドレナージの必要な気胸の検出に超音波は有効であることが示されています[9]．いずれの研究でも，臥位の胸部 X 線より超音波のほうが，感度は明らかに高いことが示されています[3-14]．

自然気胸の超音波診断については，まとまった研究は見当たりません．外傷性気胸に高率に合併する皮下気腫は，自然気胸には通常みられないの

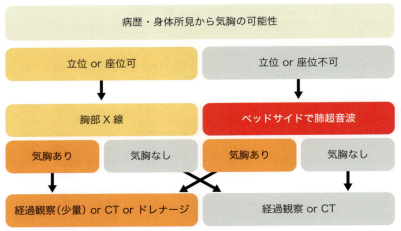

図 16-8 | 気胸の初期診療 decision tree（案）

で，自然気胸のほうが超音波で診断しやすいはずです．また「中心静脈穿刺後の医原性気胸の除外に超音波が有用」という研究も散見されます[15]．

気胸の初期診療
未来の decision tree は？

外傷初期診療では，気胸の超音波診断が普及し，超音波診断は「focused assessment with sonography for trauma（FAST）」から，気胸の評価を加えた「extended FAST（EFAST）」へと変遷しています[1]．

自然気胸や医原性気胸の診断についても，decision tree に変化が生じるかもしれません（図16-8）．立位や座位が可能であれば，胸部全体を把握しやすく，客観的情報として共有しやすい胸部 X 線が引き続き選択されるでしょう．もし立位や座位が難しければ，臥位胸部 X 線より感度の高い肺超音波をベッドサイドで行うことは，理に適っています．lung sliding の消失だけで気胸と断定できませんが，lung point が観察できれば，自信をもって気胸と判断できます．小さな気胸の除外は難しいかもしれませんが，lung sliding が前胸部・側胸部で観察されれば，多くの場合，臨床的に重要な気胸は除外できます．胸部 X 線と肺超音波をうまく使い分け，診療の質向上につながればよいですね．

引用文献

1) 亀田徹，他：外傷性気胸の超音波診断—FASTからEFASTへ．日救急医会誌 23（4）：131-141, 2012．
2) Volpicelli G, et al : International evidence-based recommendations for point-of-care lung ultrasound. Intensive Care Med 38（4）：577-591, 2012. **PMID** 22392031
3) Blaivas M, et al : A prospective comparison of supine chest radiography and bedside ultrasound for the diagnosis of traumatic pneumothorax. Acad Emerg Med 12（9）：844-849, 2005. **PMID** 16141018
4) Zhang M, et al : Rapid detection of pneumothorax by ultrasonography in patients with multiple

trauma. Crit Care 10（4）：R112, 2006. **PMID** 16882338
5) Soldati G, et al：The ultrasonographic deep sulcus sign in traumatic pneumothorax. Ultrasound Med Biol 32（8）：1157-1163, 2006. **PMID** 16875950
6) Soldati G, et al：Occult traumatic pneumothorax；diagnostic accuracy of lung ultrasonography in the emergency department. Chest 133（1）：204-211, 2008. **PMID** 17925411
7) Rowan KR, et al：Traumatic pneumothorax detection with thoracic US；correlation with chest radiography and CT-initial experience. Radiology 225（1）：210-214, 2002. **PMID** 12355007
8) Kirkpatrick AW, et al：Hand-held thoracic sonography for detecting post-traumatic pneumothoraces；the extended focused assessment with sonography for trauma（EFAST）. J Trauma 57（2）：288-295, 2004. **PMID** 15345974
9) Brook OR, et al：Sonographic detection of pneumothorax by radiology residents as part of extended focused assessment with sonography for trauma. J Ultrasound Med 28（6）：749-755, 2009. **PMID** 19470815
10) Nagarsheth K, et al：Ultrasound detection of pneumothorax compared with chest X-ray and computed tomography scan. Am Surg 77（4）：480-484, 2011. **PMID** 21679560
11) Nandipati KC, et al：Extended focused assessment with sonography for trauma（EFAST）in the diagnosis of pneumothorax；experience at a community based level I trauma center. Injury 42（5）：511-514, 2011. **PMID** 20149371
12) Hyacinthe AC, et al：Diagnostic accuracy of ultrasonography in the acute assessment of common thoracic lesions after trauma. Chest 141（5）：1177-1183, 2012. **PMID** 22016490
13) Abbasi S, et al：Accuracy of emergency physician-performed ultrasound in detecting traumatic pneumothorax after a 2-h training course. Eur J Emerg Med 20（3）：173-177, 2013. **PMID** 22828649
14) Donmez H, et al：Should bedside sonography be used first to diagnose pneumothorax secondary to blunt trauma？J Clin Ultrasound 40（3）：142-146, 2012. **PMID** 22307581
15) Amir R, et al：Ultrasound as a screening tool for central venous catheter positioning and exclusion of pneumothorax. Crit Care Med 45（7）：1192-1198, 2017. **PMID** 28422778

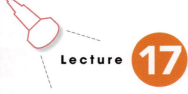

Lecture 17 心原性肺水腫を疑ったとき

存在診断 初級〜中級，除外診断 初級〜中級

- ●キーワードは B ライン！
- ●観察項目とポイントは？
- ●病歴・身体所見と組み合わせて診断！
- ●精度にバラツキはありますが……
- ●未来の decision tree は？

はじめに

キーワードは B ライン！

この Lecture では，胸膜ラインから深部に伸びる線状アーチファクト「B ライン」を用いた心原性肺水腫の超音波診断について取り上げます．B ラインの臨床応用は，主に POCUS を扱う救急・集中治療領域で進められてきました．

心原性肺水腫は，病歴と身体所見で診断可能なことが多いですが，ときにほかの疾患との鑑別に難渋することがあります．X 線はルーチンで施行されますが，約 20％は受診時の X 線で肺胞性浮腫像，肺血管のうっ血像，間質性浮腫像を認めず[1]，胸部 X 線の各所見の感度は低いとされています．一方，B ラインによる心原性肺水腫の評価は習得が容易で[2-5]，診察の一環としての活用が期待されています．

心原性肺水腫では，肺胞周囲の狭義間質，気管支血管周囲や臓側胸膜に連続する小葉間隔壁を含む広義間質に液体が貯留し，病態が進行すると肺胞内に液体が貯留します[6,7]．心原性肺水腫において B ライン発生のメカニズムは解明されていませんが，小葉間隔壁と肺胞内に液体が貯留することで顕在化すると推測されています[8,9]．

肺水腫の所見

観察項目とポイントは？

⊙──広範多発 B ライン

Lecture 15「肺超音波の基本事項」(→140 頁) で述べましたが，B ラインを適切に用いるためには，空間コンパウンドイメージングはオフにします．また，フォーカスは胸膜ラインに合わせるか近づけたほうが，B ラインは

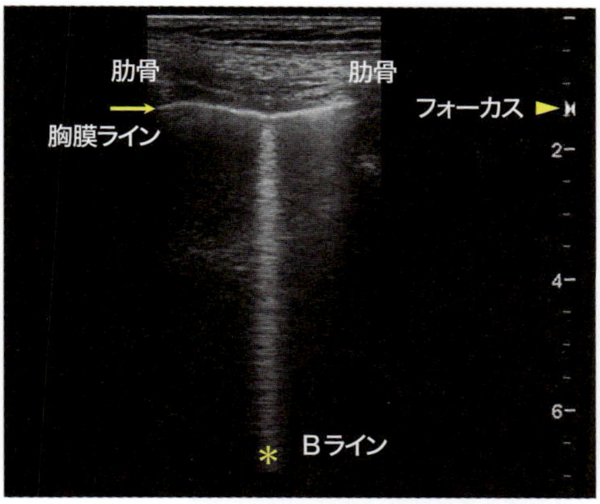

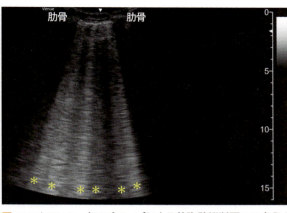

図 17-1 | リニアプローブによるBラインの描出とフォーカスの設定

図 17-2 | コンベックスプローブによる前胸壁縦断面での多発Bライン（＊）の描出

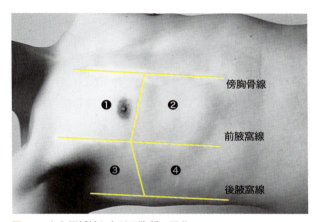

図 17-3 | 8区域法における胸部の区分
❶ 上前部，❷ 下前部，❸ 上側部，❹ 底側部．

　スリムになり評価しやすくなります．胸部の縦断面で肋間を認識し，肋骨の深側に位置する胸膜ラインを，そこを起点に深部に伸びるBラインを同定します（図17-1）．

　POCUS領域の国際推奨では，縦断面で1肋間に3本以上のBラインがあれば，多発Bライン（multiple B-lines）と定義されます[2]（図17-2）．この多発Bラインを認める疾患群は「(sonographic) interstitial syndrome」，広範に多発Bラインを認める疾患群は「diffuse interstitial syndrome」と総称されます[2]．広範の定義は，便宜上片側胸部を4つに区分し（両側で8区域），左右それぞれの4区域中2区域以上で多発Bラインを認める場合という取り決めがあります[2, 10]（8区域法，図17-3）．diffuse interstitial syndromeには，心原性肺水腫のほかに，非心原性肺水腫，acute respiratory distress syndrome（ARDS），肺線維症などが含まれます[2]．つまり，広範多発Bラインは心原性肺水腫に特異的な所見で

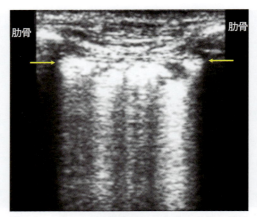

図 17-4 | 80 歳代男性,腸閉塞術後に発症した ARDS
胸膜ラインの不整と断片化(矢印)を認める.

はありません. ▶17-1 では,心原性肺水腫を発症した 80 歳代男性の右前胸部縦断面で観察された多発 B ラインを,▶17-2 では,同患者の右側胸部縦断面で観察された多発 B ラインと胸水を示します.一方,肺が過膨張になる気管支喘息や気腫性変化をきたす慢性閉塞性肺疾患(COPD)では,肺炎の合併や器質化がなければ,広範多発 B ラインは観察されません.

⦿──胸膜ラインの不整や断片化がない

ARDS(図17-4)や肺線維症では,胸膜ラインの不整や断片化が観察され,心原性肺水腫との鑑別に有用とされています[2, 11].なお,この所見は,ARDS,肺線維症の重症度や時期で異なると考えられます.

⦿──FoCUS 所見との組み合わせ

広範多発 B ラインは心原性肺水腫に特異的な所見ではありませんが,focused cardiac ultrasound(FoCUS)と組み合わせることで,特異度が上昇します[12].FoCUS では,目測による左室収縮能と,下大静脈径の評価が主要項目に含まれます[13].

▶17-3,17-4 では上記患者の左室収縮能低下所見を,▶17-5 では同患者の下大静脈径拡大と呼吸性変動低下所見を示します.肺超音波とFoCUS 所見を併せて評価することで,心原性肺水腫であることがより確かになります.

拡張不全型左心不全の診断については,ドプラ法による総合的な判断が必要で,FoCUS の範疇を超えますが,左室肥大や左房拡大など,基本的な形態的情報を参考にしてもよいでしょう.

表 17-1 | 広範多発 B ラインに基づいた急性心原性肺水腫の診断精度

研究	対象数	頻度(%)	感度(%)	特異度(%)
Liteplo, et al, 2009[18]	94	43	58	85
Cibinel, et al, 2012[21]	56	48	93.6	84
Piccoli, et al, 2012[19]	315	54	91	95
Kajimoto, et al, 2012[20]	90	59	96.2	54
Anderson, et al, 2013[12]	101	44	34	91
Pivetta, et al, 2015[16]	1,005	46	90.5	93.5

病歴・身体所見とPOCUS
病歴・身体所見と組み合わせて診断！

　心原性肺水腫は，病歴と身体所見による総合評価で予測可能な場合が多いです．ここでは，聴診とBラインとの対比，病歴・身体所見にBラインによる評価を加える意義について検討してみたいと思います．

　救急外来における心原性肺水腫の診断についてのシステマティックレビュー・メタアナリシスによると，ラ音とwheezeの統合感度はそれぞれ62.3％（95％信頼区間：60.8～63.7），22.3％（20.9～23.8），統合特異度は68.1％（66.7～69.4），64.0％（62.5～65.4）と，それほど高くはありません[14]．一方，病歴と身体所見では捉えられない不顕性の肺うっ血もBラインとして捉えることが可能で，聴診よりもBラインのほうが感度は高いと考えられます[15]．

　Pivettaらの大規模多施設共同研究によれば，従来の初期評価にBラインによる評価を加えると，心原性肺水腫の診断能は有意に向上することが示されています[16]．また，病歴と身体所見のみで心原性肺水腫とCOPDとの区別が困難な場合は，Bラインは診断の一助になる可能性があります[2, 9, 17]．

POCUSとエビデンス
精度にバラツキはありますが……

　Bラインを用いた心原性肺水腫の診断について，数多くの研究が報告されています．なお，Bライン以外の肺超音波所見は，積極的に利用されていません．またBラインの定量化は研究によって異なります．現在POCUS領域では，8区域法[12, 18-20]が主流ですが，6区域法[16, 21]などでも検討されています．

　研究で示された感度・特異度については，バラツキが大きいのが実情です．救急室で8区域法もしくは6区域法で行われた研究では，感度34～96.2％・特異度54～95％となっています[12, 16, 18-21]（表17-1）．

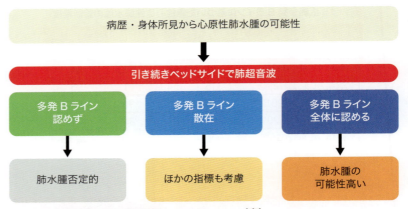

図 17-5 心原性肺水腫の初期診断 decision tree（案）

　Liteploらの研究[18]では，感度は58%と低いのですが，呼吸困難の原因が明らかな症例が事前に除外されたこと，救急室到着から肺超音波施行までの時間が長く，利尿薬などによる治療が影響した可能性が言及されています．Kajimotoらの研究[20]では特異度は54%と低く，母集団の背景の違いで差が生じたと推測されます．繰り返しになりますが，Bラインは心原性肺水腫に特異的な所見ではないので，胸膜ラインの不整や断片化など，ほかの肺超音波所見の有用性についても，引き続き検討が望まれます．

　Liteploらの検討では，従来の8区域法で定められた1つのカットオフ値に基づけば，陽性尤度比は3.88，陰性尤度比は0.5でしたが，8領域すべて多発Bラインが陽性であれば，尤度比は無限大，8領域ですべて陰性であれば，尤度比は0.22であったと報告しています[18]．つまり，8領域すべて陽性の場合は存在診断，すべて陰性の場合には除外診断としての精度が高まります．

　Pivettaらの大規模多施設共同研究では，現病歴，既往歴，身体所見，心電図，動脈血ガスに基づいた初期評価と，初期評価に肺超音波を含めた評価の比較検討が行われました．前者は感度85.3%・特異度90%，陽性尤度比8.6・陰性尤度比0.2に対し，後者は感度97%・特異度97.4%，陽性尤度比37.5・陰性尤度比0.03であり，後者のほうが診断能は有意に向上しました[16]．Bライン単独で心原性肺水腫を診断することには限界がありますが，従来の初期評価にBラインによる評価を加えることで，限られた時間での診断精度は高まります．

心原性肺水腫の初期診断
未来のdecision treeは？

　これまで述べてきたように，病歴と身体所見に肺超音波を加えること

で，肺超音波の真価を発揮できるでしょう．病歴と身体所見から心原性肺水腫の可能性が高く，引き続き肺超音波で全体に多発Bラインを認めれば，心原性肺水腫の可能性は非常に高くなります．一方，各区域に多発Bラインを認めなければ，心原性肺水腫は否定的と判断できます．多発Bラインが散在性の場合は，FoCUSを併せて行うか，ほかの指標も利用するのが妥当でしょう（**図17-5**）．

　胸部X線の位置づけは当分変わらないと思いますが，X線の施行が困難な病院前救急，災害現場，在宅医療の現場では，肺超音波の存在価値はより高くなるでしょう．

引用文献

1) Collins SP, et al : Prevalence of negative chest radiography results in the emergency department patient with decompensated heart failure. Ann Emerg Med 47 (1) : 13-18, 2006. **PMID** 16387212
2) Volpicelli G, et al : International evidence-based recommendations for point-of-care lung ultrasound. Intensive Care Med 38 (4) : 577-591, 2012. **PMID** 22392031
3) Bedetti G, et al : Evaluation of ultrasound lung comets by hand-held echocardiography. Cardiovasc Ultrasound 4 : 34, 2006. **PMID** 16945139
4) Gullett J, et al : Interobserver agreement in the evaluation of B-lines using bedside ultrasound. J Crit Care 30 (6) : 1395-1399, 2015. **PMID** 26404955
5) Chiem AT, et al : Comparison of expert and novice sonographers' performance in focused lung ultrasonography in dyspnea (FLUID) to diagnose patients with acute heart failure syndrome. Acad Emerg Med 22 (5) : 564-573, 2015. **PMID** 25903470
6) Ware LB, et al : Clinical practice ; acute pulmonary edema. N Engl J Med 353 (26) : 2788-2796, 2005. **PMID** 16382065
7) Staub NC : Pulmonary edema. Physiol Rev 54 (3) : 678-811, 1974. **PMID** 4601625
8) Lichtenstein D, et al : The comet-tail artifact. An ultrasound sign of alveolar-interstitial syndrome. Am J Respir Crit Care Med 156 (5) : 1640-1646, 1997. **PMID** 9372688
9) Lichtenstein DA, et al : Relevance of lung ultrasound in the diagnosis of acute respiratory failure ; the BLUE protocol. Chest 134 (1) : 117-125, 2008. **PMID** 18403664
10) Volpicelli G, et al : Bedside lung ultrasound in the assessment of alveolar-interstitial syndrome. Am J Emerg Med 24 (6) : 689-696, 2006. **PMID** 16984837
11) Copetti R, et al : Chest sonography ; a useful tool to differentiate acute cardiogenic pulmonary edema from acute respiratory distress syndrome. Cardiovasc Ultrasound 6 : 16, 2008. **PMID** 18442425
12) Anderson KL, et al : Diagnosing heart failure among acutely dyspneic patients with cardiac, inferior vena cava, and lung ultrasonography. Am J Emerg Med 31 (8) : 1208-1214, 2013. **PMID** 23769272
13) Via G, et al : International evidence-based recommendations for focused cardiac ultrasound. J Am Soc Echocardiogr 27 (7) : 683. e1-e33, 2014. **PMID** 24951446
14) Martindale JL, et al : Diagnosing acute heart failure in the emergency department ; a systematic review and meta-analysis. Acad Emerg Med 23 (3) : 223-242, 2016. **PMID** 26910112
15) Miglioranza MH, et al : Lung ultrasound for the evaluation of pulmonary congestion in outpatients ; a comparison with clinical assessment, natriuretic peptides, and echocardiography. JACC Cardiovasc Imaging 6 (11) : 1141-1151, 2013. **PMID** 24094830
16) Pivetta E, et al : Lung ultrasound-implemented diagnosis of acute decompensated heart failure in the ED ; a SIMEU multicenter study. Chest 148 (1) : 202-210, 2015. **PMID** 25654562
17) Lichtenstein D, et al : A lung ultrasound sign allowing bedside distinction between pulmonary edema and COPD ; the comet-tail artifact. Intensive Care Med 24 (12) : 1331-1334, 1998. **PMID** 9885889
18) Liteplo AS, et al : Emergency thoracic ultrasound in the differentiation of the etiology of shortness of breath (ETUDES) ; sonographic B-lines and N-terminal pro-brain-type natriuretic peptide in diagnosing congestive heart failure. Acad Emerg Med 16 (3) : 201-210, 2009. **PMID** 19183402
19) Piccoli A, et al : Differentiation of cardiac and noncardiac dyspnea using bioelectrical impedance vector analysis (BIVA). J Cardiac Fail 18 (3) : 226-232, 2012. **PMID** 22385943
20) Kajimoto K, et al : Rapid evaluation by lung-cardiac-inferior vena cava (LCI) integrated ultrasound for differentiating heart failure from pulmonary disease as the cause of acute dyspnea in the emergency setting. Cardiovasc Ultrasound 10 (1) : 49, 2012. **PMID** 23210515
21) Cibinel GA, et al : Diagnostic accuracy and reproducibility of pleural and lung ultrasound in discriminating cardiogenic causes of acute dyspnea in the emergency department. Intern Emerg Med 7 (1) : 65-70, 2012. **PMID** 22033792

Lecture 18 肺炎を疑ったとき

存在診断 初級〜中級, 除外診断 中級〜困難

- 肺炎を超音波で診断？
- 観察項目とポイントは？
- 病歴・身体所見をもとにフォーカス！
- X線より感度は高い！
- 未来の decision tree は？

はじめに
肺炎を超音波で診断？

　肺炎の診断は，病歴，身体所見，血液検査，喀痰グラム染色・培養，そして胸部X線で行われます．X線で肺野に浸潤影を認めれば，肺炎の診断はより確かになりますが，X線の精度はけっして高くはなく[1]，総合的な評価が求められ，必要に応じてCTが追加されます．CTの追加で肺炎の予後が改善するかについては明らかではありませんが，肺炎の診断精度が高まるのは事実です[2]．

　本邦では，以前より呼吸器領域で，超音波を用いた肺炎の診断について検討が行われていましたが[3,4]，広く普及には至りませんでした．近年POCUSが普及し，診察の一環として，超音波による肺炎の診断が注目されるようになっています．肺炎の診療において，将来POCUSは胸部X線を補うものとなるのか，果たしてX線の代用になりうるのか，近年報告された多くの研究と実例をもとに，みなさんと一緒に考えてみたいと思います．

肺炎の超音波所見
観察項目とポイントは？

　成人の場合，まずコンベックスプローブで観察し，必要に応じてリニアプローブを併用するとよいでしょう．胸膜ラインが正確に同定できれば，肋間に平行にプローブを当てたほうが，病変を広く捉えることができます．

◉ ── sonographic consolidation

　sonographic consolidation とは，肺内含気低下による異常所見の総称

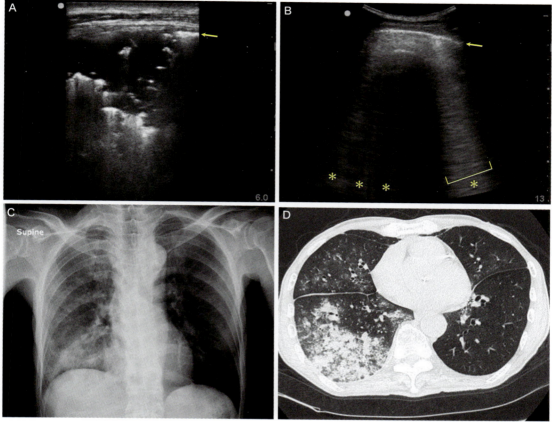

図 18-1 | 70歳代女性，肺炎球菌性肺炎
超音波では右下肺に境界不整で内部に高エコー像を伴うsonographic consolidation (A, ▶18-1) を，その周囲にはBライン (B, *) を認める．矢印は胸膜ラインを示す．
C：同患者の立位胸部X線．D：胸部CT．

で，**肺が低輝度，あるいは充実臓器様エコー (hepatization) を呈する状態をいいます**．放射線医学でのconsolidationと区別するため，sonographicを付記することが，日本超音波医学会で提言されています[5]．肺炎の超音波診断は，炎症性変化で肺実質（肺胞内）に液体の貯留したsonographic consolidationの描出をもって行われることが多いです[6-10]（図18-1, ▶18-1）．臓側胸膜直下に達しないconsolidationは，プローブとのあいだに空気が介在するので超音波で同定できませんが[9]，肺炎の多くは臓側胸膜直下まで炎症が及び，超音波で所見が得られます[11, 12]．一方，consolidationが縦隔面，肺門部，肺尖部，肩甲骨下にあれば，体表からの描出は難しくなります．

sonographic consolidationの内部には，気管支に相当する高エコー樹枝状構造や，多数の高輝度スポットが観察されます（図18-2, ▶18-2）．この高エコー樹枝状構造は，放射線医学におけるair bronchogramに相当すると考えられています[11]．肺炎の場合，中枢気道の疎通性が維持され

📱 Lecture 18 の動画はこちら ▶

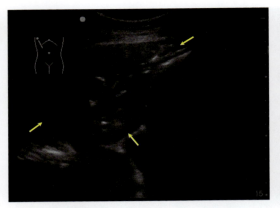 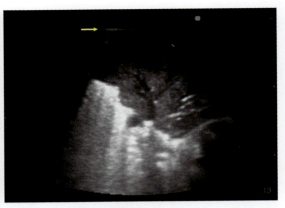

図 18-2｜87 歳女性，肺炎（▶18-2）
右下肺に高エコー樹枝状・点状構造を伴う sonographic consolidation を認める．周囲に少量の胸水を認める（矢印）．

図 18-3｜83 歳女性，肺炎（▶18-3）
sonographic consolidation 内に低エコーの樹枝状構造を認める（カラードプラによる評価は施行せず）．矢印は胸膜ラインを示す．

ているので，呼吸性に樹枝状構造の形態が変化する様子が観察されることがあります[3,11,13]．これは dynamic air bronchogram と呼ばれ，特に閉塞性無気肺との鑑別に有用な所見とされています[11,13]．また sonographic consolidation の内部には低エコー樹枝状構造も認め（図18-3，▶18-3），肺内の血管か液体の貯留した気管支に相当します[3]．両者の鑑別にはカラードプラを利用するとよいでしょう．

肺炎の場合，通常は臓側胸膜の破壊性変化を伴うことはなく，胸膜ラインは保たれますが[3]，胸膜部の炎症が強ければ，胸膜ラインは不整になります[14]．また，臓側胸膜直下に consolidation が生じると，胸膜ラインは薄くなります．正常例で観察される輝度の高い胸膜ラインは，臓側胸膜直下の肺胞内の含気がその主体であることを示唆しています[15]（➡141頁）．また肺炎では，consolidation と正常実質との境界は，一般的には不整で不明瞭です[6-10]．

閉塞性無気肺も sonographic consolidation を呈しますが，dynamic air bronchogram は通常観察されません[11,13]．肺葉性の無気肺では，換気が行われている正常肺葉との境界は明瞭となりえます[11]．肺塞栓症では，末梢の肺動脈が閉塞すると間質液と赤血球が肺胞に流入することで，胸膜側を底辺とする三角形（楔形），ときに多角形の sonographic consolidation が観察されることがあります[11]．

悪性腫瘍も sonographic consolidation を示しますので，肺炎の鑑別疾患に入れる必要があります[3,8,11,16]．体表から超音波で観察可能な肺癌では，胸膜ラインの断裂や胸壁浸潤像を伴うことがあります[3,11]．当初は肺超音波で肺炎と診断されても，症状と sonographic consolidation の改善が得られないケースでは，悪性腫瘍を考慮しなければなりません[11,16]．

悪性腫瘍の詳細な評価はPOCUSの範疇を超えますので，興味のある方はほかの文献や教科書[3, 11, 15]にあたってください．

肺炎の診断はPOCUSのみで行うのではなく，一連の臨床像のなかで判断すべきです．病歴と身体所見から肺炎を疑い，POCUSでsonographic consolidationを描出できれば，肺炎として初期治療を開始すればよいわけです．

⦿── Bライン

Bラインの成因は病理学的な観点からは解明されていませんが，小葉間隔壁の浮腫性変化や肥厚，肺胞内液体貯留などで顕在化すると推測されています[17]．一般に，多発Bラインが広範に観察される心原性肺水腫，ARDS，間質性肺疾患と異なり，肺炎ではsonographic consolidationの周囲で，多発Bラインが観察されます[2]（**図18-1B**）．また，炎症性変化が軽度であれば，sonographic consolidationを認めず，局在した多発Bラインのみが観察される場合もあります[8, 18]．

⦿──胸水

肺炎では胸水が観察されることが多く[6, 19]，肺実質の所見と併せて評価するとよいでしょう．胸水についてはLecture 19（➡170頁）で詳しく述べたいと思います．

病歴・身体所見とPOCUS
病歴・身体所見をもとにフォーカス！

肺炎で聴取されるcoarse crackleは，「気道内の水分が破裂する音」とされています．研究によると，肺炎診断におけるcrackleの精度にはバラツキが大きく[20]，患者背景，肺炎の程度，起炎菌の違いや，聴診する医師の技量と主観に左右されると考えられます．

気管・気管支呼吸音は高調で強い音です．正常では肺実質で高調成分は吸収され，肺野末梢が接する胸壁上では，低調の肺胞呼吸音だけが聴取されます．一方，肺炎でconsolidationが生じると，同部位で音の伝導が増強し，高調音が聴取されるようになります（気管支呼吸音化）．egophony，声音聴診や声音震盪の増強も，同様の機序で起こるとされています．当然これらの所見は，consolidationの程度によりますので，肺炎全体を対象とすれば感度は高くはありませんが，特異度は良好です[20, 21]．これらの身体所見をガイドにフォーカスして超音波を行えば，病変をすばやく的確に同定することが可能と想定されます．また，肺超音波単独よりも聴診所見と組み合わせたほうが，診断精度は高まることも示

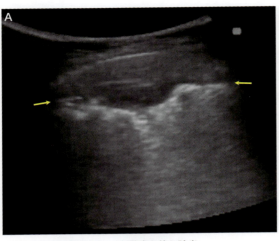
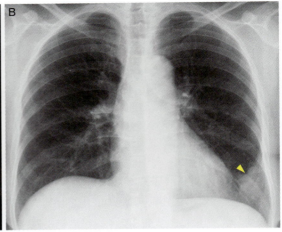

図 18-4 | **60 歳代女性，胸膜痛を伴う肺炎**
吸気時に増強する左季肋部痛を主訴に来院．
A：痛みのある部位を超音波で観察すると，胸膜直下に sonographic consolidation を認めた．矢印は胸膜ラインを示す．左側の胸膜ライン上では少し動きを認めたが，胸壁に対して sonographic consolidation は呼吸性に動かず，炎症による壁側胸膜と臓側胸膜の癒着が示唆された（●18-4）．
B：胸部 X 線では，sonographic consolidation の部位に一致して陰影（矢頭）を認めた．

されています[19]．

　観察領域を絞る POCUS では，胸膜痛もガイドになります．胸膜痛がある部位を中心に走査を行えば，sonographic consolidation，炎症や癒着による lung sliding の消失，胸膜ラインの不整，限局性の多発 B ラインが観察されます[14]．胸膜痛を生じる肺炎で，X 線所見が陰性であっても，超音波で病変が指摘できることも報告されています[14]．<u>胸膜痛を呈する肺炎が疑われる場合には，POCUS はよい適応になります</u>（図18-4，●18-4）．

　肺炎の超音波診断においては，感度を上げるために胸部全体を評価することが理想かもしれません．実際に胸部全体の走査を行っている報告もありますが，病歴と身体所見をフルに活用して，point of care として観察部位を限定できれば，走査時間が短縮され，患者と医師双方にとって負担軽減につながると考えられます[14]．

POCUS とエビデンス
X 線より感度は高い！

　近年，肺炎の超音波診断に関する研究が数多く行われています．研究間で精度にバラツキがあり，患者背景，施行者の技量，肺炎の診断基準の違いに左右されます．18 歳以上で，症候から肺炎が疑われ，胸部 X 線もしくは胸部 CT が診断基準に利用された 12 研究，1,515 例を対象にしたメ

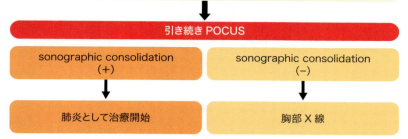

図 18-5 | 肺炎の初期診療 decision tree（案）

タアナリシスでは，異質性は高いですが，感度88％（95％信頼区間：86〜90）・特異度86％（83〜88），陽性尤度比5.4（2.8〜10.4）・陰性尤度比0.13（0.08〜0.23）と報告されています[22]．一方，小児を対象とした8研究，765例を対象としたメタアナリシスでは，感度96％（94〜97）・特異度93％（90〜96），陽性尤度比15.3（6.6〜35.3）・陰性尤度比0.06（0.03〜0.11）であり[23]，成人よりも診断精度が高いことが示唆されます．

サイズの小さなconsolidationは，X線で拾い上げが困難でも，超音波では描出可能です．肺炎の診断において，超音波はX線よりも感度が高いことが複数の研究から明らかにされています[6-10,12,14]．しかしながら，超音波を診療に導入することで，予後改善につながることを示した研究は，現時点ではありません．

肺炎の初期診療
未来の decision tree は？（図18-5）

胸部全体を超音波で評価するという考え方もありますが，胸膜痛の部位，触診や聴診で病変の存在が示唆される部位を中心に，まさにpoint of careとして検索するのが現実的であり，臨床現場に受け入れられやすいと考えます．

POCUSによる肺炎の診断法が普及すれば，胸部X線との使い分けを考慮しなければなりません．X線へのアクセスが容易ではない院外では，積極的にPOCUSが利用されるようになるでしょう．院内でも"POCUSファースト"で，X線が省略されるケースも出てくると想定されます．またPOCUSで病変部位がいったん判明すれば，経過観察としても有用であり[16,19]，経過観察目的のX線の施行回数を減じる可能性もあります[16]．ベッドサイドで肺炎がすばやく的確に診断され，放射線被曝の減少，アウトカムの改善につながればよいですね．

引用文献

1) Self WH, et al : High discordance of chest x-ray and computed tomography for detection of pulmonary opacities in ED patients ; implications for diagnosing pneumonia. Am J Emerg Med 31（2）: 401-405, 2013. **PMID** 23083885
2) Claessens YE, et al : Early chest computed tomography scan to assist diagnosis and guide treatment decision for suspected community-acquired pneumonia. Am J Respir Crit Care Med 192（8）: 974-982, 2015. **PMID** 26168322
3) 檀原高：各コンパートメント別にみた超音波断層像．檀原高，他（監）：呼吸器領域の超音波医学―超音波からみた臨床．pp9-108, 克誠堂出版，2003.
4) 名取博，他：超音波診断法の呼吸器疾患への応用．太田保世，他（編）：Annual Review 呼吸器 1987. pp 71-80, 中外医学社，1987.
5) 日本超音波医学会：医用超音波用語集．
https://www.jsum.or.jp/terminologies（2019年2月閲覧）
6) Cortellaro F, et al : Lung ultrasound is an accurate diagnostic tool for the diagnosis of pneumonia in the emergency department. Emerg Med J 29（1）: 19-23, 2012. **PMID** 21030550
7) Bourcier JE, et al : Performance comparison of lung ultrasound and chest x-ray for the diagnosis of pneumonia in the ED. Am J Emerg Med 32（2）: 115-118, 2014. **PMID** 24184011
8) Pagano A, et al : Lung ultrasound for diagnosis of pneumonia in emergency department. Intern Emerg Med 10（7）: 851-854, 2015. **PMID** 26345533
9) Nazerian P, et al : Accuracy of lung ultrasound for the diagnosis of consolidations when compared to chest computed tomography. Am J Emerg Med 33（5）: 620-625, 2015. **PMID** 25758182
10) Ticinesi A, et al : Lung ultrasound and chest x-ray for detecting pneumonia in an acute geriatric ward. Medicine 95（27）: e4153, 2016. **PMID** 27399134
11) Mathis G (ed) : Chest sonography, 4th ed. Springer, Switzerland, 2017.
12) Liu XL, et al : Lung ultrasonography ; an effective way to diagnose community-acquired pneumonia. Emerg Med J 32（6）: 433-438, 2015. **PMID** 25142033
13) Lichtenstein D, et al : The dynamic air bronchogram ; a lung ultrasound sign of alveolar consolidation ruling out atelectasis. Chest 135（6）: 1421-1425, 2009. **PMID** 19225063
14) Volpicelli G, et al : A comparison of different diagnostic tests in the bedside evaluation of pleuritic pain in the ED. Am J Emerg Med 30（2）: 317-324, 2012. **PMID** 21277143
15) 名取博，他：胸肺部領域．日本超音波医学会（編）：新超音波医学 第4巻．pp367-383, 医学書院，2000.
16) D'Amato M, et al : Assessment of thoracic ultrasound in complementary diagnosis and in follow up of community-acquired pneumonia（cap）. BMC Med Imaging 17（1）: 52, 2017. **PMID** 28859628
17) Lichtenstein DA, et al : Relevance of lung ultrasound in the diagnosis of acute respiratory failure ; the BLUE protocol. Chest 134（1）: 117-125, 2008. **PMID** 18403664
18) Volpicelli G, et al : International evidence-based recommendations for point-of-care lung ultrasound. Intensive Care Med 38（4）: 577-591, 2012. **PMID** 22392031
19) Reissig A, et al : Lung ultrasound in the diagnosis and follow-up of community-acquired pneumonia ; a prospective, multicenter, diagnostic accuracy study. Chest 142（4）: 965-972, 2012. **PMID** 22700780
20) McGee S : Evidence-based physical diagnosis, 3rd ed. Elsevier Saunders, Philadelphia, 2012.
21) Wipf JE, et al : Diagnosing pneumonia by physical examination ; relevant or relic? Arch Intern Med 159（10）: 1082-1087, 1999. **PMID** 10335685
22) Long L, et al : Lung ultrasound for the diagnosis of pneumonia in adults ; a meta-analysis. Medicine 96（3）: e5713, 2017. **PMID** 28099332
23) Pereda MA, et al : Lung ultrasound for the diagnosis of pneumonia in children ; a meta-analysis. Pediatrics 135（4）: 714-722, 2015. **PMID** 25780071

column

慢性閉塞性肺疾患と肺超音波

　慢性閉塞性肺疾患（COPD）は，「気腫性病変」と「末梢気道病変」が混在した病態であり，気腫性病変が優位な気腫型と，末梢気道病変が優位な非気腫型があります[1, 2]．COPD急性増悪は，追加治療が必要となる呼吸器症状の急性悪化と定義され，その原因の多くはウイルスや細菌の気道感染，環境要因（汚染，気温）とされています[3]．しかし，臨床的にはCOPD急性増悪と判断されても，その悪化に左心不全が関与しているケースがあるとされています[4]．基礎疾患にCOPDがある患者の呼吸困難の原因が，いわゆるCOPD急性増悪なのか，心原性肺水腫の関与によるのか，ベッドサイドで議論になることがあります．

　心原性肺水腫とCOPD急性増悪とを判別するのに肺超音波が有効と報告されています[5,6]．一般に心原性肺水腫では広範に多発Bラインが観察されますが，COPD急性増悪ではBラインは観察されても少数にとどまります[5-7]．ここで注意すべき点としては，<u>基礎疾患にCOPDのある患者に対象を限定し，呼吸器症状悪化の原因を肺超音波で検討した臨床研究は（知りうる限り）見当たらないことです</u>．特に気腫性病変が優位なCOPD患者における肺超音波を用いた心原性肺水腫の評価については重要なテーマで[8]，改めて検討が必要と考えられます．肺超音波を施行するにあたっては，肺に基礎疾患があるかないかで事情が異なることを念頭に，慎重な判断が求められます．

引用文献

1) Global Strategy for the Diagnosis, Management and Prevention of COPD, Global Initiative for Chronic Obstructive Lung Disease（GOLD）2017. https://www.goldcopd.org/（2019年2月閲覧）
2) 清水薫子，他：COPDの重症度は画像所見で判定できるのか？　呼吸器ジャーナル 65（1）：122-128, 2017.
3) 平井豊博：COPDの気腫型・非気腫型の画像所見は？呼吸器ジャーナル 65（1）：130-137, 2017.
4) MacDonald MI, et al：Cardiac dysfunction during exacerbations of chronic obstructive pulmonary disease. Lancet Respir Med 4（2）：138-148, 2016. **PMID** 26781000
5) Lichtenstein D, et al：A lung ultrasound sign allowing bedside distinction between pulmonary edema and COPD：the comet-tail artifact. Intensive Care Med 24（12）：1331-1334, 1998. **PMID** 9885889
6) Lichtenstein DA, et al：Relevance of lung ultrasound in the diagnosis of acute respiratory failure：the BLUE protocol. Chest 134（1）：117-125, 2008. **PMID** 18403664
7) Volpicelli G, et al：International evidence-based recommendations for point-of-care lung ultrasound. Intensive Care Med 38（4）：577-591, 2012. **PMID** 22392031
8) Sriram KB, et al：Lung ultrasound B-lines in exacerbations of chronic obstructive pulmonary disease. Intern Med J 47（3）：324-327, 2017. **PMID** 28260256

Lecture 19 胸水を疑ったとき

存在診断 初級 ，性状診断 初級～中級 ，除外診断 中級

- 胸水評価について再確認！
- 胸水の評価は簡単？
- 身体所見のスキルアップに！
- 仰臥位ではX線より精度は高い！
- 医療安全上必須手技です！
- 未来の decision tree は？

はじめに
胸水評価について再確認！

　超音波を用いた胸水・血胸の評価は，多くの方が日常業務のなかで行っていると思います．いまや救急診療に従事する臨床医の必須手技となっているFASTでも，血胸の評価はルーチンで行われます[1]．POCUSが普及してきましたので，胸水の評価について再確認するのはよい機会だと思います．また，患者ケア向上や医療安全の観点から，超音波をガイドとして，胸腔穿刺，胸腔ドレナージを行う意義についても確認したいと思います．

走査法とコツ，胸水の所見
胸水の評価は簡単？

　急性期診療を想定して，ここでは仰臥位，セミファーラー位（頭側を軽度挙上）での評価を中心に述べたいと思います．主に横隔膜上の胸水を評価するので，可能であればセミファーラー位をとったほうが，胸水は下部に集まり，描出の感度は高くなります．

⦿──プローブの選択と持ち方

　使用するプローブですが，状況によって使い分けられます．心臓と一緒に評価する場合はセクタプローブが，腹部と一緒に評価する場合はコンベックスプローブが用いられることが多いと思います．欧米では接地面が小さく，肋間や後腋窩線部で走査しやすいマイクロコンベックスも，好んで利用されるようです．胸膜および胸膜直下の少量の胸水を観察したい場合は，リニアプローブも用いられます．

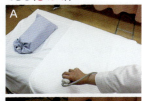
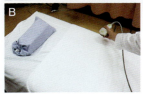

① 右胸腔評価時（A）と左胸腔評価時（B）のプローブの持ち方
手の一部を胸壁に当てることが可能で，手を返すことでプローブを持ち替えずに左右の観察へ移行できる（▶19-1）．

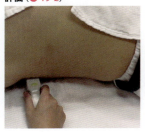

② プローブ走査：マイクロコンベックスプローブを用いた右胸腔の評価（▶19-2）

コンベックスプローブやマイクロコンベックスプローブを用いる場合，筆者は👆1，▶19-1のような持ち方を推奨します．理由は，左右の胸腔を連続で評価する場合にプローブを持ち替える必要がないこと，プローブを持った手の一部を胸壁に接することができ，安定して走査することができるからです．欧米のテキストでは，👆2，▶19-2のようにマイクロコンベックスプローブで走査するように解説されている場合がありますが，本邦ではベッドサイドにマイクロコンベックスプローブはあまり普及していません．

⊙──右胸腔

後腋窩線を目安に，肋間に沿うようにプローブを当て（👆3，▶19-3），肝臓，横隔膜，肺の辺縁，可能であれば脊椎も同定します（図19-1，▶19-4）．ちなみに接地面が小さいマイクロコンベックスでは，良好な接地が得られます（▶19-5）．正常では，横隔膜は肝臓に接しており，高輝度の曲線として描出されます．肺の辺縁は呼吸性に動き，まるでカーテンを開け閉めするかのように観察され，<u>curtain sign</u>と呼ばれます．1断面ではなく，「スライド」と「回転」で適切な部位を選択し，「傾け」走査も併用して，少量の胸水も見つけにいきましょう．

胸水が貯留すると，横隔膜より頭側に無エコー，もしくは一部エコー輝度を伴う胸水像が出現し（図19-2，▶19-6），胸水中に「圧迫」で形成された無気肺も観察されます．ときに隔壁や混濁を伴う場合もあります（後述）．胸水が大量に貯留した場合は，curtain signは消失します（図19-3）．

右胸水は右肋骨弓下から肝臓を音響窓として描出も可能で（👆4，図19-4，19-5，▶19-7），こちらからの描出が有用とする研究も報告されています[2]．

⊙──左胸腔

右胸腔と同様に，後腋窩線を目安にプローブを当て（👆5，▶19-8），脾臓，横隔膜，肺の辺縁を同定します（図19-6，▶19-9）．音響窓となりえる脾臓が小さい場合は，脾臓，横隔膜の同定が容易ではなく，その際は肺の辺縁（curtain sign）を主な目印にするとよいでしょう．

左胸水を提示します（図19-7, 19-8，▶19-10）．右胸水でもいえますが，胸水と腹水を間違えないようにしてください．ポイントは，<u>高輝度の曲線として描出される横隔膜を同定することで，その頭側が胸水，足側が腹水になります</u>（図19-9）．<u>左胸水は心臓超音波検査のときにも観察されますが，心膜液と間違えないようにしてください</u>（図19-10, 19-11，▶19-11，19-12）．

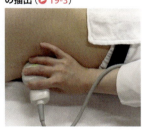

👆3 プローブ走査：右肋間から胸腔の描出（▶19-3）

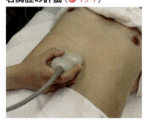

👆4 プローブ走査：右肋骨弓下から右胸腔の評価（▶19-7）

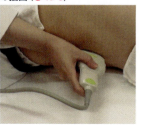

👆5 プローブ走査：左肋間から胸腔の描出（▶19-8）

📱Lecture 19の動画はこちら ▶

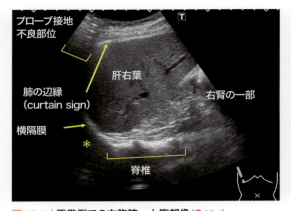

図 19-1 | 正常例での右胸腔・上腹部像（▶19-4）
＊：ミラーイメージ（後述）.

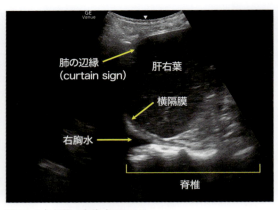

図 19-2 | 少量の右胸水（▶19-6）

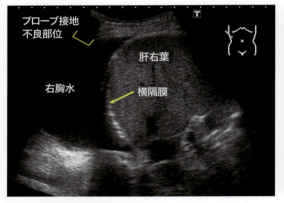

図 19-3 | 大量の右胸水

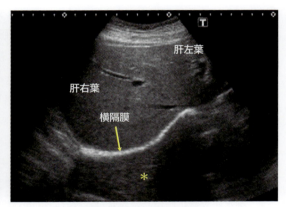

図 19-4 | 正常例での右肋骨弓下からの描出
＊：ミラーイメージ（後述）.

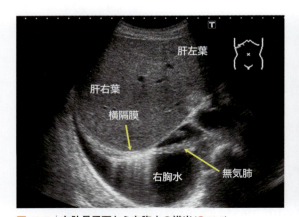

図 19-5 | 右肋骨弓下から右胸水の描出（▶19-7）

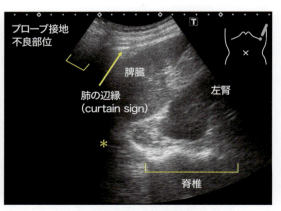

図 19-6 | 正常例での左胸腔・上腹部像（▶19-9）
＊：ミラーイメージ（後述）.

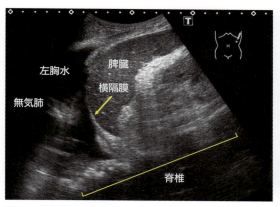

図 19-7 │ 左胸水と無気肺

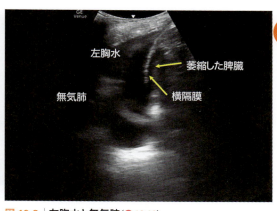

図 19-8 │ 左胸水と無気肺（▶19-10）

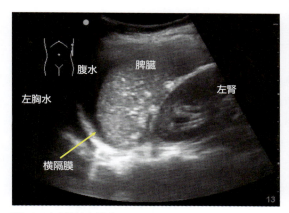

図 19-9 │ 左胸水と腹水
横隔膜の頭側が胸水，足側が腹水である．

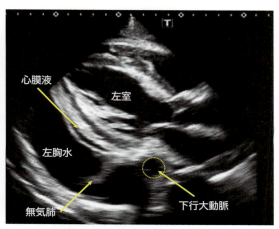

図 19-10 │ 傍胸骨長軸像で観察される左胸水（▶19-11）
心膜液は下行大動脈の腹側に入り込み，左胸水は背側に回り込む．

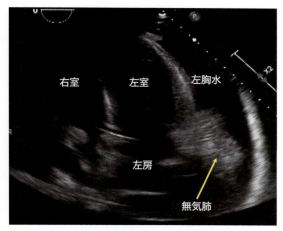

図 19-11 │ 心尖部四腔像で観察される左胸水（▶19-12）
無気肺も認める．

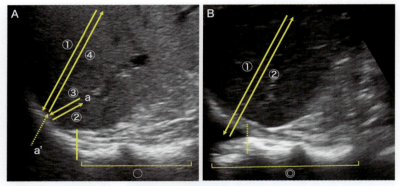

図 19-12 | ミラーイメージ(A)と spine sign(B)
胸水貯留がないときは、超音波ビームは ① → ② → ③ → ④ の経路をとり、a の情報は a' として画像に反映される。脊椎像は横隔膜が接する部位で途切れる(○)。一方、胸水が貯留していると、超音波ビームは脊椎まで到達するので、① → ② の経路をとることができ、胸水貯留の間接所見である spine sign が得られる(◎)。

⦿ ミラーイメージと spine sign

　後腋窩線付近で横隔膜上の胸水の有無を観察するポイントは、ほかにもあります。胸水の貯留がなければ、横隔膜の頭側は肺・空気ですので、肝臓(脾臓)を音響窓とすると、超音波は横隔膜で反射します。さらに肝臓(脾臓)で反射した後に、もとのルートをたどり、再び横隔膜上で反射してプローブに戻ります。このようにして得られた情報は、「超音波送信方向の直線上から得られた」と超音波装置は誤って判断し、画像を構成します。これが超音波特有のアーチファクト、ミラーイメージの原理です(**図19-12A**)。

　一方、胸水が貯留していれば、超音波の一部は横隔膜を透過し、脊椎(椎体)の表面まで達します。<u>胸水が貯留することで、横隔膜よりも頭側で脊椎像が観察され、その像は spine sign と呼ばれます</u>。spine sign は、胸水の有無を適切に判断するために有用であることが示されています[3] (**図19-12B**)。

⦿ 胸水の性状

　<u>CTよりも空間分解能の高い超音波のほうが、胸水の性状評価に向いています</u>[4]。<u>超音波による性状評価は、診療方針の決定に役立ちます</u>。超音波では、無エコーの胸水や、エコー輝度、隔壁を伴う胸水(**図19-13**)などが観察されます。従来、漏出性胸水は無エコーとされてきましたが[5]、エコー輝度を伴う場合もあります[6]。しかし、漏出性胸水では、通常フィブリンで形成された糸状成分や隔壁構造を伴うことはありません[5,6]。また、胸水に隔壁が多ければ、通常の胸腔ドレナージでは対応が難しいことが予測できます。

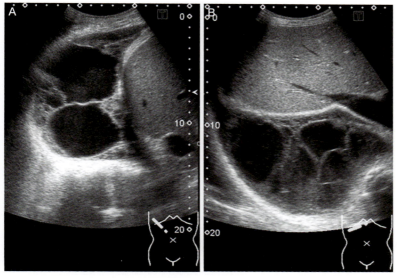

図 19-13 | 膿胸の患者で観察された隔壁を伴う胸水
A：右肋間走査，B：肋骨弓走査で得られた所見．一部の胸水は混濁している．

身体所見とPOCUS
身体所見のスキルアップに！

　2009年に発表されたシステマティックレビューでは，5つの前向き研究が対象とされ，陽性尤度比が最も高い身体所見は「打診の濁音」で8.7（95％信頼区間：2.2〜33.8），陰性尤度比が最も低いのは「声音振盪の減弱」で0.21（0.12〜0.37）と示されました[7]．当然のことですが，打診の確かさは，胸水量に大きく左右されます．やはり最終的には，胸水の存在・除外診断，存在部位の確認には，画像診断の助けが必要になります[8, 9]．

　今後は，病歴・身体所見から胸水貯留が疑われれば，引き続きベッドサイドでPOCUSが行われる機会が増えてくるでしょう．研修中の若手のみなさんは，ベッドサイドで身体所見と超音波所見を対比していただき，さらに身体所見のスキルに磨きをかけてもらいたいと思います．

POCUSとエビデンス
仰臥位ではX線より精度は高い！

　胸水の評価のためには，胸部X線は立位もしくは座位で撮像されますが，やむなく仰臥位もしくはセミファーラー位で撮像されることも少なくありません．仰臥位による胸水の評価については，X線よりもPOCUSのほうが精度は高いことが示されています[10-12]．

近年はポケットエコーの普及が進んでおり，胸水の評価もポケットエコーで積極的に行われると想定されます．3研究を用いたメタアナリシスによると，高性能超音波装置を診断基準とした場合，ポケットエコーによる胸水評価の精度は，統合感度90％（95％信頼区間：80〜100）・統合特異度92％（76〜100）と報告されています[13]．

超音波で確認のうえでの胸腔穿刺・ドレナージ
医療安全上必須手技です！

　胸部X線や，必要に応じてCT所見をもとに胸腔穿刺・ドレナージが行われることも多いと思いますが，ベッドサイドに超音波が普及した今日では，超音波で胸水が確認できる部位から穿刺を行うことが推奨されます[14]．超音波をガイドにすることで，穿刺成功率が高まり，気胸の合併症を減じることが報告されています[15, 16]．
　可能であれば座位か半座位をとり，超音波で確認のうえ，中腋窩線から後腋窩線の横隔膜上の肋骨上縁から穿刺を行います．背側に限局性胸水を認める場合には，肋間の狭い背側から穿刺が行われることもあります．なお，背側では脊椎に近いと肋間動脈損傷のリスクがあり[17]，事前にカラードプラで肋間動脈を確認することを支持する研究もあります[18]．また，安全に穿刺を行うためには，胸壁と肺との距離（胸水の厚さ）が10 mm以上は必要とされています[14]．穿刺直前に超音波で胸水の存在と厚さを確認し，体表から胸水到達までの距離も理解したうえで，穿刺を行うとよいでしょう．
　中等量以上の胸水では，排液目的に胸腔ドレナージチューブが挿入されます．第4もしくは第5肋間の中腋窩線あたりが挿入部に適しているとされます．腋窩を頂点として，大胸筋と広背筋の辺縁と乳頭の高さで構成されるtriangle of safetyも目安となります[1, 14]．推奨される挿入部位を中心に，試験穿刺直前に，超音波で胸水を確認しましょう．なお，胸腔穿刺・ドレナージは，リアルタイムの超音波ガイド下で行われることはあまりなく，事前に超音波を用いて，適切な部位にマーキングが施されることが多いと思います[14]．

胸水の初期診療
未来のdecision treeは？

　ショックの原因となりうる血胸が疑われる場合は，POCUSを積極的に利用したいところです[1]．心原性肺水腫や肺炎などでは，ほかの所見と併せて胸水の有無や量が評価される場合が多いでしょう．立位や座位が可能

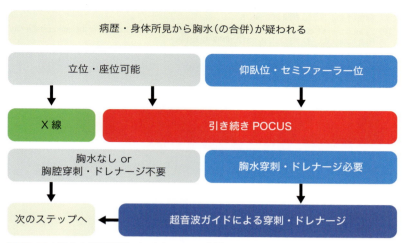

図 19-14 │ 胸水の初期診療 decision tree（案）

であれば，状況に応じて胸部X線，POCUSを使い分けることになるでしょう．仰臥位の場合は，POCUSの有用性が一段と高まります．穿刺やドレナージを安全に確実に行うためにも，POCUSを積極的に利用したいところです（図19-14）．

引用文献

1) 日本外傷学会外傷初期診療ガイドライン改訂第5版編集委員会（編）：外傷初期診療ガイドラインJATEC（改訂第5版）．へるす出版，2017．
2) Lau JSK, et al：Visualization of the inferoposterior thoracic wall (VIP) and boomerang signs-novel sonographic signs of right pleural effusion. Am J Emerg Med 36 (7)：1134-1138, 2018. PMID 29162443
3) Dickman E, et al：Extension of the thoracic spine sign；a new sonographic marker of pleural effusion. J Ultrasound Med 34 (9)：1555-1561, 2015. PMID 26269297
4) Reuss J：Pleura. In Mathis G（ed）：Chest Sonography, 4th ed. pp19-43, Springer, Switzerland 2017.
5) Yang PC, et al：Value of sonography in determining the nature of pleural effusion；analysis of 320 cases. AJR Am J Roentgenol 159 (1)：29-33, 1992. PMID 1609716
6) Chen HJ, et al：Sonographic appearances in transudative pleural effusions；not always an anechoic pattern. Ultrasound Med Biol 34 (3)：362-369, 2008. PMID 17996356
7) Wong CL, et al：Does this patient have a pleural effusion? JAMA 301 (3)：309-317, 2009. PMID 19155458
8) Kataoka H, et al：The role of thoracic ultrasonography for evaluation of patients with decompensated chronic heart failure. J Am Coll Cardiol 35 (6)：1638-1646, 2000. PMID 10807471
9) Diacon AH, et al：Accuracy of pleural puncture sites；a prospective comparison of clinical examination with ultrasound. Chest 123 (2)：436-441, 2003. PMID 12576363
10) Lichtenstein D, et al：Comparative diagnostic performances of auscultation, chest radiography, and lung ultrasonography in acute respiratory distress syndrome. Anesthesiology 100 (1)：9-15, 2004. PMID 14695718
11) Zanobetti M, et al：Can chest ultrasonography replace standard chest radiography for evaluation of acute dyspnea in the ED? Chest 139 (5)：1140-1147, 2011. PMID 20947649
12) Xirouchaki N, et al：Lung ultrasound in critically ill patients；comparison with bedside chest radiography. Intensive Care Med 37 (9)：1488-1493, 2011. PMID 21809107
13) Yousefifard M, et al：Screening performance characteristic of ultrasonography and radiography in detection of pleural effusion；a meta-analysis. Emerg (Tehran) 4 (1)：1-10, 2016. PMID 26862542
14) Havelock T, et al：Pleural procedures and thoracic ultrasound；British Thoracic Society Pleural Disease Guideline 2010. Thorax 65（Suppl 2）：ii61-76, 2010. PMID 20696688
15) Gordon CE, et al：Pneumothorax following thoracentesis；a systematic review and meta-analysis. Arch Intern Med 170 (4)：332-339, 2010. PMID 20177035
16) Mercaldi CJ, et al：Ultrasound guidance decreases complications and improves the cost of care among patients undergoing thoracentesis and paracentesis. Chest 143 (2)：532-538, 2013. PMID 23381318
17) Yacovone ML, et al：Intercostal artery laceration following thoracentesis. Respir Care 55 (11)：

1495-1498, 2010. **PMID** 20979678
18) Salamonsen M, et al : Thoracic ultrasound demonstrates variable location of the intercostal artery. Respiration 83（4）: 323-329, 2012. **PMID** 22301442

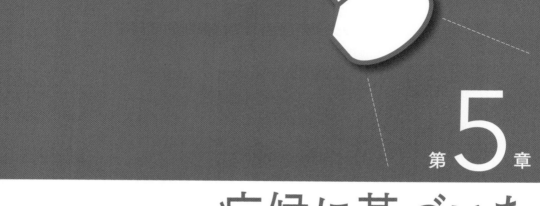

第5章 症候に基づいた Point-of-Care 超音波の活用

- ショックと呼吸困難の評価
- 心停止の評価
- 気管挿管の確認

Lecture 20 ショックと呼吸困難の評価

- ショック・呼吸困難では横断的活用を！
- POCUSは絶大な威力を発揮します！
- BLUEプロトコルから大規模研究まで！
- 共通のフレームワークで！

はじめに
ショック・呼吸困難では横断的活用を！

　これまで各疾患・病態におけるPOCUSの活用について確認してきました．ほかにもPOCUSの候補となりうる急性期疾患や病態はあると考えられます．POCUSの普及やエビデンスの集積などの動向を通じて注目していきたいですね．

　実際の急性期診療では，ショックや呼吸困難，胸痛や腹痛などの症候をキーワードにして診断推論を進め，鑑別疾患を念頭におきながらPOCUSを行うことになります．これらのキーワードごとにPOCUSを捉え直しておけば，より実践的にPOCUSを活用することができます．表20-1をみればわかるように，ベーシックなPOCUSの対象となる疾患・病態の多くは，ショックと呼吸困難の双方を呈します．また，この表からは，<u>ショックや呼吸困難では，心臓，肺・胸腔，腹部，下肢といった各領域単独ではなく，領域横断的にPOCUSを行う意義がみえてきます</u>．

　このLectureでは，POCUSによるショックと呼吸困難の評価について述べたいと思います．

POCUSによるショックの評価
POCUSは絶大な威力を発揮します！

　ショックの病態は，循環血液量減少性（hypovolemic），心原性（cardiogenic），閉塞性（obstructive），血液分布異常性（distributive）に大きく分けられます．ショックの病態把握には病歴とバイタルサイン，身体所見が必要なのはいうまでもありませんが，ときに迅速な判別が困難な症例に遭遇することがあります．また確定診断や重症度評価には，ほかの解剖学的・生理学的指標が必要となる場合が多いです．ベッドサイドですぐに利用可能で，<u>1台の装置で全身の解剖学的・生理学的評価が可能な超</u>

表20-1 ショックと呼吸困難におけるベーシックなPOCUSのフレームワーク

部位	疾患・症候	ショック	呼吸困難
心臓	収縮不全	○	○
	心タンポナーデ	○	○
	肺塞栓症	○	○
	循環血液量減少	○	
肺・胸腔	（緊張性）気胸	○	○
	肺水腫	○	○
	血胸・胸水	○	○
	肺炎		○
腹部	腹腔内出血	○	
	急性胆嚢炎	○	
	感染性水腎症	○	
	腹部大動脈瘤破裂	○	
下肢	深部静脈血栓症	○	○

表20-2 各ショックの原因，ベーシックなPOCUSの対象となりうる疾患

循環血液量減少性	心原性	閉塞性	血液分布異常性（敗血症性）
血胸	収縮不全	心タンポナーデ	急性胆嚢炎
腹腔内出血		肺塞栓症	感染性水腎症
腹部大動脈瘤破裂		緊張性気胸	

音波は，ショックの病態把握，早期診断に絶大な威力を発揮します．表20-2に各ショックの原因となり，ベーシックなPOCUSの対象となりうる頻度の高い疾患の一覧を提示します．

ショックの評価として利用されるPOCUSでは，エビデンスに基づいた種々のプロトコル，フレームワークが示されています．

⊙ FAST，EFAST

FASTは，十分なエビデンスをもとに外傷初期診療で確立した領域横断的なプロトコルです（→78頁）．ショックの原因となる❶心膜液/心タンポナーデ，❷血胸，❸腹腔内出血の早期検出に不可欠です[1,2]．腹腔内出血では出血量が多いほど，より短時間に正しい陽性所見が得られます[3]．近年，気胸の超音波診断のエビデンスが集積され，FASTに気胸の評価を加えたextended FAST（EFAST）も普及してきました[4]．FASTは，内因性疾患による出血の検索としても十分に威力を発揮します[5]．

⊙ FoCUS

ショックの診断に威力を発揮する心臓超音波検査は，従来専門家によって行われることが多かったと考えられます．POCUSが普及するとともに，心臓超音波検査を専門にしない医師の施行についてエビデンスの集積が進み，FoCUSのコンセプトが示されました（→86頁）[6]．FoCUSは主に，心

表20-3 | FoCUS所見の組み合わせによるショックの診断

	循環血液量減少性	心原性	閉塞性	血液分布異常性
左室	過収縮 内腔狭小化	低収縮	過収縮 圧排(肺塞栓)	過収縮(早期敗血症) 低収縮(後期敗血症)
右室			拡大(肺塞栓) 拡張期虚脱(心タンポナーデ)	
下大静脈	虚脱	拡張	拡張	正常 or 縮小

原性ショック(左室収縮能低下),閉塞性ショック(心タンポナーデ,急性肺塞栓による右室拡大),循環血液量減少性ショック(下大静脈虚脱,左室過収縮・内腔狭小化)の評価に有用です.<u>FoCUSでは病変だけではなく,病変によって生じた生理学変化を捉えるとができ,それらを組み合わせて評価を行います</u>(表20-3).

◉ RUSH

臓器・領域別のPOCUSをより包括的に活用することも提唱されています.ショックの病態は1つの臓器・領域にとどまりませんので,包括的な活用は理に適っています.これまで種々のプロトコルやフレームワークが示され[7],その代表格としてRUSH(rapid ultrasound in shock)があげられます[7,8].RUSHは3つのパート「Pump」「Tank」「Pipe」で構成される領域横断的でユニークなPOCUSの活用法です.「Pump」ではFoCUSのコンセプトに則り,4つの基本断面で心臓を,「Tank」では循環血液量,血管からの「漏れ」などを,「Pipe」では大動脈と静脈の双方を評価します.表20-4にRUSHにおける3つのパートと各種ショックにおける超音波所見,およびEFAST,FoCUSとの関係を示します.RUSHは個々のエビデンスを包括的にまとめたものとして世に示されました.

十分な経験を積んだ医師であれば,RUSHのすべての項目を数分で評価することができます.しかし,不慣れな場合には,すべての項目を評価するには時間を要し,適切なマネージメントの遅れにつながる可能性も懸念されます.ショックの分類に基づいて鑑別疾患や病態を事前に整理しておくことはもちろんのこと,RUSHという「フレームワーク」を利用して超音波診断の知識を整理し,日々の臨床で技術の向上に努めておくことが大切です.そして実際の対応では,迅速に得られた病歴と身体所見をもとにショックの分類と想定される鑑別疾患を念頭におき,<u>RUSHというフレームワークのなかから観察の必要な項目を順次チェックしていくことが妥当です</u>[9].

◉ ショックにおける領域横断的POCUSに関するエビデンス

内因性のショック(原因の特定されていない血圧低下)における領域横

表 20-4 | RUSH(rapid ultrasound in shock)：各種ショックにおける超音波所見

ショックの分類		循環血液減少性	心原性	閉塞性	血液分布異常性
Pump 心臓	FoCUS	過収縮 内腔狭小化	低収縮 心拡大	過収縮 心膜液貯留 心タンポナーデ 右室圧負荷 心内血栓	過収縮(早期敗血症) 低収縮(後期敗血症)
Tank 循環血液量		下大静脈虚脱	下大静脈拡張	下大静脈拡張	下大静脈正常・縮小 (早期敗血症)
		内頸静脈虚脱	内頸静脈拡張 広範多発Bライン (肺水腫)	内頸静脈拡張 lung sliding なし(気胸)	
	EFAST	胸腔液体貯留(出血) 腹腔液体貯留(出血)	胸腔液体貯留(胸水) 腹腔液体貯留(腹水)		胸腔液体貯留(膿胸) 腹腔液体貯留(腹膜炎)
Pipe 血管異常		腹部大動脈瘤 大動脈解離	異常なし	深部静脈血栓	異常なし

〔亀田徹：ショック— point-of-care ultrasound を用いた病態把握. medicina 54(5)：656-658, 2017 より改変〕

断的なPOCUSの有用性に関する研究は少数ですが，2004年ごろから報告されています[10]．Jonesらは救急患者を対象に，心臓と腹部を組み合わせたPOCUSを，ランダム化直後に行った群と15〜30分のあいだで行った群を比較し，前者のほうが鑑別疾患の早期絞り込みに有用であったと報告しています[10]．Volpicelliらは，心臓，腹部に肺と下肢静脈を加えたPOCUSによる診断と最終診断の一致が良好であった($\kappa = 0.71$)と報告しています[11]．また，Shokoohiらは，心臓，腹部，肺・胸水を組み合わせたPOCUSによる診断と最終診断の一致は良好で($\kappa = 0.80$)，早期に施行すれば診断の不確実性を減じ，方針変更につながったと報告しています[12]．一方，少数例での検討ですが，RUSHを包括的に行った場合，最終診断との一致は良好であったという報告もあります[13]．

なお，ショックの診断において，診断推論に基づいた単一領域のPOCUSとプロトコルに基づいた領域横断的POCUSのどちらが優れるかについては明らかにされていないのが現状です．

POCUSによる呼吸困難の評価
BLUEプロトコルから大規模研究まで！

急性期診療において，呼吸困難の原因の大半は「呼吸器疾患」か「循環器疾患」が占めます．近年，POCUSが呼吸困難の評価に積極的に利用されるようになってきました．Point-of-Care肺超音波のパイオニアのLichtensteinらが2008年に報告した研究[14]は，その普及に大きな役割を果たしたといってよいでしょう．

◉ BLUEプロトコル

　Lichtensteinらは，ICU入室が必要であった急性呼吸不全患者を対象に，各種疾患に対する肺と静脈（血栓評価）の組み合わせたPOCUSの診断精度について報告しました．連続301例中，間質性肺疾患やまれな疾患（$n = 9$），診断がつかなかった例（$n = 16$），疾患重複例（$n = 16$）は除外し，260例で検討を行ったところ，心原性肺水腫では感度97%・特異度95%，COPD/喘息では89%・97%，肺塞栓症では81%・99%，気胸では88%・100%，肺炎では89%・94%と，いずれも診断精度は高いことが示されました．この結果をもとにBLUE（bedside lung ultrasound in emergency）プロトコルが提案されました[14]（図20-1）．非常に有名な研究ですが，解釈に注意が必要です．ICU入室が必要であった急性呼吸不全患者を対象にしているので，この結果を軽症から中等症を含む救急患者には直接適応できないと考えられます．また，BLUEプロトコルでは前胸壁で多発Bラインが評価されますが，重度ではない心原性肺水腫では，前胸壁よりも側胸壁で多発Bラインが観察される可能性があります[15,16]．

◉ 肺超音波とFoCUSの組み合わせによる心原性肺水腫の評価

　前述のように，肺超音波の有用性が明らかにされ，POCUSは呼吸困難の評価に積極的に利用されるようになってきました．各論で述べたように，急性期診療で頻度の高い心原性肺水腫では，広範多発Bラインを認めます（→156頁）．しかし，この所見は心原性肺水腫に特異的ではなく，非心原性肺水腫，ARDS，間質性肺炎/肺線維症などでも認められます[16]．心原性肺水腫は，左室拡張終期圧・左房圧，肺毛細管静水圧が上昇して起こります．FoCUSで異常を指摘できれば，心原性肺水腫の診断精度を上げることができるはずです．心原性肺水腫の診断において，肺超音波単独よりもFoCUSを併用したほうが，特異度が高いことが報告されています[17]．また従来の初期評価に肺超音波とFoCUSを組み合わせれば，心原性肺水腫の診断精度が高まることも報告されています[18,19]．

　FoCUSでは，左室収縮不全の評価が目測で行われますが，心原性肺水腫は左室拡張不全でも起こります．左室拡張不全の評価は，ドプラ法を用いた総合的な判断が必要でFoCUSの範疇を超えます．しかし，左室拡張不全の指標となりうる左室肥大や左房拡大などの基本的な形態的情報はFoCUSのレベルで得られますので，FoCUSの評価項目に含めてもよいと考えられます[20]．

◉ 大規模研究の紹介

　2017年に報告された大規模研究[19]を紹介します．外傷を除くさまざ

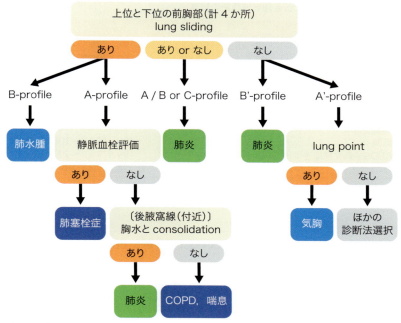

図 20-1 | BLUE プロトコル

A-profile ：lung sliding あり，A ラインが占める
A'-profile ：lung sliding なし，A ラインが占める
B-profile ：lung sliding あり，多発 B ラインが占める
B'-profile ：lung sliding なし，多発 B ラインが占める
A / B-profile ：片側を A ライン，対側を B ラインが占める
C-profile ：consolidation の所見あり

な程度の呼吸困難を主訴に救急外来を受診し，入院になった連続 2,683 例を対象とした前向き観察研究です．まず初期評価として，バイタルサイン，病歴，身体所見の取得，心電図が施行されました．POCUS を担当する救急医は，肺超音波と FoCUS を行い，初期評価と併せて診断を行いました（POCUS 診断）．一方，POCUS の結果を知りえない診療医は，初期評価に X 線，CT，系統的心臓超音波検査，血液検査，血ガスを適宜加えて診断を行いました（従来診断）．そして入院後の経過を含めて最終診断が行われました（ゴールドスタンダード）．診断に要した時間は POCUS 診断では 24 ± 10 分に対し，従来診断では 186 ± 72 分であり，前者で大幅に短縮されました（$p = 0.025$）．また両者の診断一致率は良好でした．（$\kappa = 0.71$）．POCUS 診断の精度を表 20-5 に示します．急性冠症候群，肺炎，胸水，心膜液，気胸，その他では，両者の診断精度に差は認められませんでした．心原性肺水腫では POCUS 診断のほうが感度は高く，COPD / 喘息，肺塞栓症では，従来診断のほうが感度は高いことが示されました．POCUS 診断では肺塞栓症の感度は 40 ％ と低かったのですが，下肢深部静脈血栓の評価を加えれば感度が上昇したかもしれません．357 例（肺塞栓は 31 ％）を対象とした Nazerian らの報告がそれを示唆します．肺塞

表 20-5 | Point-of-Care 超音波診断の精度

	感度 ％（95％信頼区間）	特異度 ％（95％信頼区間）
心不全	88　（85.1〜90.6）	96　（95　〜96.8）
急性冠症候群	47.6（32　〜63.6）	99.6（99.2〜99.8）
肺炎	88.5（86.4〜90.3）	91.6（90.1〜92.9）
胸水	77.6（68　〜85.4）	99.2（98.8〜99.5）
心膜液	86.4（72.7〜94.8）	99.7（99.5〜99.9）
COPD / 喘息	86.8（84.2〜89.2）	96.1（95.1〜96.9）
肺塞栓症	40　（30.1〜50.6）	99.9（99.8〜100）
気胸	87.8（75.2〜94.5）	100　（99.8〜100）
ARDS / 急性肺障害	43.8（19.8〜70.1）	99.5（99.2〜99.7）
他の原因	45.5（36.4〜54.8）	98.8（98.3〜99.2）

〔Zanobetti M, et al : Point-of-care ultrasonography for evaluation of acute dyspnea in the ED. Chest 151（6）: 1295-1301, 2017 より〕

症の診断において，肺超音波，FoCUS，下肢静脈超音波の感度はそれぞれ60.9％（95％信頼区間：51.1〜70.1），32.7％（24.1〜42.3），52.7％（43〜62.3）に対し，いずれか陽性の場合の感度は90％（82.8〜94.9）に上昇し，特異度は86.2％（81.3〜90.3）に維持されました[21]．

ショックと呼吸困難の評価のまとめ
共通のフレームワークで！

　系統的超音波検査と異なり，POCUSでは対象となる疾患は限られます．しかし，領域横断的にPOCUSを用いれば，ショックや呼吸困難の病態や生理学的変化を迅速に，かつ正確に捉えることができ，早期により適切なマネージメントが可能になります．

　FAST・EFAST，FoCUSはシンプルで，プロトコルとしてふさわしいです．RUSHは全体としてボリュームが多く，慣れていないと時間を要しますので，プロトコルというよりはむしろフレームワークとして位置づけ，診断推論をもとにそのなかから必要な項目をチェックするのが妥当と考えます．肺超音波を中心としたBLUEプロトコルは，ICU入室を要する急性呼吸不全患者が対象であることに留意が必要です．

　POCUSの対象となる疾患・病態の多くは，ショックと呼吸困難双方の症候を示しえます．よってショックと呼吸困難におけるPOCUSのフレームワークは別々に扱うのではなく，一緒にしたほうが臨床で生かせると考えます．時間的な制約があるなかでの診断推論に基づき，このフレームワークを活用します（図20-2）．ショックと呼吸困難の場合，診断推論で鑑別疾患の絞り込みが容易でなければ，まず肺超音波とFoCUSを併せて行うのは理に適っています．ショックの場合はさらに，腹部も評価します．肺塞栓症が疑われる場合は，さらに2点エコーで下肢深部静脈の評価を行えばよいでしょう．

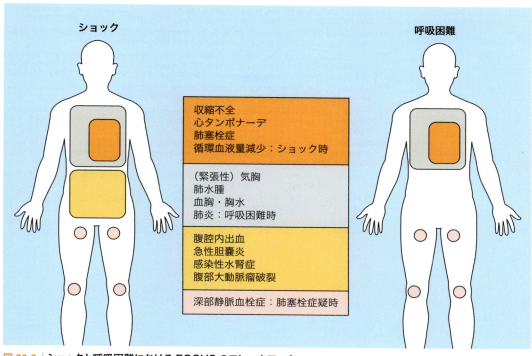

図 20-2 ショックと呼吸困難における POCUS のフレームワーク

　ベーシックなPOCUSは，ショックと呼吸困難の診療に十分に役立ちます．これをマスターした後には，プラスαにチャレンジし，より質の高い診療を目指してもらいたいと思います．

引用文献

1) 日本外傷学会外傷初期診療ガイドライン改訂第5版編集委員会：外傷初期診療ガイドラインJATEC（改訂第5版．へるす出版，2017．
2) Körner M, et al：Current role of emergency US in patients with major trauma. Radiographics 28（1）：225-242, 2008．**PMID** 18203940
3) Wherrett LJ, et al：Hypotension after blunt abdominal trauma: the role of emergent abdominal sonography in surgical triage. J Trauma 41（5）：815-820, 1996．**PMID** 8913209
4) 亀田徹，他：外傷性気胸の超音波診断，―FASTからEFASTへ．日救急医会誌23（4）：131-141, 2012．
5) Kameda T, et al：Overview of point-of-care abdominal ultrasound in emergency and critical care. J Intensive Care 4：53, 2016．**PMID** 27529029
6) Via G, et al：International evidence-based recommendations for focused cardiac ultrasound. J Am Soc Echocardiogr 27（7）：683. e1-e33, 2014．**PMID** 24951446
7) Seif D, et al：Bedside ultrasound in resuscitation and the rapid ultrasound in shock protocol. Crit Care Res Pract 2012：503254, 2012．**PMID** 23133747
8) Perera P, et al：The RUSH exam：Rapid Ultrasound in SHock in the evaluation of the critically ill. Emerg Med Clin North Am 28（1）：29-56, 2010．**PMID** 19945597
9) 亀田徹：ショック― point-of-care ultrasoundを用いた病態把握．medicina 54（5）：656-658, 2017．
10) Jones AE, et al：Randomized, controlled trial of immediate versus delayed goal-directed ultrasound to identify the cause of nontraumatic hypotension in emergency department patients. Crit Care Med 32（8）：1703-1708, 2004．**PMID** 15286547
11) Volpicelli G, et al：Point-of-care multiorgan ultrasonography for the evaluation of undifferentiated hypotension in the emergency department. Intensive Care Med 39（7）：1290-1298, 2013．**PMID** 23584471
12) Shokoohi H, et al：Bedside ultrasound reduces diagnostic uncertainty and guides resuscitation in patients with undifferentiated hypotension. Crit Care Med 43（12）：2562-2569, 2015．**PMID** 26575653

13) Bagheri-Hariri S, et al : The impact of using RUSH protocol for diagnosing the type of unknown shock in the emergency department. Emerg Radiol 22（5）: 517-520, 2015. **PMID** 25794785
14) Lichtenstein DA, et al : Relevance of lung ultrasound in the diagnosis of acute respiratory failure: the BLUE protocol. Chest 134（1）: 117-125, 2008. **PMID** 18403664
15) Liteplo AS, et al : Emergency thoracic ultrasound in the differentiation of the etiology of shortness of breath（ETUDES）: sonographic B-lines and N-terminal pro-brain-type natriuretic peptide in diagnosing congestive heart failure. Acad Emerg Med 16（3）: 201-210, 2009. **PMID** 19183402
16) Volpicelli G, et al : International evidence-based recommendations for point-of-care lung ultrasound. Intensive Care Med 38（4）: 577-591, 2012. **PMID** 22392031
17) Anderson KL, et al : Diagnosing heart failure among acutely dyspneic patients with cardiac, inferior vena cava, and lung ultrasonography. Am J Emerg Med 31（8）: 1208-1214, 2013. **PMID** 23769272
18) Mantuani D, et al : Point-of-care multi-organ ultrasound improves diagnostic accuracy in adults presenting to the emergency department with acute dyspnea. West J Emerg Med 17（1）: 46-53, 2016. **PMID** 26823930
19) Zanobetti M, et al : Point-of-care ultrasonography for evaluation of acute dyspnea in the ED. Chest 151（6）: 1295-1301, 2017. **PMID** 28212836
20) 亀田徹, 他 : Bラインを用いたpoint-of-care超音波による心原性肺水腫の評価. Jpn J Med Ultrasonics 45（2）: 125-135, 2018.
21) Nazerian P, et al : Accuracy of point-of-care multiorgan ultrasonography for the diagnosis of pulmonary embolism. Chest 145（5）: 950-957, 2014. **PMID** 24092475

column

高地肺水腫と肺超音波

　筆者の勤務する病院は北アルプスの麓にあります．当地は夏山シーズンには多くの登山者でにぎわいます．登山中に発症した頭痛や倦怠感などの症状で受診する方がいますが，軽症の高山病のようです．高山病は標高2,500～3,000 m程度で発症し，多くは軽症ですみますが，ときに高地肺水腫（high altitude pulmonary edema；HAPE）で救急搬送になるケースもあります[1]．

　過去にこんなケースがありました．喘息の既往のある方が，登山中に呼吸困難を発症し，山岳診療所を受診しました．気管支喘息の既往があり，聴診ではwheezeが聴取されたので，気管支喘息再燃と判断されました．なんとか下山した後に当院に救急搬送され，救急室で肺超音波を行うと広範に多発Bラインが認められました．最終的に高地肺水腫の診断となり，対症療法で速やかに肺水腫は改善しました．気管支喘息では広範に多発Bラインは観察されません．ポケットに入る大きさの超音波装置（ポケットエコー）は山岳診療所でも利用可能で，高地肺水腫の診断に役立てられます[2]．POCUSの可能性は広がります．

引用文献

1) 花岡正幸：高地肺水腫．日本病態生理学会雑誌 25（3）：26-30, 2016.
2) Yang W, et al：Lung ultrasound is accurate for the diagnosis of high-altitude pulmonary edema：a prospective study. Can Respir J 5804942, 2018. **PMID** 30364105

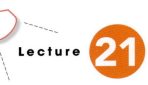

Lecture 21 心停止の評価

true PEA と pseudo PEA の区別：	初級〜中級
心停止時の心膜液貯留の有無：	初級〜中級
心停止時の右室拡大の有無：	中級

- 「4H 4T」のうち心臓超音波検査で評価可能な病態は？
- 10秒以内に評価を！
- 心停止なのに心臓に動きがある？
- 心臓の動きの有無は生命予後と関連します！
- 未来の decision tree は？

はじめに
「4H 4T」のうち心臓超音波検査で評価可能な病態は？

　心停止の初期対応は，すべての医療従事者に求められます．本邦では，蘇生行為は国際蘇生連絡委員会（International Liaison Committee on Resuscitation：ILCOR）による推奨に基づき，日本蘇生協議会（Japan Resuscitation Council：JRC）が作成した蘇生ガイドラインに準拠して行われます．2015年に公開されたガイドライン[1]では，「心臓超音波検査は，標準的な蘇生を妨害することなく実施可能であれば，可逆性の原因を同定するための追加的診断機器として考慮されうることを提案する（弱い推奨，非常に低いエビデンス）」と述べられており，蘇生時の心臓超音波検査の利用について，一定の評価はされています[1]．言い換えると，心臓超音波検査は，二次救命処置において必須の手技とはされていないということです．理由としては，心臓超音波検査を行うことで予後改善を示す質の高いエビデンスがないこと，さまざまな現場で起こる心停止に対して，常に超音波が施行できるとは限らないことなどが考えられます．実際には心停止の原因が特定されないなかで，蘇生処置が継続されることが少なくありません．

　心停止の原因となる可逆的病態として，「4H 4T」が知られています（表21-1）．そのうち蘇生中に心臓超音波検査で評価が可能な病態として，心タンポナーデと急性肺塞栓症があがります．前者では心膜ドレナージ，後者では血栓溶解療法が考慮されます．

　この Lecture では心停止における FoCUS の役割と可能性について述べたいと思います．

表 21-1 | 心停止の原因となる可逆的病態「4H 4T」

▶ 4H
- Hypoxia(低酸素血症)
- Hypovolemia(循環血液量減少)
- Hypo/Hyperkalemia(低/高カリウム血症), metabolic(代謝障害)
- Hypothermia(低体温症)

▶ 4T
- Tension pneumothorax(緊張性気胸)
- Tamponade, cardiac(心タンポナーデ)
- Toxins(急性中毒)
- Thrombosis
    pulmonary(急性肺塞栓症)
    coronary(急性冠症候群)

表 21-2 | 蘇生中の FoCUS 施行手順(必要に応じ◎に戻る)

蘇生処置開始時		
• チームリーダー		ガイドラインに沿って蘇生処置を指示
パルスチェック前		
• チームリーダー		FoCUS 施行者に準備を指示
• FoCUS 施行者		超音波装置の立ち上げと描出チェック,プローブを持ち準備
• チームリーダー	◎	パルスチェックのタイミングを伝える「あと10秒でパルスチェックです」
• FoCUS 施行者		心窩部にプローブを当てパルスチェックのタイミングを待つ
パルスチェック中		
• チームリーダー		パルスチェックおよびFoCUS開始を指示,10秒カウントダウンを行う
• FoCUS 施行者		すばやく心窩部四腔断面を描出,動画保存(描出困難な場合は次回傍胸骨断面より描出を試みる)
• チームリーダー		カウントダウン1で(9秒後に)胸骨圧迫再開を指示
パルスチェック後		
• チームリーダー		FoCUS 施行者に所見を述べるように指示
• FoCUS 施行者		描出の可否,動きの有無,心停止の原因を述べる
• チームリーダー		チーム内で協議のうえで治療方針を決定

〔Breitkreutz R, et al : Focused echocardiographic evaluation in resuscitation management ; concept of an advanced life support-conformed algorithm. Crit Care Med 35 (5 Suppl) : S150-161, 2007 より〕

蘇生中の FoCUS 施行手順
10秒以内に評価を！

　2007年にBreitkreutzらは,蘇生時のFoCUS活用法を提唱しました(**表21-2**)[2]. **FoCUSは胸骨圧迫中断の時間を延長しないことが大前提**であり,既存の蘇生アルゴリズムに組み込まれます.

　蘇生時のFoCUS施行のポイントは,❶ <u>経験を積んだFoCUS専任者の配置</u>,❷ <u>パルスチェック前の準備</u>,❸ <u>パルスチェック中の迅速評価(10秒以内)</u>,❹ <u>チーム内での情報共有</u>です.最初はパルスチェック時に心窩部からの描出を試みますが,描出不良時は次のパルスチェック時に傍胸骨から行います.なお,胸骨圧迫中も,心膜液貯留であれば心窩部から評価

📱 Lecture 21 の動画はこちら ▶

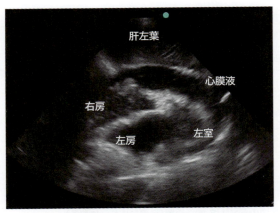

図 21-1 急性大動脈解離・心タンポナーデによる心停止（▶21-1）
胸骨圧迫中に心窩部から描出，心膜液貯留あり．

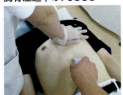

▶1 胸骨圧迫中のFoCUS

可能です（▶1，図21-1，▶21-1）．

蘇生中にFoCUSで得られる所見
心停止なのに心臓に動きがある？

◉── true PEA と pseudo PEA

　いわゆる心停止には，心静止，pulseless electrical activity（PEA），心室細動，無脈性心室頻拍があります．PEAは，心電図波形を認めても循環のサインがない状態です．PEAには，心臓の動きがある場合とない場合があることは以前から知られており，前者はpseudo PEA（▶21-2），後者はtrue PEAと呼ばれています．pseudo PEA存在の背景には，心収縮があっても生命維持に有効な心拍出量が得られないことや，脈拍触知の限界があると考えられます．心停止でも心臓の動きがあれば，自己心拍再開（return of spontaneous circulation：ROSC）の可能性が高くなることが，複数の研究で明らかにされています（後述）[3,4]．

　pseudo PEAでみられる心臓の動きですが，わずかなピクッとした動きもあれば，心腔サイズの変化を伴う同期した壁運動のこともあります．実は後者のほうが，生存率は高いことが明らかになっています[5]．

◉── 心膜液貯留 / 心タンポナーデ

　外傷や急性大動脈解離などで急速に血性心膜液が貯留すれば，少量でも心膜内圧が上昇して心タンポナーデになり，心停止の原因となりえます（図21-2，▶21-3）．慢性的に心膜液貯留のある患者がほかの要因で心停止に至ることもありえますが，心停止時に心膜液の貯留を認めれば，ほかの要因がはっきりするまで心タンポナーデによる心停止の可能性を念頭

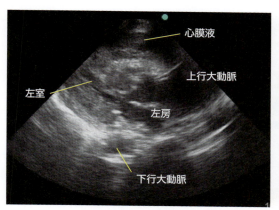

図 21-2 急性大動脈解離・心タンポナーデによる pseudo PEA（▶21-3）

傍胸骨長軸像，心膜液貯留と左室内腔虚脱あり．

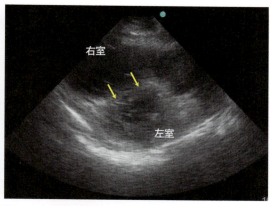

図 21-3 急性肺塞栓症による pseudo PEA（▶21-4）

傍胸骨短軸像，著明な右室拡大，心室中隔の扁平化（D shape，矢印）あり．

に，心膜穿刺の適応について検討する必要があります．『JRC蘇生ガイドライン2015』[1]では，「心タンポナーデに起因する心停止患者の治療には，エコーガイド下の心膜穿刺が考慮されるべきである」と記されています[1]．

⊙ 右室拡大／急性肺塞栓症

一般にショックを伴う急性肺塞栓症では，著明な右室拡大と心室中隔の扁平化が顕在化します[6]．心停止でも著明な右室拡大，心室中隔の扁平化，心腔内血栓の存在で，急性肺塞栓症を考慮します（図21-3，▶21-4）[4]．もっとも，慢性的に右室拡大があり，急性肺塞栓症以外の要因で心停止に至るケースもありえます．急性肺塞栓症による心停止に対する血栓溶解療法は，自己心拍再開率が高まることが，後ろ向き研究で報告されています[7]．『JRC蘇生ガイドライン2015』[1]では，「心停止の原因に肺血栓塞栓症が疑われる場合には，血栓溶解薬を投与することを提案する（弱い推奨，非常に低いエビデンス）」と述べられています[1]．血栓溶解薬による治療を適切に行うためには，FoCUSを用いて，急性肺塞栓症の可能性を検討する必要があります．

心停止時のFoCUSとエビデンス
心臓の動きの有無は生命予後と関連します！

8研究，心停止586例を対象にしたシステマティックレビュー・メタアナリシスによると，「FoCUSで心臓の動きがあれば自己心拍再開する」について，感度92％（95％信頼区間：85〜96）・特異度80％（76〜84），陽性尤度比4.3（2.6〜6.9）・陰性尤度比0.18（0.10〜0.31）であり，<u>FoCUSは自己心拍再開の予測に有用である</u>ことが明らかになりました[3]．

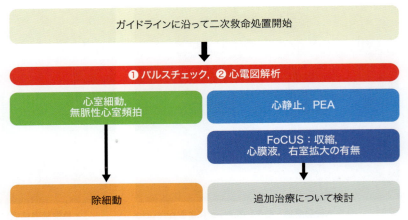

図21-4 | FoCUSを組み入れた心停止の評価 decision tree（案）

また，非外傷性心停止793例（PEA 414例，心静止379例）を対象とした多施設前向き研究によると，PEAの54%，心静止の10%に心筋の動きが観察され，心筋の動きを認めた群のほうが，自己心拍再開率（51% vs 14.3%），生存入院率（28.9% vs 7.2%），生存退院率（3.8% vs 0.6%）は高いことが示されました[4]．以上より，心停止であっても心筋の動きを認めた場合には，自己心拍再開の可能性が高くなることを念頭に，救命処置にあたることが肝要と考えられます．またこの研究では，心膜液貯留を認めた34例中13例に対して心膜穿刺が行われ，うち2例は生存退院になっており，蘇生中に心膜液貯留を認識し，心膜穿刺を行うことで予後改善につながる可能性も示唆されています[4]．

FoCUSを組み入れた心停止の評価
未来のdecision treeは？

「JRC蘇生ガイドライン」「Immediate Cardiac Life Support（ICLS）」「Advanced Cardiac Life Support（ACLS）」で示されているアルゴリズムに，どのようにFoCUSを組み入れて評価を行えばよいのでしょうか．

パルスチェック時に心室細動・無脈性心室頻拍であれば，もちろん除細動が優先されます．PEA・心静止で，FoCUSを行える条件が整っていれば，パルスチェックの10秒以内がFoCUSを行うタイミングです（**図21-4**）．10秒以内にFoCUSを行うには，ある程度の経験が必要になります．

なお，蘇生中にFoCUSを導入することで，パルスチェック時間が10秒を超える可能性が高まるという報告[8]もあるので，従来のアルゴリズムを遵守することを前提に，導入を検討してください．

出血性ショックによる心停止が考えられる場合は，パルスチェック中や胸骨圧迫中にFASTによる血胸と腹腔内出血の評価，および腹部大動脈瘤

の評価を加えるとよいでしょう．

引用文献

1) 日本蘇生協議会（監）：JRC蘇生ガイドライン2015．医学書院，2016．
2) Breitkreutz R, et al : Focused echocardiographic evaluation in resuscitation management ; concept of an advanced life support-conformed algorithm. Crit Care Med 35（5 Suppl）: S150-161, 2007. **PMID** 17446774
3) Blyth L, et al : Bedside focused echocardiography as predictor of survival in cardiac arrest patients ; a systematic review. Acad Emerg Med 19（10）: 1119-1126, 2012. **PMID** 23039118
4) Gaspari R, et al : Emergency department point-of-care ultrasound in out-of-hospital and in-ED cardiac arrest. Resuscitation 109 : 33-39, 2016. **PMID** 27693280
5) Gaspari R, et al : A retrospective study of pulseless electrical activity, bedside ultrasound identifies interventions during resuscitation associated with improved survival to hospital admission ; A REASON Study. Resuscitation 120 : 103-107, 2017. **PMID** 28916478
6) Konstantinides SV, et al : 2014 ESC guidelines on the diagnosis and management of acute pulmonary embolism. Eur Heart J 35（43）: 3033-3069, 2014. **PMID** 25173341
7) Kürkciyan I, et al : Pulmonary embolism as a cause of cardiac arrest ; presentation and outcome. Arch Intern Med 160（10）: 1529-1535, 2000. **PMID** 10826469
8) Huis In't Veld MA, et al : Ultrasound use during cardiopulmonary resuscitation is associated with delays in chest compressions. Resuscitation 119 : 95-98, 2017. **PMID** 28754527

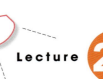

Lecture 22 気管挿管の確認

食道挿管確認：初級
気管挿管確認：初級〜中級

- 超音波で即断できます！
- 基本的な超音波解剖を理解しておきましょう！
- 目の覚めるような double tract sign！
- 精度は高く，有用性は明らかです！
- 未来の decision tree は？

はじめに

超音波で即断できます！

　気管挿管は基本的手技に位置づけられていますが，不適切な実施は患者予後に大きく影響を及ぼします．ビデオ喉頭鏡の出現により，一定のトレーニングを積めば，より安全に気管挿管を行えるようになりましたが，現状ではビデオ喉頭鏡が使用できない状況も少なくありません．術者の経験や状況にもよりますが，特に緊急時に食道挿管は一定の頻度で起こりえます[1-3]．大切なのはチューブが気管内もしくは食道内にあることをすばやく見極めることです．身体所見による気管挿管の確認方法は，換気を行いながら胸郭の挙上とチューブのくもりを視認し，聴診で胃泡音がないことと，両側の呼吸音があることを確認することですが，正確性には限界があります[4,5]．

　身体所見に加え，種々のデバイスを用いて気管挿管の確認が行われます．心肺蘇生時については，『JRC蘇生ガイドライン2015』で以下のように推奨と提案が行われています．「心肺蘇生中の気管チューブの位置確認や連続モニターには，身体所見に加えて，波形表示のある呼気CO_2モニターを用いることを推奨する（強い推奨，低いエビデンス）．もし，波形表示のある呼気CO_2モニターが使用できない場合には，身体所見に加えて，波形表示のないCO_2モニターや比色式CO_2検出器，食道挿管検出器，あるいは気管超音波検査で代用することを推奨する（強い推奨，低いエビデンス）」[6]．このように気管挿管の確認では，呼気CO_2モニターが第1選択に位置づけられています．しかしながら，心停止では肺血流不全により呼気CO_2の分圧（濃度）が低下し，感度は65〜68％とけっして高くはありません[7]．また，呼気CO_2モニターでは少なくとも5回の換気が必要で[3]，

食道挿管の場合は食道への送気により，食道・胃の拡張や誤嚥のリスクにつながります．さらに，救急室や集中治療室とは異なり，病棟での急変時には，一般的に呼気CO_2モニターへのアクセスは困難と考えられます．一方，POCUSを用いれば，気管挿管か食道挿管かは即断でき[7]，しかも換気の必要がありません．エビデンスの集積や，手のひらサイズのポケットエコーなど携帯型超音波装置の普及により，今後の活用が期待されます．

上気道と頸部食道の描出
基本的な超音波解剖を理解しておきましょう！

　超音波による頸部の観察では，一般に高周波のリニアプローブが用いられます．気管や食道の観察でもリニアプローブが適しています．詳細な評価は難しいですが，コンベックスプローブでも食道挿管の有無程度は確認できますので[8, 9]，リニアプローブが手元にない場合は代用するとよいでしょう．ここではリニアプローブによる観察を前提に話を進めていきます．

　頸部超音波は，甲状腺，唾液腺，リンパ節，頸動脈の評価，中心静脈穿刺などに幅広く利用されています．一方，気管挿管の評価として注目されるようになったのは最近のことです．気管挿管の確認のためには，気管と頸部食道の同定に加え，周辺の解剖を理解しておくことも必要です．

◉──上気道

　気管挿管の確認では，気管の横断面を描出すればよいのですが，縦断面と横断面で上気道の全体像を理解できれば応用が利きます．

　縦断面では画面の左側が被検者の頭側，横断面では画面の左側が被検者の右側になるように描出します．少し頸部を伸展すると観察しやすくなります．頸部正中の縦断面で甲状軟骨，輪状甲状靱帯，輪状軟骨，輪状気管靱帯，交互に並ぶ気管軟骨と輪状靱帯を描出します（図22-1A, B）．軟骨は低エコーですが，一部石灰化していることもあります．軟骨のあいだで最も幅が広いのが輪状甲状靱帯です．また輪状軟骨は気管軟骨よりも厚いのが特徴です．これら軟骨と靱帯の背側は気道粘膜となり，気道粘膜と空気の境界で超音波は反射し，高輝度線状像（hyperechoic air-mucosa interface）が描出されます[7]．その背側には多重反射などのアーチファクトが出現します．

　横断面では正中にプローブをあて，上記部位ごとに順次超音波像を描出していくとよいでしょう．甲状軟骨は三角の形状であること，輪状軟骨のほうが気管軟骨よりも厚く，それらの背側には円弧のhyperechoic air-mucosa interfaceを認めます．気管軟骨部の横断像を提示します（図22-1C）．

Lecture 22 の動画はこちら

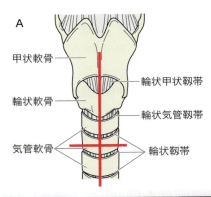
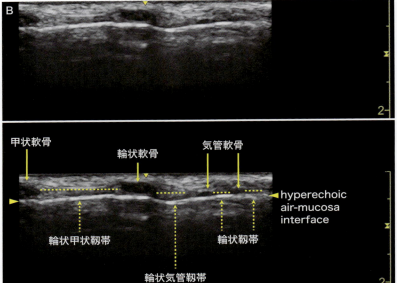
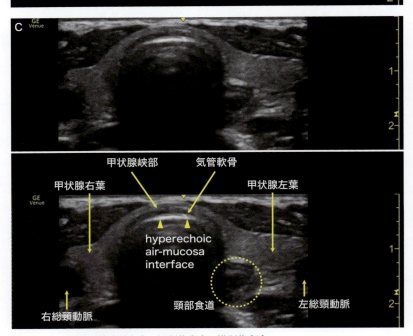

図 22-1 | 上気道の模式図（A），縦断像（B），横断像（C）

甲状軟骨と輪状軟骨のあいだにある輪状甲状靱帯は，ほかの方法で気道が確保できない場合，緊急気道確保経路として重要です[10, 11]．触診で輪状甲状靱帯を同定して穿刺・切開を行いますが，同定が困難な場合には超音波ガイド下が考慮されます[12]．超音波を用いれば，穿刺予定部位に血管や甲状腺峡部がないか事前に確認することもできます．

⊙――頸部食道

頸部食道の同定は横断面で行います（図22-1C）．一般に<u>**食道は気管の左背側に管腔像として描出されます**</u>．（比較的）まれに右背側に描出されることもあります[13, 14]．プローブを正中から左側に少しスライドして気管の背側をのぞき込むようなイメージで観察すると，気管の後方陰影との重なりが少なくなり，食道の描出がよくなります（▶22-1, 22-2）．食道が部分的にしか描出できない場合，少し圧迫走査を加えると描出がよくなることもあります[13, 15]．また，プローブを頭側から頸切痕（胸骨上縁）側にスライドしていくと食道は左側に少し移動するので（▶22-3），<u>**頸切痕に近いほうが食道の描出はよくなります**</u>．

気管挿管時には，短時間で正確な判断が求められるので，事前に健常者や自分の頸部で観察し，手技に慣れておく必要があります．唾液を飲み込むと，唾液と空気が頸部食道を通過する様子を観察することができます（▶22-4）．

気管・食道挿管の所見

目の覚めるような double tract sign！

<u>**気管・食道挿管の確認は，気管・食道の横断像で行います**</u>．食道の描出をよくするために，頸切痕やや頭側での観察をお勧めします（📷1）．この位置からの観察は，気管挿管手技にあまり影響を与えません．まず気管正中上にプローブを置き，必要に応じて▶22-1のようにプローブを左側に少しスライドして食道の描出を改善させます．

<u>**頸部食道内のチューブの有無を確認するのが最も簡便で確実です**</u>[13]．しかし，頸部食道を描出しにくい場合やダブルチェックのために，気管内にチューブがあることも併せて確認できたほうがよいでしょう．超音波を行うタイミングは，❶気管挿管手技の前後（静的観察），もしくは❷手技中（動的観察）になります．後者ではチューブが気管もしくは食道を通過する様子をリアルタイムに確認できます．しかし，人手が必要で，挿管手技が煩雑になる可能性があります．両者の精度には有意差はなく[7]，通常は静的観察でよいでしょう．

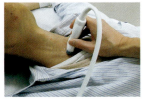

📷1
頸切痕やや頭側にプローブを置く

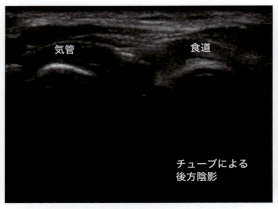

図 22-2 | 食道挿管で観察される double tract sign

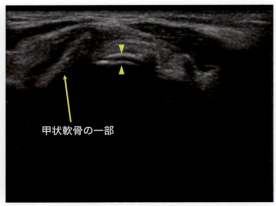

図 22-3 | 輪状甲状靱帯から観察された気管チューブの二重線(矢頭)

◉──食道挿管確認

食道にチューブが存在しないことをもって気管挿管と判断します．食道にチューブが挿入されると，気管と同じように後方陰影を伴う像が描出されます．そのことから，このサインは double tract sign や double trachea sign，two hyperechoic air-mucosa interface などと呼ばれます．ここでは double tract sign と呼ぶことにします．通常は気管の左隣にチューブの入った食道が描出されますが(図22-2)，右隣に食道が描出されることもあります[14]．double tract sign は明瞭で目の覚めるようなサインですので，場合によっては胸骨圧迫再開後に確認することも可能です(▶22-5, 22-6)．食道挿管のリスクが高いケースで人手があれば，動的観察で迅速に食道挿管を認識することができます(▶22-7)．静的観察の場合は気管挿管後だけでも悪くはないのですが，気管挿管前に食道の位置を確認しておくと，挿管後の評価が容易になるでしょう[16]．甲状腺に石灰化があり，double tract sign のようにみえたという報告もあり[17]，事前観察を行えば誤認を防ぐこともできると考えられます．食道挿管の場合，チューブを少し前後に動かすか回転させる(ねじる)ことで，食道内のチューブの動きを捉えることもできます[18]．

◉──気管挿管確認

頸切痕やや頭側から観察を行いますが，輪状甲状靱帯を介して行われることもあります．気管前壁にチューブが接していれば，チューブは二重線として描出されます(図22-3)[19]．気管挿管後にチューブを前後に動かすか回転させる(ねじる)と，気管に対してチューブの動く様子を捉えることもできます[18,20]．動的観察では，チューブが気管を通過する様子や，カフに空気を入れて気管が広がる様子を観察することができます[21,22]．

◉――― 換気確認

　肺の換気を超音波で確認する方法もあります．肺が換気されていれば，胸壁に対する肺の動き（壁側胸膜に対する臓側胸膜の動き）を表すlung sliding，肺の辺縁がカーテンを開け閉めするかのように動くcurtain signが観察されます．なお，心臓の拍動を肺表面で捉えるlung pulseは，換気がなくても観察されるので注意が必要です[23]．これら超音波所見の詳細は，Lecture 15「肺超音波の基本事項」に記載しています（➡140頁）．食道挿管で自発呼吸がなければ，左右両側でlung sliding，curtain signは観察されません．片肺挿管では換気側でのみ観察されます[22]．超音波による換気確認は，聴診の代用といってよいでしょう．

POCUSとエビデンス
精度は高く，有用性は明らかです！

　気管挿管の確認に関する前向き研究を対象としたシステマティックレビュー・メタアナリシス[7]では，2007〜2017年までの17研究，患者1,595名（18歳以上）が選出されました．食道挿管率は15％でした．8研究では静的観察，7研究では動的観察，2研究では双方の観察が行われました．16研究で食道挿管の所見double tract signの評価が行われました．また4研究では動的観察でチューブが気道を通過する所見の評価が行われました．**超音波による気管挿管の診断の統合精度は非常に高く，感度98.7％（95％信頼区間：97.8〜99.2），特異度97.1％（92.4〜99），陽性尤度比34.4（12.7〜93.1），陰性尤度比0.01（0.01〜0.02）という結果でした**．二次解析では，静的観察と動的観察の感度はそれぞれ98.2％（97〜98.9），99.2％（97.5〜99.7），特異度はそれぞれ93.6％（85.5〜97.3），99.4％（84〜100）で有意差は認められませんでした．このように超音波の精度は非常に高いことが明らかになり，今後，臨床での重要性はさらに高まるでしょう．

気管挿管の確認
未来のdecision treeは？

　『JRC蘇生ガイドライン2015』では，「超音波検査の使用についてはさらに研究が必要である」と記載されています[6]．このガイドラインが世に出てから，さらに多くの研究で超音波の精度の高さが明らかになりました[7]．さらにポケットエコーの普及も進めば，心肺蘇生時に限らず気管挿管確認の標準的な手法になっていくと考えられます．

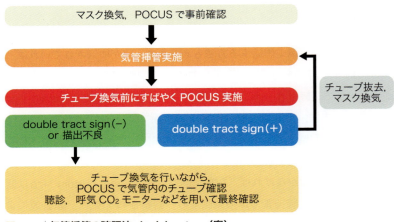

図 22-4 | 気管挿管の確認法 decision tree（案）
超音波は静的観察を想定．

　ただし，超音波にも限界があります．解剖学的異常，頸部腫瘤，皮下気腫，浮腫，肥満例では，頸部超音波による気管挿管の確認が困難になることがあります[7, 18]．やはり超音波のみで判断するのではなく，身体所見，ほかのデバイスと組み合わせて行うべきです．

　図22-4に気管挿管の確認法 decision tree（案）を提案します．ここでは頸部超音波による静的観察を想定しています．気管挿管実施直前に食道の位置や気管周囲を確認し，気管挿管実施直後で換気直前に double tract sign の有無をすばやく評価します．double tract sign がなければ，食道挿管の可能性は非常に低く，換気を行いながら，余裕をもって超音波で気管内のチューブを確認し，さらに従来どおり聴診に加え呼気CO_2モニターで最終確認を行うのがよいと考えます．

引用文献

1) Schwartz DE, et al : Death and other complications of emergency airway management in critically ill adults. A prospective investigation of 297 tracheal intubations. Anesthesiology 82（2）: 367-376, 1995. **PMID** 7856895
2) Mort TC : Unplanned tracheal extubation outside the operating room : a quality improvement audit of hemodynamic and tracheal airway complications associated with emergency tracheal reintubation. Anesth Analg 86（6）: 1171-1176, 1998. **PMID** 9620498
3) Brown CA 3rd, et al : Techniques, success, and adverse events of emergency department adult intubations. Ann Emerg Med 65（4）: 363-370.e1, 2015. **PMID** 25533140
4) Grmec S : Comparison of three different methods to confirm tracheal tube placement in emergency intubation. Intensive Care Med 28（6）: 701-704, 2002. **PMID** 12107674
5) Takeda T, et al : The assessment of three methods to verify tracheal tube placement in the emergency setting. Resuscitation 56（2）: 153-157, 2003. **PMID** 12589988
6) 日本蘇生協議会（監）: JRC蘇生ガイドライン2015．医学書院，2016．
7) Gottlieb M, et al : Ultrasonography for the confirmation of endotracheal tube intubation : a systematic review and meta-analysis. Ann Emerg Med 72（6）: 627-636, 2018. **PMID** 30119943
8) Chou HC, et al : Tracheal rapid ultrasound exam (T.R.U.E.) for confirming endotracheal tube placement during emergency intubation. Resuscitation 82（10）: 1279-1284, 2011. **PMID** 21684668
9) Chou HC, et al : Real-time tracheal ultrasonography for confirmation of endotracheal tube placement during cardiopulmonary resuscitation. Resuscitation 84（12）: 1708-1712, 2013. **PMID** 23851048
10) 日本外傷学会外傷初期診療ガイドライン改訂第5版編集委員会：外傷初期診療ガイドラインJATEC（改訂第5版）．へるす出版，2017．
11) 日本内科学会認定医制度審議会救急委員会（編）：内科救急診療指針2016．総合医学社，2016．

12) Kristensen MS, et al : Ultrasonographic identification of the cricothyroid membrane : best evidence, techniques, and clinical impact. Br J Anaesth 117（Suppl 1）: i39-i48, 2016. **PMID** 27432055
13) Tsung JW, et al : Dynamic anatomic relationship of the esophagus and trachea on sonography : implications for endotracheal tube confirmation in children. J Ultrasound Med 31（9）: 1365-1370, 2012. **PMID** 22922616
14) Muslu B, et al : Use of sonography for rapid identification of esophageal and tracheal intubations in adult patients. J Ultrasound Med 30（5）: 671-676, 2011. **PMID** 21527615
15) Smith KJ, et al : Cricoid pressure displaces the esophagus: an observational study using magnetic resonance imaging. Anesthesiology 99（1）: 60-64, 2003. **PMID** 12826843
16) Romano MJ, et al : Comparison of techniques for visualization of the airway anatomy for ultrasound-assisted intubation : A prospective study of emergency department patients. Anaesth Crit Care Pain Med. 37（6）: 545-549, 2018. **PMID** 29414720
17) Hoffmann B, et al : Bedside ultrasound of the neck confirms endotracheal tube position in emergency intubations. Ultraschall Med 35（5）: 451-458, 2014. **PMID** 25014479
18) Gottlieb M, et al : Accuracy of a novel ultrasound technique for confirmation of endotracheal intubation by expert and novice emergency physicians. West J Emerg Med 15（7）: 834-839, 2014. **PMID** 25493129
19) Adi O, et al : A feasibility study on bedside upper airway ultrasonography compared to waveform capnography for verifying endotracheal tube location after intubation. Critical Ultrasound Journal 5 :7, 2013. **PMID** 23826756
20) Gottlieb M, et al : Comparison of static versus dynamic ultrasound for the detection of endotracheal intubation. West J Emerg Med 19（2）: 412-416, 2018. **PMID** 29560074
21) 丹保亜希仁，他：気道超音波の基礎と気管挿管の確認．亀田徹，他（編）．救急超音波テキスト ―point of careとしての実践的活用法．pp66-74，中外医学社，2018．
22) Ramsingh D, et al : Auscultation versus point-of-care ultrasound to determine endotracheal versus bronchial intubation: a diagnostic accuracy study. Anesthesiology 124（5）: 1012-1020, 2016. **PMID** 26950708
23) Lichtenstein DA, et al : The "lung pulse" : an early ultrasound sign of complete atelectasis. Intensive Care Med 29（12）: 2187-2192, 2003. **PMID** 14557855

第6章 Point-of-Care超音波のこれから

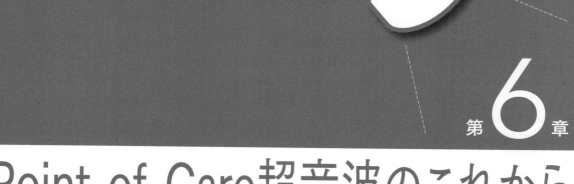

ポケットエコー

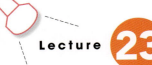

Lecture 23　ポケットエコー

- ●小型化は実現しましたが……
- ●各疾患・病態に対する有効性は？
- ●アウトカムベースの検討を！
- ●未来の診療体系は？

サイドメモ
筆者が臨床で使用経験のあるGEヘルスケアVscanシリーズ
A：2010年に発売された初代Vscan．主にFoCUSやFASTに適していました．
B：Vscan Dual Probeで，従来2本のプローブを2 in 1方式で1本のプローブに収めたことにより，気胸や深部静脈血栓症など，表在の評価も可能となりました．
C：Vscan Extended．携帯端末のように操作性がさらに容易となり，起動時間が短縮されました．

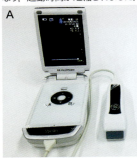
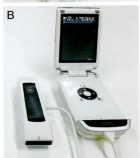
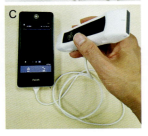

はじめに
小型化は実現しましたが……

　ポケットに入る大きさのエコー（ポケットエコー）が2010年に登場して以降，超音波は携帯性という点でさらに進化を続けています．各メーカーから種々のポケットエコーが発売され[1]，バージョンアップもはかられています（サイドメモ）．また専用携帯端末とそれに接続可能なプローブも発売されています（技術的には個人携帯端末に接続可能ですが，本邦では臨床で認可されていません）．このポケットエコーと呼ばれる超音波装置の登場により，院外での超音波の利用は特別ではなくなりました．さらに価格が低下すれば，1人の医師が1台のポケットエコーを所有する時代が到来するといわれています．

　超音波装置の小型化は臨床側からのニーズがあったとはいえ，ここまで小さな超音波装置が出てきたことに戸惑いもあるかもしれません．携帯性や低価格と引き換えに，画面サイズ，画質，機能面にはどうしても限界が生じてしまいます．ポケットエコーは，どのような疾患・病態の評価に利用できるのでしょうか．据え置き型装置，コンソール式ポータブル装置との使い分けはどうすべきでしょうか．どのような場面で利用すれば，患者ケアの改善に役立つのでしょうか．

ポケットエコーのエビデンスと領域別活用
各疾患・病態に対する有効性は？

　ポケットエコーのユーザーのみなさんは，据え置き型装置やポータブル装置の使用経験を踏まえて，ポケットエコーの性能を直観的に理解し，自身の裁量でその適応を見定めているのではないでしょうか．とはいえ，<u>制約のあるポケットエコーに関する科学的な検証も必要です</u>．ポケットエコーに関する研究の多くは循環器領域から発信されていますが，幅広い

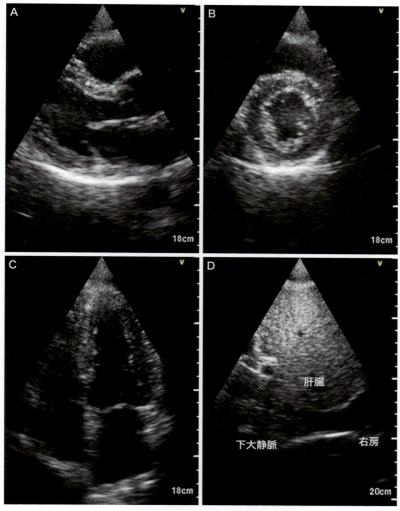

図 23-1 正常例の傍胸骨長軸像（A）（▶23-1），傍胸骨短軸像（B）（▶23-2），心尖部四腔像（C）（▶23-3），心窩部下大静脈像（D）（▶23-4）

POCUSユーザーからの報告は限られているのが現状です．ここでは，筆者の経験とエビデンスを交えながら，ポケットエコーの領域別活用について述べたいと思います．なお，筆者はGEヘルスケアのVscanシリーズの使用経験があり，ここで提示する画像はVscanシリーズから得たものです．

⊙ 循環器

条件がよければ，ポケットエコーで描出される心臓の画質は良好です（図23-1，▶23-1～23-4）．FoCUSのレベルではある程度使えそうです．左室収縮能低下例（図23-2，▶23-5），肺塞栓・左下肢深部静脈血栓例（図23-3，▶23-6～23-9）の画像を提示します．

循環器領域では，主に左室収縮能，左室拡大，心膜液，弁膜症の評価で

📱 Lecture 23 の動画はこちら ▶

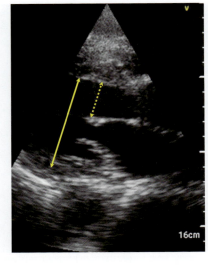

図 23-2 | 左室収縮能低下例の傍胸骨長軸像

左室拡張期径(実線矢印)および僧帽弁前尖と中隔との距離(点線矢印)が拡大している(▶ 23-5).

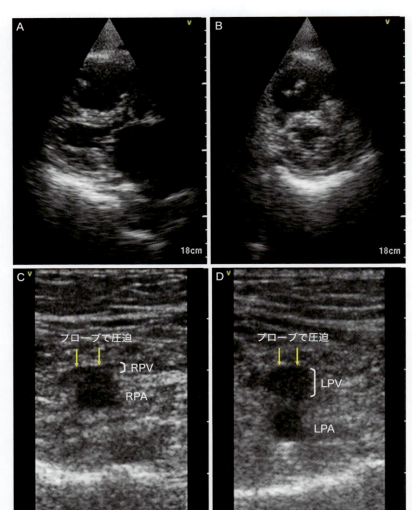

図 23-3 | 肺塞栓・左下肢深部静脈血栓

傍胸骨長軸像(A)(▶ 23-6)と傍胸骨短軸像(B)(▶ 23-7)では明らかな右室拡大を認める.
右膝窩静脈(RPV)は圧縮される(C)(▶ 23-8). LPVは圧縮されない(D)(▶ 23-9).
RPV (right popliteal vein):右膝窩静脈, LPV (left popliteal vein):左膝窩静脈, RPA (right popliteal artery):右膝窩動脈, LPA (left popliteal artery):左膝窩動脈.

ポケットエコーの有用性が示され，専門家が先立って行えば，系統的心臓超音波検査を減じ，検査室の負担やコスト削減につながる可能性があります[2,3]．一方，非専門家によるポケットエコーを用いた循環器系の評価に関しても報告があります．20例のベッドサイド研修とDVDによる50例の目測トレーニングを受けた内科レジデントが，急性非代償性心不全患者50名に対し，ポケットエコーを用いて目測でEF 40%未満かどうか判断したところ，感度は94%，特異度は94%と良好でした[4]．また，ポケットエコーを用いた2時間の研修を受けた医学生と研修医が，122名の患者に対しポケットエコーでEF 45%未満かどうか判断したところ，病歴・身体所見のみだと感度は25.9%，特異度は84.9%に対し，ポケットエコーを併用すると感度は74.1%，特異度は93.6%へ上昇しました[5]．一方，別の研究では，2時間のハンズオン研修を受けた26名の内科レジデントが，主に胸痛もしくは心不全疑いの患者303名に対し，ポケットエコーでEF 40%未満かどうか判断したところ，感度は57%と低値でした[6]．POCUSユーザーにとって，ポケットエコーは病歴や身体所見を補い，系統的心臓超音波検査へすぐにアクセスが困難な場合の代替になる可能性はありますが，事前トレーニングがどの程度必要かは明らかではなく[6,7]，臨床での適正利用についても引き続き検討が必要です．下肢DVTに関しては，経験のある救急医がポケットエコーで正確に近位部の血栓を評価できたと報告されています[8]．

⦿──呼吸器

ポケットエコーによる左気胸例（図23-4，▶23-10～23-12），心原性肺水腫例（図23-5，▶23-13），両側胸水例（図23-6，▶23-14, 23-15）の画像を提示します．

ポケットエコーを用いた気胸の診断に関するまとまった報告はありませんが，リニアプローブを用いれば「lung slidingがある」ことをもって「観察部位に気胸がない」と自信をもって判断できるでしょう．アーチファクト軽減技術が（あまり）搭載されていないポケットエコーでは，アーチファクトの一種であるBラインを明瞭に描出できます．心原性肺水腫の診断において，ポケットエコーで描出された広範多発Bライン（8区域法）は感度の高い所見になりえます[9]．胸水については，存在診断や性状診断，穿刺の判断やガイドに用いることが可能と報告されています[10,11]．

⦿──腹部

腹部POCUSでは胆嚢と腎臓の評価がよく行われますので，まずそれぞれの正常像を示します（図23-7，▶23-16～23-18）．

胆嚢をポケットエコーで評価することに特化した研究は見あたりませ

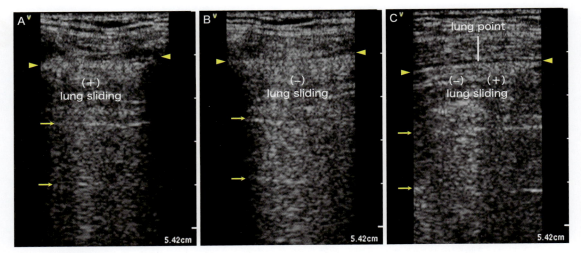

図 23-4 左気胸
A：右前胸部縦断面では lung sliding を認めた（▶23-10）．
B：左前胸部縦断面では lung sliding を認めなかった（▶23-11）．
C：左側胸部肋間断面では lung point を認めた（▶23-12）．

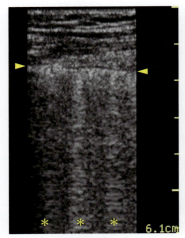

図 23-5 心原性肺水腫
多発 B ライン（*）を認める（▶23-13）．
矢頭は胸膜ライン．

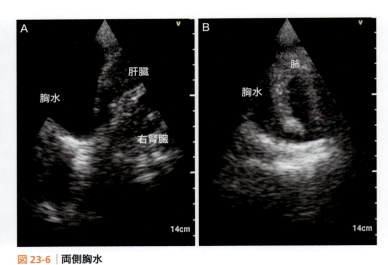

図 23-6 両側胸水
右胸腔（A）（▶23-14）と左胸腔（B）（▶23-15）．

ん．経験的には胆嚢腫大の有無は評価可能で，小さな胆嚢をしっかり描出できれば急性胆嚢炎の除外はできるでしょう．ある程度の大きさの胆石も描出できるでしょうが[12]，小結石の除外は困難と考えられます．

ポケットエコーで描出した軽度水腎症の画像を提示します（図23-8）．ポケットエコーによる水腎症の評価に関し，筆者が関与した超音波検査室での共同研究を紹介します．100名200腎に対し，超音波検査士がポケットエコーで水腎症のグレード（0は水腎症なし，4は高度水腎症）を評価後，その結果を知りえない別の検査士が据え置き型装置で同様に水腎症のグ

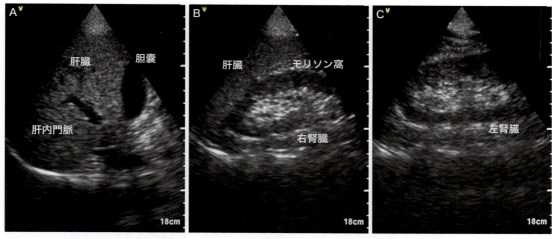

図 23-7 | 正常例の右肋間胆嚢長軸像(A)(▶23-16)，右腎長軸像(B)(▶23-17)，左腎長軸像(C)(▶23-18)．

レード評価を行ったところ，重みづけ $\kappa = 0.83$ と両者の一致度は良好でした．特にポケットエコーは水腎症の否定に有効でした[13]．36名71腎に対して行われたほかの研究では，泌尿器科医が行うポケットエコーと超音波の専門家が行う従来の超音波検査とのあいだでは，水腎症評価の一致度は $\kappa = 0.63$ であったと報告されています[14]．水腎症の評価にポケットエコーはある程度使えますが，腎盂のわずかな離開を判断するのは難しいかもしれません．

POCUSによる腹部大動脈瘤の診断は，メタアナリシスで統合感度は99％，統合特異度は98％と精度が非常に高いことが明らかになっています[15]．ポケットエコーに関しては，従来の超音波検査との比較で腹部大動脈径の一致は良好と報告されており[16,17]，スクリーニングには使えそうです．

ポケットエコーによる腹水の診断については，89例を対象とした後方視的検討で，感度は96％，特異度は82％と報告されており，ガイド下穿刺も安全に施行できることが示唆されます[18]．

⊙ 気管挿管の確認

ポケットエコーで気管挿管の確認を行うことに関する研究については見当たりません．特に一般病棟での急変時や病院前救急で気管挿管が必要な場合，チューブの位置を確認するためのデバイスは限られます．その際にポケットエコーは有効活用できるかもしれません．条件が悪くなければ，リニアプローブで気管と食道は明瞭に描出されます（図23-9，▶23-19）．

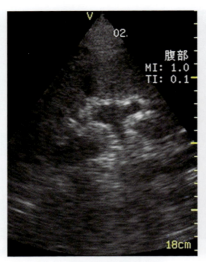

図 23-8 | 右軽度水腎症の長軸像

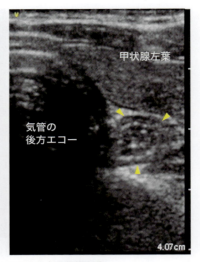

図 23-9 | 頸部横断像
食道（矢頭）は明瞭に描出されている（▶23-19）．

⦿ 領域横断

　循環器もしくは呼吸器疾患が原因の呼吸困難患者（連続 90 例）を対象にして，循環器内科医がポケットエコーで肺と心臓・下大静脈を評価し，急性非代償性心不全の診断能を検討した研究があります．広範多発 B ラインのみだと感度は 96.2％，特異度は 54％であったのに対し，心臓・下大静脈の所見を組み合わせると，感度は 94.3％，特異度は 91.9％と，感度の目立った低下なしに特異度が大きく上昇したと報告されています[9]．

　救急外来から内科病棟へ緊急入院になった 199 名に対して，内科レジデントがポケットエコーを用いて心臓と腹部の評価を行ったところ，6.5％で初期診断が変更され，10.5％で初期診断の確証が得られ，24％で重要な診断が追加されたという報告もあります[10]．

ポケットエコーの課題
アウトカムベースの検討を！

　性能の限られたポケットエコーは今後さらに普及するはずですが，臨床で有効に活用するための根拠となるエビデンスは現時点では不十分です．疾患・病態別の精度を検証することはもとより，ポケットエコーの導入によって，患者と医療従事者双方にどのようなメリットがあるのかをアウトカムベースで検討することが必要になります[19]．ポケットエコーは従来の診断学，診療体系に一石を投じています．

　ポケットエコーは手軽に利用できるといっても，不適切な使用を避ける

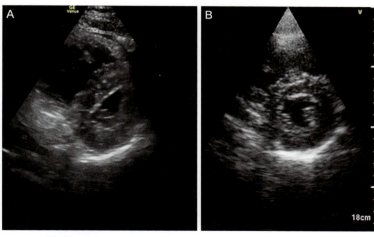

図23-10｜急性肺塞栓症
A：救急搬送時にコンソール型装置で傍胸骨短軸断面を観察したところ，著明な右室拡大と心室中隔圧排像（D shape）を認めた（▶23-20）．
B：入院4日目の病棟回診時にポケットエコーで観察したところ，右室拡大と心室中隔圧排像は目立たなくなっていた（▶23-21）．

ために，<u>指導者のもとで適切なトレーニングを受ける必要があります</u>[19]．超音波の初学者は，ポケットエコーを使用する前に，まず性能のよい据え置き型装置や一定の性能を備えたポータブル装置で，ある程度のトレーニングを受けたほうがよいという意見が専門家のあいだでは多いです．

ポケットエコーはバッテリー駆動で利用範囲は拡大しますが，連続使用時間は装置によって異なり，1時間から長くても数時間程度です[1]．コンベックスプローブのみ利用可能な装置，2 in 1方式でプローブを交換することなく心臓と表在の評価が可能な装置もありますが，携帯性・利便性が追求されるポケットエコーにとってプローブのあり方は課題として残ります．さらにポータブル装置との使い分けについても検討が必要でしょう．

ポケットエコーを用いた診療
未来の診療体系は？

ポケットエコーがノートパソコンくらいの価格になれば，医師1人が1台を所有することは現実的になると個人的には考えています．産婦人科医が経腟超音波を診察時にルーチンにしているように，臨床医が診察の一環として聴診器のようにポケットエコーを利用する風景はイメージしやすいです．前述した課題の解決は必要ですが，ポケットエコーは緊急入院時に病棟での再評価[10]や日々の経過観察（図23-10，▶23-20, 23-21），院内急変時の迅速な対応[1]で有用な可能性があります．さらに医療資源の限られる病院前救急（▶1A）や在宅医療（▶1B）では利用価値はさらに高まるでしょう[20,21]．

▶1
ヘリコプター内（A）や居間（B）でのポケットエコーの活用例

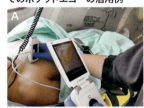
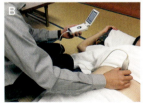

引用文献

1) 松本敬：ポケットエコー．亀田徹，木村昭夫（編）：救急超音波テキスト―point-of-careとしての実践的活用法，pp.333-340, 中外医学社，2018.
2) Mirabel M, et al：Pocket-sized focused cardiac ultrasound：strengths and limitations. Arch Cardiovasc Dis 108（3）：197-205, 2015. **PMID** 25747662
3) Chamsi-Pasha MA, et al：Handheld echocardiography：current state and future perspectives. Circulation 136（22）：2178-2188, 2017. **PMID** 29180495
4) Razi R, et al：Bedside hand-carried ultrasound by internal medicine residents versus traditional clinical assessment for the identification of systolic dysfunction in patients admitted with decompensated heart failure. J Am Soc Echocardiogr 24（12）：1319-1324, 2011. **PMID** 21885245
5) Panoulas VF, et al：Pocket-size hand-held cardiac ultrasound as an adjunct to clinical examination in the hands of medical students and junior doctors. Eur Heart J Cardiovasc Imaging 14（4）：323-330, 2013. **PMID** 22833550
6) Ruddox V, et al：The diagnostic accuracy of pocket-size cardiac ultrasound performed by unselected residents with minimal training. Int J Cardiovasc Imaging 29（8）：1749-1757, 2013. **PMID** 23974908
7) Ojeda JC, et al：Pocket-sized ultrasound as an aid to physical diagnosis for internal medicine residents：a randomized trial. J Gen Intern Med 30（2）：199-206, 2015. **PMID** 25387438
8) Pujol S, et al：Compression with a pocket-sized ultrasound device to diagnose proximal deep vein thrombosis. Am J Emerg Med 36（7）：1262-1264, 2018. **PMID** 29653786
9) Kajimoto K, et al：Rapid evaluation by lung-cardiac-inferior vena cava（LCI）integrated ultrasound for differentiating heart failure from pulmonary disease as the cause of acute dyspnea in the emergency setting. Cardiovasc Ultrasound 10（1）：49, 2012. **PMID** 23210515
10) Andersen GN, et al：Diagnostic influence of routine point-of-care pocket-size ultrasound examinations performed by medical residents. J Ultrasound Med 34（4）：627-636, 2015. **PMID** 25792578
11) Lisi M, et al：Incremental value of pocket-sized imaging device for bedside diagnosis of unilateral pleural effusions and ultrasound-guided thoracentesis. Interact Cardiovasc Thorac Surg 15（4）：596-601, 2012. **PMID** 22815326
12) Colli A, et al：The use of a pocket-sized ultrasound device improves physical examination：results of an in- and outpatient cohort study. PLoS One 10（3）：e0122181, 2015. **PMID** 25793296
13) Kameda T, et al：Assessment of the renal collecting system using a pocket-sized ultrasound device. J Med Ultrasound 45（4）：577-581, 2018. **PMID** 29721640
14) Lavi A, et al：A urologic stethoscope？ Urologist performed sonography using a pocket-size ultrasound device in the point-of-care setting. Int Urol Nephrol 49（9）：1513-1518, 2017. **PMID** 28643228
15) Rubano E, et al：Systematic review：emergency department bedside ultrasonography for diagnosing suspected abdominal aortic aneurysm. Acad Emerg Med 20（2）：128-138, 2013. **PMID** 23406071
16) Dijos M, et al：Fast track echo of abdominal aortic aneurysm using a real pocket-ultrasound device at bedside. Echocardiography 29（3）：285-290, 2012. **PMID** 22066817
17) Bonnafy T, et al：Reliability of the measurement of the abdominal aortic diameter by novice operators using a pocket-sized ultrasound system. Arch Cardiovasc Dis 106（12）：644-650, 2013. **PMID** 24246614
18) Keil-Ríos D, et al：Pocket ultrasound device as a complement to physical examination for ascites evaluation and guided paracentesis. Intern Emerg Med 11（3）：461-466, 2016. **PMID** 26895032
19) Appropriate use criteria for handheld / pocket ultrasound devices. Ann Emerg Med 72（4）：e31-e33, 2018. **PMID** 30236337
20) Bøtker MT, et al：The role of point of care ultrasound in prehospital critical care：a systematic review. Scand J Trauma Resusc Emerg Med 26（1）：51, 2018. **PMID** 29940990
21) 泰川恵吾：在宅医療．どこでも手軽に超音波．診断と治療 101（8）：1219-1225, 2013.

索引

数字

2点エコー（2-point ultrasonography） 130

欧文

▼A
A ライン　143
acoustic shadowing　26
acoustic window　34
air bronchogram　163
ARDS（acute respiratory distress syndrome）　157

▼B
B モード　17
B ライン　143, 150, 156, 165
bat sign　142
BLUE プロトコル　183

▼C
Chilaiditi 症候群　151
comet-tail artifact　27
compression　32, 88
COPD（chronic obstructive pulmonary disease）　173
curtain sign　171, 201

▼D
decision tree
　——，下肢深部静脈血栓症　137
　——，気管挿管　201
　——，気胸　154
　——，急性胆嚢炎　38
　——，急性虫垂炎　55
　——，急性肺塞栓症　120
　——，胸水　176
　——，左室収縮能低下　103
　——，循環血液量減少　127
　——，心タンポナーデ　112
　——，心原性肺水腫　160
　——，腸閉塞　46
　——，尿路結石　65
　——，肺炎　167
　——，腹腔内出血　83
　——，腹部大動脈瘤　75
deep venous thrombosis（DVT）　130
diffuse interstitial syndrome　157
double trachea sign　200
double tract sign　199
dynamic air bronchogram　164

▼E
EF（ejection fraction）　98
EFAST（extended FAST）　181
EPSS（E-point septal separation）　100

▼F
FAST（focused assessment with sonography for trauma）　78, 181
fluid responsiveness　126
FoCUS（Focused Cardiac Ultrasound）　86, 181, 191

▼G・H・I
graded compression　51
HAPE（high altitude pulmonary edema）　189
intestinal obstruction　40

▼K
Kerckring 襞　42, 43
keyboard sign　42, 43

▼L
lung point　150
lung pulse　151, 201
lung sliding　141, 149, 201
lung ultrasound　140

▼M
M モード　22
MAPSE（mitral annular plane systolic excursion）　101
McConnell 徴候　116
mirror image　28, 174
multiple B-lines　157
Murphy's sign　36

▼O・P
occult pneumothorax　148
paralytic ileus　40
PEA（pulseless electrical activity）　192
pleural echo complex　141
pleural line　141
Point-of-Care 超音波（Point-of-Care ultrasound；POCUS）　2, 3
PRF（pulse repetition frequency）　10
proximal ultrasonography　130
pseudo PEA　192

▼R
reverberation　26
ring-down artifact　28
rocking　16, 32, 88
rotation　16, 32, 88
RUSH（rapid ultrasound in shock）　182

▼S
sliding　16, 32, 87
sonographic B-lines　145
sonographic consolidation　162
sonographic interstitial syndrome　157
sonographic McBurney's sign　52, 54
sonographic Murphy's sign　36
spine sign　174

▼T
TAPSE（tricuspid annular plane systolic excursion）　101, 116
tilting　16, 32, 88
to-and-fro movement　43
true PEA　192
twinkling artifact　29, 64
two hyperechoic air-mucosa interface　200

215

▼V・W

visual EF　102
Wells スコア　135
whole leg ultrasonography　130

和文

▼あ行

アーチファクト　26, 141
圧迫　16, 32, 88
一過性型虚血性大腸炎　57
イレウス　40
右室拡大　114, 193
右室拡張期虚脱　109
壊疽性虫垂炎　53
横行結腸　42
音響陰影　26
音響インピーダンス　11
音響窓　34

▼か行

回腸末端　49
回転　16, 32, 87
下行結腸　43
下肢深部静脈血栓症　130, 207
下大静脈　122
　── 断面　95
下大静脈径　101, 124
　── 拡大　110
傾け　16, 32, 88
カラードプラ法　22
換気　201
気管挿管　196, 200
気管超音波検査　196
気胸　148, 209
急性大動脈解離　75
急性胆嚢炎　32
急性虫垂炎　48
急性肺塞栓症　114, 193, 214
胸腔穿刺ドレナージ　176
胸水　165, 170, 209
胸膜エコーコンプレックス　141
胸膜ライン　141
距離分解能　12
近位下肢エコー　130
空間コンパウンドイメージング　20, 146
空間分解能　12
系統的超音波検査　4
経腹超音波ガイド下尿道カテーテル挿入法　67
頸部食道　199
ゲイン　17
血液分布異常性ショック　180
血栓　134

減衰　12
原発性肺高血圧症　116
高地肺水腫(HAPE)　189
広範多発Bライン　156
絞扼性腸閉塞　43
呼吸困難　180
呼吸性変動　101, 124
　── 低下　110
コンベックスプローブ　14

▼さ行

細菌性腸炎　57
左室過収縮　126
左室駆出率　98
左室収縮能低下　98, 207
左室長軸断面　89
三尖弁逆流　118
三尖弁輪収縮期移動距離　101, 116
周波数　10
循環血液量減少　122
循環血液量減少性ショック　180
上気道　197
上行結腸　42, 49
食道挿管　200
ショック　180
腎盂外溢流　62
腎盂の拡張　61
腎外腎盂　62
心窩部下大静脈断面　95
心窩部四腔断面　94
心原性ショック　180
心原性肺水腫　156, 209
心尖部四腔断面　92
腎臓　59
心タンポナーデ　106, 192
心停止　111, 190
深部静脈血栓症(DVT)　130
心房中隔欠損症　116
心膜液貯留　107, 192
水腎症　61, 210
スライス幅分解能　12
スライド　16, 32, 89
セクタプローブ　14
全下肢エコー　130
僧帽弁輪収縮期移動距離　101
疎密波　9

▼た行

大腸炎　57
大伏在静脈血栓　135
多重反射　26
縦波　8
多発Bライン　157
胆石　35

胆嚢　32
胆嚢周囲液体貯留　36
胆嚢腫大　35
胆嚢壁肥厚　36
中心周波数　10
虫垂　49
　── の拡張　51
超音波Bライン　145
超音波ガイド下心膜穿刺　112
腸管拡張　43
腸管閉塞　40
腸管麻痺　40
腸閉塞　40
直腸　43
ドプラモード　22

▼に

尿路結石(尿管結石)　58
尿道カテーテル挿入　67

▼は行

肺炎　162
肺超音波　140
ハウストラ　42
パルス繰り返し周波数　10
パルスドプラ法　24
パルス波　9
パワードプラ　22
フォーカス　19
腹腔内出血　78
腹水貯留　44
腹部大動脈瘤　68
フレームレート　25
プローブの選択　14
糞石　52
閉塞性ショック　180
ベーカー嚢胞　133
壁在血栓　72
方位分解能　12
傍胸骨短軸断面　91
傍胸骨長軸断面　89
膀胱　60
傍腎盂嚢胞　62
ポケットエコー　206

▼ま行

慢性閉塞性肺疾患(COPD)　169
右肋間走査　34
右肋骨弓下走査　33
ミラーイメージ　28, 174
盲腸　42
もやもやエコー　134

▼ゆ・よ
輸液反応性　126
横波　8

▼ら行
リニアプローブ　14
連続波　9

連続波ドプラ法　24
ロッキング　16, 32, 88